COLLECTION FEMMES ACTIVES
Dirigée par Julie MONTAGARD et Michel PICAR

LE YOGA
ET LES FEMMES

Dans la même collection :

Julie MONTAGARD - Michel PICAR
VIVRE SANS MARI
Guide des femmes célibataires,
de l'union libre, des adolescentes, veuves,
divorcées, mères isolées...

Michèle ROCHE
LES NOUVELLES SECRÉTAIRES
Guide de celles qui choisissent le métier
décident de le reprendre
ou de s'y perfectionner

Claire CHENO
JE VEUX UN BEL ENFANT
Guide de la femme enceinte,
de la mère et du nourrisson

Catherine PETIT
LE DIALOGUE PARENTS-ENFANTS
Comprendre et dépasser les conflits

Annie VAGOGNE
RÉUSSIR SA CINQUANTAINE, SA MÉNOPAUSE

ISBN 286 676 175 8

Monique DUPUY - Henriette MARTIN

LE YOGA ET LES FEMMES

M.A. EDITIONS
6, rue Émile-Dubois
75006 Paris

Préface

par Ysé Masquelier
Présidente de la Fédération nationale des enseignants du Yoga

Un livre peut se lire comme on écoute une musique, lorsque le même thème revient sous des formes différentes, appel à naître, à explorer, à savourer ; rappel attendu et pourtant toujours nouveau. Tel est ce livre, construit tout entier sur le même élan, qui en forme le sujet, la matière, et lui imprime son rythme. Cet élan, c'est la révélation de l'être à lui-même, grâce à l'expérience répétée d'une rencontre intime avec ses propres forces et ses lignes de moindre résistance. Découverte passionnante, ici racontée, pour des femmes, par deux femmes qui vivent pleinement le Yoga, qui l'enseignent depuis de nombreuses années et qui ont accepté d'assumer certaines responsabilités dans l'organisation de cette profession si mal connue qu'est l'enseignement du Yoga.

Monique Dupuy et Henriette Martin ont pris le parti de ne pas définir d'emblée le Yoga — et je leur donne raison. Comment, en effet, enfermer dans des mots la plénitude toute simple d'une respiration enfin harmonieuse, la difficulté de s'arrêter, de se tenir immobile, la joie de la conciliation entre tendances contradictoires et tiraillantes ? Les auteurs ont préféré faire inlassablement entendre le même leitmotiv, la même musique, dans toutes sortes de situations qui tissent la vie des femmes : au cœur même du quotidien, elles ont voulu montrer la présence constante de l'appel à réaliser son potentiel, et comment le Yoga attise cette aspiration, la rend plus urgente, tout en la comblant, puisqu'il propose de nombreux moyens raffinés et adaptables pour parvenir progressivement à être soi-même.

Mais si l'on me poussait à, tout de même, donner une définition approchée du Yoga, trois mots me viendraient à la bouche : *vie, liberté, exigence*.

Le Yoga est une ouverture sur la vie, un parti pris d'assumer toute situation et de la faire évoluer, de la rendre dynamique, porteuse de lendemains. Qui ne s'est pas senti revivre à l'issue d'une séance de Yoga, qui n'a pas goûté cette allégresse rare conjuguant la détente et l'énergie, ne sait encore rien du Yoga... Cette expérience renouvelée d'une jubilation intérieure, d'un afflux de vitalité, ouvre les sources souvent scellées de l'imagination et de la créativité. Elle rénove d'ailleurs en même temps les relations avec l'entourage, offrant au couple la chance et les risques d'une mutation, rapprochant l'adulte de l'enfant, affinant la sensibilité qui perçoit chacun dans sa vérité, au-delà de sa fonction sociale et de son contexte professionnel.

Le Yoga rend libre. J'en veux pour preuve *a contrario* que certains régimes totalitaires l'ont interdit comme « dangereux ». Effectivement, il présente un danger rédhibitoire pour toute dictature : il apprend la discrimination ; il permet de passer au crible les idées reçues ; il éduque en nous l'indépendance vraie ; il forge la conscience de soi et l'appréciation des actes que nous posons. Cette libération commence tout simplement « sur le tapis » : par les postures, nous cessons peu à peu de dépendre d'une articulation douloureuse ou d'un ligament raccourci ; par la respiration, nous prenons du recul face aux réactions émotives et à l'angoisse paralysante. Or, ce sont là des moyens corporels qui retentissent aussitôt sur la sphère psychique et mentale. De sorte que l'on comprend mal comment le Yoga peut, pour certaines personnes mal informées, se confondre avec ces groupements pullulant à l'heure actuelle et que l'on nomme des sectes. Peut-être, par un raccourci trop rapide, quelques-uns ont-ils assimilé le Yoga, puisqu'il vient de l'Inde, à l'orientalisme qui s'est introduit dans un Occident en pleine crise d'identité. Toujours est-il qu'ils retiennent seulement pour exemples les mauvais utilisateurs du Yoga, oubliant tous ceux qui le vivent et le transmettent avec exactitude. A-t-on jamais condamné toute la médecine pour quelques charlatans ? Ce livre vient à point pour rappeler que, loin d'abêtir et de confiner l'être humain, le Yoga constitue l'un des meilleurs remparts contre le sectarisme et l'abus de confiance. On ne répétera jamais assez qu'il est une école de liberté et d'intelligence.

Reste l'exigence. Contrairement à une opinion largement répandue, « lâcher prise » ne consiste pas à se laisser aller. Et la détente n'a rien de commun avec la mollesse paresseuse qui succède inévitablement aux phases d'hyper-agitation qu'entraîne l'existence contemporaine. Ceux qui pratiquent le Yoga savent que la détente a des fonctions très précises : elle permet le repos conscient, condition préalable de toute exigence. Comment réclamer quelque chose à un organisme, physique et psychique, sans cesse agressé, en alerte, sur le qui-vive ? Du fait qu'il est conscient, ce repos constitue une approche non-violente de soi-même, dans laquelle chacun apprécie sa mesure propre, individuelle, unique ; son état « ici-aujourd'hui » ; les forces sur lesquelles il peut s'appuyer ; les faiblesses avec lesquelles il va lui falloir compter. Dans la détente, s'effectue ainsi une sorte de « bilan » qui empêchera la discipline de s'imposer de l'extérieur, mais l'intégrera, l'assimilera jusqu'à lui faire épouser l'aspiration intime de tout être à se réaliser selon sa nature profonde.

Vous avez dit « discipline » ? En effet, j'ai dit « discipline » : on ne peut nier que le Yoga le soit. Toute sa tradition l'affirme, mais il est des mots que nous, Occidentaux, avons du mal à employer pour avoir trop souffert de leur utilisation dévoyée. « Discipline » évoque quelque chose de moral, de rigide, d'obligatoire. Il faut pourtant convenir que discipline et liberté vont de pair, que l'autonomie se fonde sur l'exigence vécue et que tout être en recherche ne trouvera de réponse qu'en allant jusqu'au bout de lui-même. Les moyens que le Yoga offre, dans le domaine du corps et de l'esprit —

postures, exercices respiratoires, maîtrise du mental par la concentration — se proposent simplement comme des tuteurs autour desquels viennent s'enrouler les spirales différentes individuelles. Quand la plante a acquis de la robustesse, on retire le tuteur devenu inutile, ou on le remplace par un plus grand support si l'on désire que la plante croisse encore. Ainsi de la discipline en Yoga : on s'y adosse pour acquérir la rectitude, la droiture, l'authenticité. Une fois que ces qualités, non point morales, mais spirituelles, règnent sur la personnalité, le laxisme a perdu son attrait. Alors la discipline se mue en exigence intérieure qui suscite l'élan vers un « être-plus », un « aimer-plus », un « donner-plus », pour la plus grande joie et la plus grande liberté de celui qui en a tenté l'essai. Bien entendu, le Yoga ne préserve pas de la difficulté et de la détresse inhérentes à toute vie ; mais il négocie les passages : ici l'exigence doit se faire souplesse, adaptation, sollicitude, compréhension... sans perdre sa puissance ! Henriette Martin et Monique Dupuy insistent souvent sur cet aspect : « Nous avons le devoir de ne pas laisser dormir notre potentiel » ; « le Yoga coûte cher parce que notre vérité intérieure est sans prix », disent-elles.

Vie, liberté, exigence : les trois mots que je me permets de proposer ici — entre dix autres possibles — s'ils s'accordent aux valeurs dominantes du livre, pourraient permettre également, je crois, d'esquisser le portrait du milieu d'où sort cette réflexion. Car ce n'est pas le moindre mérite des deux auteurs que d'avoir exprimer pleinement leurs options personnelles, tout en se faisant les interprètes transparentes d'une vaste équipe de recherche. Équipe en kaléidoscope, où chacun représente une facette des études ou approches du phénomène humain : médecins professant leur spécialité dans des institutions tout ce qu'il y a de plus officielles ; astrophysiciens et physiciens des corpuscules, qu'ils travaillent au C.N.R.S. ou au Collège de France ; biologistes ; psychologues et analystes, dont certains enseignent à l'Université ; philosophes, historiens, historiens des religions et, bien sûr, indianistes parmi les plus grands qui soient en France actuellement ; mais aussi : écrivains, poètes, musiciens, peintres ou responsables d'entreprises... Ainsi s'évanouit l'image d'une mode marginale, qui se serait développée sur les franges de la société technocratique et s'adresserait à de doux rêveurs, pire encore, à des candidats au charlatanisme. Le centre nerveux de cet organisme pluridisciplinaire réunit ceux qui ont la tâche de former les Enseignants de Yoga. Je crois que l'on ne sait pas assez avec quelle exigence, quelle liberté, quelle confiance dans la vie ils remplissent cette responsabilité : exigence, car ils supervisent la scolarité des futurs enseignants pendant quatre ans au moins ; liberté, car ils se doivent d'être eux-mêmes afin d'inciter à l'autonomie ceux qui les suivent, sans pour autant jouer les maîtres spirituels ; amour de la vie, enfin, sous toutes ses formes, qui éveille en chacun ses possibilités latentes.

On ne sait pas assez non plus que ce milieu fait un énorme effort pour se structurer, et tester la solidité, la compétence des professeurs qui sortent des dix écoles affiliées à la Fédération nationale des enseignants du Yoga.

Je ne pense pas exagérer en reprenant l'expression d'un de ses responsables, selon qui ces écoles doivent devenir des « laboratoires de recherche pour une nouvelle pédagogie ». Soyons plus ambitieux encore, et avouons que le Yoga, tel que nous le concevons, représente un laboratoire privilégié où pourrait s'élaborer « l'homme de demain ». Ainsi se trouve posé, en termes d'expérience vécue et non métaphysique, le problème de l'évolution et de la mutation de conscience. La troisième partie de l'ouvrage s'interroge, très concrètement : « Pour entrer dans notre avenir, quelles qualités devrons-nous avoir ? » Remarquable question, qui tourne le dos à ce qu'une telle ambition pourrait receler d'idéalisme paranoïaque, pour au contraire, nous renvoyer à une responsabilité plus haute : « Ignorer nos richesses, c'est refuser de vivre », lisons-nous un peu plus loin. Beaucoup parmi nous ont déjà compris qu'une telle visée transcende les intérêts individuels, balaie les remparts égotiques, et ils commencent à lancer une dynamique créatrice. On en prendra pour preuve les très nombreux articles et mémoires, qui constituent une somme de recherches considérables et une mine d'informations sur tous les sujets en relation avec le Yoga. Henriette Martin et Monique Dupuy ont bien rendu l'ambiance de travail et « l'âme » de cette Fédération de Yoga.

Livre de femmes, destiné à des femmes, préfacé par une femme... le Yoga, surtout pratiqué par des hommes en Inde, serait-il devenu féministe en s'installant en Occident ? Tout livre prend corps grâce au désir d'un éditeur et, dans ce cas précis, l'objectif était de présenter, en pleine vie quotidienne, les réalités et conséquences du Yoga, lorsqu'il est pratiqué par des femmes. Simplement, sans faire aucune ségrégation, on pouvait s'attacher à ce point de vue particulier, un « Yoga au féminin », sans exclure pour autant les autres aspects qui viennent le compléter, comme lorsqu'il est question du couple, de l'enfant, ou de l'environnement socio-professionnel. On verra d'ailleurs, si l'on suit de près le mouvement jalonné par les différents thèmes, que la réflexion, partant du physiologique pour aboutir à la « découverte de soi », passe en même temps des problèmes spécifiques vers les valeurs universelles, concernant aussi bien l'homme que la femme. Au demeurant, il n'est pas totalement artificiel de privilégier ce sujet. On sait que le Yoga a surtout séduit les femmes, qui y sont venues plus nombreuses et plus tôt que les hommes. Mode de femmes oisives, disaient certains (ou certaines) : il y a fort longtemps que ce portrait n'est plus vrai — s'il l'a jamais été. On s'approchera plus de la réalité en cherchant, dans le statut socio-économique des femmes des générations précédentes, les raisons de cet attrait. Moins engagées dans la compétition professionnelle, à la recherche d'une identité et d'une réussite extérieure dont leur existence ne leur fournissait pas les moyens, plus intéressées aussi par la poursuite d'une esthétique, par l'interprétation des messages venus de leur corps, elles se trouvaient bien placées pour accueillir l'écoute de soi, l'exercice de non-violence, la primauté donnée aux valeurs d'intuition.

La première partie du livre indique clairement que la femme se trouve prédisposée à comprendre les mutations, surtout lorsqu'elle apprend à vivre en harmonie avec les épisodes biologiques et le caractère cyclique qui marquent sa nature. L'adolescence, les maternités, la ménopause représentent une série de passages, trop souvent considérés comme des obstacles à sauter, alors qu'ils peuvent devenir des portes à ouvrir, des chances à saisir. Encore faut-il dialoguer avec son corps afin d'assimiler ce qu'il a à nous dire, quel sens futur se propose à nous à travers les nouvelles formes qu'il prend. L'efficacité du Yoga ici paraît incontestable à toutes celles qui le pratiquent : écoute, pacification, attention, sollicitude décrivent une attitude qui collabore à la mutation au lieu de l'entraver.

Cette autre façon d'envisager la relation au corps provoque une amélioration — ou même une disparition — des malaises psycho-physiologiques qui compliquent les crises évolutives, et qui ne sont guère en général qu'une expression de la crainte de « changer ». Les auteurs ont joint à cette étude des cas pathologiques typiquement modernes, sinon typiquement féminins — encore que l'organisme féminin soit peut-être plus immédiatement sensible à l'état d'agression constante maintenant connu sous le nom de stress. Henriette Martin et Monique Dupuy ont volontairement résumé ces aspects, qui se présentent ainsi comme des faisceaux de lumière jetés sur des réalités que les lectrices pourront explorer plus tard à loisir. Laissant aux chercheurs et aux médecins l'analyse méticuleuse des causes et le traitement des conséquences, elles ont surtout mis en valeur une nouvelle gestion de notre potentiel vital, à partir d'une prise de conscience des mécanismes dilapidant un capital qui n'est pas inépuisable. Le Yoga n'ayant pas vocation de thérapie, elles ont évité l'écueil qui eût consisté à en faire une forme écologique de la médecine classique. Les témoignages de femmes qu'elles ont insérés montrent surtout que le Yoga a agi, simultanément ou non avec une thérapie, en construisant une réorientation de l'être global dans le sens qu'indiquait, en désespoir de cause, le langage de la maladie.

Au fil de cette écriture si féminine, des choses fort importantes sont suggérées, par petites touches, sur l'union de l'homme et de la femme. On appréciera, en un temps où ce sujet se trouve encombré par un verbiage débordant, de voir posé ici l'essentiel, même si tout n'est pas dit. A ce propos, il est nécessaire de se souvenir que les Occidentaux ont accueilli le Yoga de deux manières diamétralement opposées : les uns, investissant en lui des désirs qu'il leur tardait de voir réalisés, ont cru trouver là le champ le plus favorable à l'épanouissement d'un érotisme d'autant plus fascinant qu'il s'annexait un tantrisme de pacotille... les autres, observant que le Yoga indien était, la plupart du temps, affaire d'ascètes et de renonçants, se servirent de lui pour mûrir leurs aspirations au sublime et à une maîtrise teintée de rigidité. Interprété simultanément dans le sens le plus laxiste et dans le sens le plus rigoriste, le Yoga sort progressivement de ces malentendus socio-culturels.

Ce livre contribuera à dissiper quelques illusions au profit de vérités plus utilisables.

Il raconte, à plusieurs reprises, la découverte d'une démarche d'unification à travers le Yoga : inspiration-expiration, énergie solaire-énergie lunaire, sexualité au masculin-sexualité au féminin déclinent les différentes incarnations d'un même ordre applicable à tous les niveaux de la réalité. Nous touchons là au cœur du Yoga — et, par parenthèse, également à l'hypothèse maîtresse d'un tantrisme authentique. Voie pratique par excellence, le Yoga part d'une constatation : nous sommes malheureux, en proie au manque et au désir, parce que nous nous développons unilatéralement au lieu de devenir une totalité. La souffrance du manque prend racine dans le refus ou l'ignorance de l'un des pôles qui nous constituent. Car tout être n'existe que par un courant vital établi grâce à la communion constante de deux réalités opposées et complémentaires : l'esprit et la matière, le mâle et la femelle, la droite et la gauche, le jour et la nuit... Ainsi, naître femme engage à développer notre potentiel — mutation, intuition, fécondité — mais également à éveiller en nous l'archétype masculin dont le respect et la mise en œuvre nous permettront d'atteindre notre « degré de complétude ». Deux questions se posent ici : le Yoga propose-t-il à la femme de se valoriser par des qualités typiquement masculines ? Ou bien incite-t-il l'être humain à l'autarcie, en lui faisant découvrir en lui-même ce qu'il recherche, de sorte qu'il puisse s'épargner la quête difficile de l'autre ? En réalité, rien de tout cela : le Yoga, nous l'avons dit, constate que la désunion des pôles, la perception comme contraires de qualités en réalité conjointes entrave le déploiement de la personnalité et parasite également sa rencontre avec l'autre — singulièrement, cet autre que nous pourrions élire compagnon. Souvent construite sur des illusions, empêchée de mûrir par l'ignorance de soi, revendiquant une indépendance extérieure sans avoir favorisé la liberté intérieure, la relation de couple tend à se déséquilibrer dans une compétition paralysante pour chacun de ses membres. Le Yoga propose à l'homme et à la femme d'être pleinement ce qu'ils sont, c'est-à-dire pleinement polaires l'un par rapport à l'autre, et en même temps pleinement complémentaires. Dans une telle perspective, l'union sexuelle accomplit progressivement et exprime la plénitude intime de chacune des deux personnes : la fusion est, au sens le plus fort, con-naissance, « naissance avec l'autre », re-connaissance de l'autre, accession à un état de conscience qui rend totalement caduque le rapport de force et de possession. Ainsi se justifie la place éminente de la sexualité dans le Yoga — et non point, par je ne sais quel érotisme découronné de son âme.

Cette connaissance ne passe pas nécessairement par une union humaine actualisée. Le problème de la solitude est aussi évoqué. Des témoignages fréquents nous invitent à penser que la pratique du Yoga aide à faire, d'un isolement subi ou inconsciemment schizophrène, une chance de contacts et d'ouverture. Tout d'abord, un groupe de Yoga vit une expérience commune, intense, qui touche à l'universel dans la nature humaine, sans qu'il soit besoin de prouver des compétences particulières. Si l'enseignant y veille, chacun doit pouvoir y découvrir ses aptitudes, sa qualité d'être propre, tout en étant porté par la présence silencieuse de ceux qui l'entourent. Puis, en pénétrant plus profond dans la pratique, on s'aperçoit que le même modèle, qui jouerait pour le couple, joue également, à des degrés divers, dans toute action. Un événement est une rencontre, un signe de reconnaissance, entre moi et ce qui n'est pas moi : individu, œuvre d'art, univers. Par cercles concentriques, l'unicité de l'être s'harmonise à la pluralité des êtres, et la solitude trouve son pôle fécondant dans le sentiment d'être toujours « relié ».

C'est d'ailleurs, la conclusion du livre : « L'ère qui approche sera reliée... le Yoga, le joug, relie. » Conclusion qui ne constitue pas une réponse, les auteurs y insistent bien, non point par fausse modestie, mais par souci de vérité : ce livre ne propose aucune réponse spécifique, car le Yoga n'est ni une thérapie, ni une psychothérapie, ni une religion. Monique Dupuy et Henriette Martin ne parlent que de ce qu'elles ont passé au crible du vécu ; elles n'ont pas non plus cherché à décrire une méthode particulière — il existe déjà de fort bons ouvrages qui le font. Leur perspective consiste plutôt à suggérer l'influence du Yoga sur des vies de femmes modernes ; à tenter, pour la première fois, de saisir sur le vif, les raisons profondes de la séduction qu'il exerce. A cet égard, l'essai est tout à fait neuf : il montre le mûrissement de ce qui n'a d'abord été qu'une mode, et devient une authentique source de vie.

1.
INTRODUCTION

LA FEMME, L'ÉVÉNEMENT ET LA MUTATION

LE mot Yoga n'est pas inconnu du grand public, mais avec des significations diverses car beaucoup de choses ont été proposées sous ce nom.

Les femmes ont été nombreuses à inaugurer les premiers cours, à apprécier et à faire connaître cette discipline et elles ont pris une large participation à son développement en Occident.

Il nous a donc paru intéressant de chercher à comprendre, à travers des réflexions d'élèves et des observations d'enseignants, ce qu'elles ont pu trouver, et principalement à une époque où la plupart d'entre elles avaient besoin d'une forme de reconnaissance dans une société où elles souhaitaient une autre place.

Comment, d'une tradition venue de l'Inde ancienne, ont-elles pu apprendre à mieux vivre leur présent et préparer leur avenir ?

Nous avons réuni nos connaissances actuelles pour essayer d'établir une équivalence entre notre vécu d'occidentales et une tradition orientale, et même si ces connaissances sont insuffisantes, elles portent en elles l'espoir de pouvoir rattacher à un fil conducteur toute nouvelle découverte, toute prochaine leçon de l'existence.

A l'heure actuelle, parler de Yoga provoque moins de réactions extrêmes qu'il y a quelques années. D'autre part, choisir le point de vue de la femme ne doit pas évoquer une appropriation : l'homme est présent dans nos réflexions, mais c'est un fait que, il y a dix ans encore, la pratique du Yoga touchait en grande majorité un public féminin.

Depuis, les hommes viennent de plus en plus nombreux, et nous y voyons une illustration de l'impact universel de cette discipline, mais nous pouvons aussi y reconnaître l'intervention de la femme dans l'évolution des idées.

Par son destin physiologique, la femme a toujours porté en elle la préparation de l'événement.

En elle sommeille la fécondité. Elle se révélera quand les différents appels de la vie la pousseront à manifester son rôle sur l'environnement.

Elle mûrit et reflète les mouvements de la société ; elle les vit sous forme de mutations.

Traditionnellement, elle change de nom, d'habitation, de statut social, et même de corpulence lorsqu'elle devient épouse et mère. Même si ces repères ne se retrouvent pas dans tous les destins de femmes, il semble qu'elle garde toujours cette aptitude à devenir autre.

Notre époque est un temps de mutations ; certaines de ces manifestations peuvent nous paraître aberrantes, elles ont pourtant sûrement leur raison d'être : elles déclenchent nos comportements pour infléchir le déroulement de l'Histoire. Comment s'y inscrit la femme contemporaine ?

Il nous a paru utile de réunir quelques réflexions sur l'enseignement du Yoga, et de les ajuster aux différentes circonstances de l'existence qu'une femme est appelée à vivre et à faire vivre.

A travers ses propres mutations, physiologiques et sociales, elle prépare la mutation humaine.

2.
LES MUTATIONS PHYSIOLOGIQUES

La puberté, l'éveil émotif

L'ENFANT est poussé un jour par un brusque élan biologique. Il se transforme assez rapidement, change de forme, grandit comme d'un seul coup, grossit souvent, et découvre avec embarras l'apparition de parties du corps qui ne s'étaient pas jusque là particulièrement signalées à son attention.

Chez la fille, cela arrive plus tôt que chez le garçon, aussi a-t-elle une source supplémentaire d'étonnement : cette agitation en elle dont le sens ne lui est déjà pas très clair, voilà qu'en plus elle semble étrangère aux garçons de son âge, ses anciens compagnons de jeu : ils sont encore, eux, dans la bienheureuse candeur de l'enfance, et tout leur paraît tellement plus simple !

Elle a donc, avant lui, besoin de trouver des moyens qui l'aideront à se définir et à trouver un autre mode de fonctionnement.

Car cette transformation physique n'est que la partie visible de la tempête qui bouleverse sa sensibilité, l'évolution de son intelligence et son activité.

Qui l'aidera à trouver de nouvelles attitudes physiques, un autre maintien, d'autres comportements ? Ses parents, ses professeurs sont là, évidemment, mais l'adolescente a ce besoin particulier : trouver quelque chose de nouveau, de différent, de bien à elle, qui ne vienne ni du cadre familial, ni du cadre scolaire.

C'est alors que tout peut arriver : pour affirmer ses choix esthétiques, elle choisira peut-être des extravagances vestimentaires ; pour s'affirmer elle-même, elle choisira peut-être des fréquentations discutables. En tous cas, elle a besoin de déterminer elle-même son code personnel de fonctionnement physique et moral.

Si elle rencontre alors le Yoga à ce moment-là, et l'enseigant qui lui convient, quel temps gagné !

UNE MÉTHODE D'EXPLORATION DE SON CORPS

AVEC le Yoga, elle va se voir proposer d'explorer son corps pour trouver un meilleur mode d'emploi physique, mais aussi pour se construire des attitudes mentales.

Adolescentes ou mères attentives, choisissez bien un professeur de Yoga : pas seulement pour vous assurer de ses compétences techniques, mais avec un regard sur son comportement et son éthique personnelle. Car il lui est très facile de se glisser dans la peau du héros ou de la vedette. Ce qui est intéressant, ce n'est pas d'imiter le personnage, mais de recevoir de lui un enseignement.

Le professeur chez qui soufle l'esprit du Yoga aura à cœur de déjouer tout risque d'attachement excessif, de culte ou de dépendance.

Il aidera la jeune fille à développer son autonomie en la familiarisant avec son schéma corporel.

PRISE DE CONSCIENCE DU SCHÉMA CORPOREL

LA jeune fille apprend à faire connaissance avec son corps, à savoir comment il s'articule, comment il bouge, à quelle vitesse, et aussi comment il se transforme en corps de femme.

Ce n'est pas seulement son maintien physique qu'elle va mettre au point, c'est également son attitude dans la vie. Avec le Yoga, elle va vivre des expériences motrices, et en retirer des informations sensorielles qui vont l'instruire sur la façon dont elle peut agir.

▪ DES INFORMATIONS SENSORIELLES

- **Sensation de contact**

Si elle s'allonge sur le sol, à plat ventre, sur le dos ou en chien de fusil, elle n'éprouvera pas les mêmes impressions. Ce ne sont pas les mêmes endroits du corps qui touchent le sol.

Elle peut éprouver une certaine hésitation à poser le visage contre terre, ou à laisser aller la tête en arrière.

La peau ne réagit pas de la même façon quand on s'appuie dessus, quand elle est à l'air libre ou masquée par un vêtement.

Observer tout cela rend le corps plus familier, moins surprenant.

• **Sentir vivre chaque partie du corps**

A partir de la position sur le dos, elle peut porter attention sur chaque partie du corps, comme si l'on déplaçait un projecteur de bas en haut :

— les talons, les pieds ;
— les mollets, les tibias ;
— l'arrière des genoux, les genoux ;
— les cuisses, dessus, dessous ;
— les fesses, les os du bassin ;
— le bas du dos, l'abdomen ;
— le pli de la taille ;
— le dos, la poitrine ;
— les épaules ;
— les bras ;
— la nuque, le cou ;
— l'arrière de la tête, le visage.

Alors, elle accède à une suite d'expériences que tout pratiquant du Yoga renouvelle à chaque séance ; c'est chaque fois comme une découverte, c'est chaque fois un plaisir neuf.

• **Sentir le corps se décrisper**

En portant ainsi le projecteur de l'attention sur chaque partie du corps, on en ressent la consistance, et on installe peu à peu l'impression d'être porté par le sol, et de n'avoir plus à dépenser d'énergie pour le « tenir ».

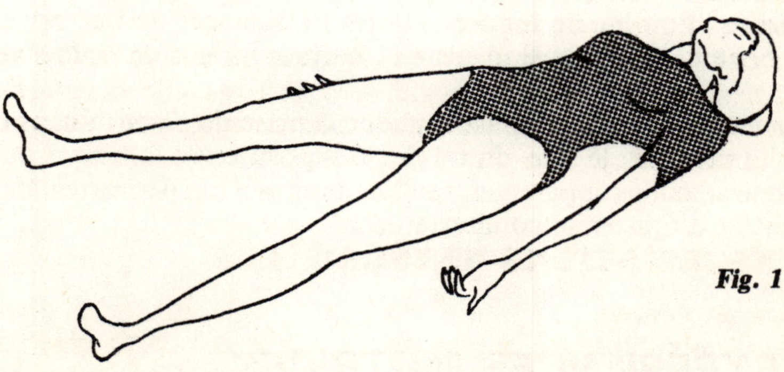

Fig. 1

• **Sentir le corps bouger, et dans quelle ambiance**

Le Yoga désigne ces exercices par le nom de posture : c'est dire qu'on installe consciemment le corps dans une attitude, on le « poste » dans l'espace. Chaque posture est désignée par une image qui en indique la forme, et le corps en action est invité à imiter cette image, mais aussi à se pénétrer du climat qu'évoque cette image. Prenons pour exemple la posture de l'Arc :

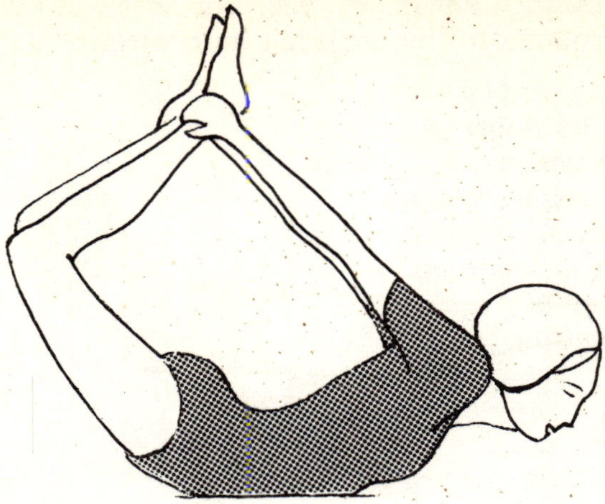

Fig. 2

Description sommaire : les mains reliées aux chevilles à partir de la position à plat ventre. Monter les jambes et le buste, ne suffirait pas à réaliser ce geste comme une « posture » de Yoga.

En fait, la montée des jambes et la tension des bras sont réglées pour imprimer au corps une extension traduisant un étirement puissant, mais bien adapté aux limites bien acceptées de l'effort. Il n'est pas question de tirer-pousser avec une rage et une obstination intempestives, mais de donner au corps une courbe harmonieuse, dont la force sera dosée progressivement, exactement comme lorsque l'on bande un arc. Toutes les nuances de l'effort exigeant mais non brisant, de la tension juste et harmonieuse sont contenues dans l'image.

Il appartiendra à l'enseignant de guider la prise de posture dans ce sens, et de développer ainsi le sens du relatif, des positions arbitraires ou exagérées, des contradictions apparentes ; autant de choses qui permettent de former le jugement et d'ajuster le comportement.

DES EXPÉRIENCES MOTRICES

• **Compréhension de l'anatomie**

La pratique des postures inclut la connaissance des mécanismes mis en jeu ; l'information est faite par l'enseignant qui intervient pour corriger — par le geste ou seulement par la parole — l'attitude en signalant les modifications à apporter pour l'exécution correcte.

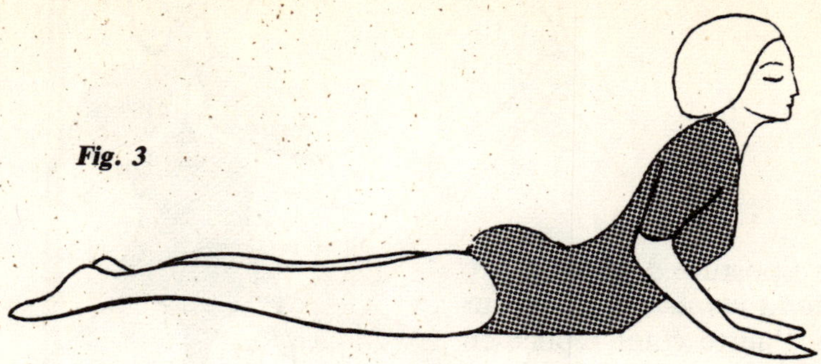

Fig. 3

Exemple : posture du cobra.

Description sommaire : à plat ventre, redresser le buste.

Compréhension de la posture : épaules basses et maintenues en arrière, jambes réunies et bassin au sol, le cou maintenu en recul par la poussée du menton sur la gorge.

Il s'agit de comprendre, par la mise au point de ces éléments, que ce sont les muscles du dos qui tiennent la posture, et non la poussée des bras au sol, ce qui ferait remonter les épaules et désorganiserait la fermeté du dos.

Le résultat de la posture correcte est un redressement de l'attitude courante chez les adolescents : la crispation des épaules et la voussure du dos, puis le manque de conscience de cette attitude.

- **Conscience du mouvement**

Savoir et sentir ce qui doit bouger, ce qui doit au contraire être en attente, imprime au geste efficacité et harmonie. Il sera possible d'améliorer la coordination des mouvements en même temps que la cohérence des actions en pratiquant des enchaînements dont le schéma et la logique seront indiqués comme une véritable éducation du mouvement.

- **Expérience de la stabilité**

Ce qui caractérise la posture, c'est la recherche de stabilité dans le geste (précisons au passage que le mot sanskrit pour posture : *asana*, a la même racine que assis, ou assiette dans le sens qu'on lui donne en équitation). Or, la stabilité suppose que l'on peut conduire le mouvement, le suspendre, le reprendre, donc le maîtriser.

A partir du moment où l'on a « posté » son corps dans une attitude de départ, le geste se construit, s'organise, évolue, se transforme selon une progression qui aboutit à une installation.

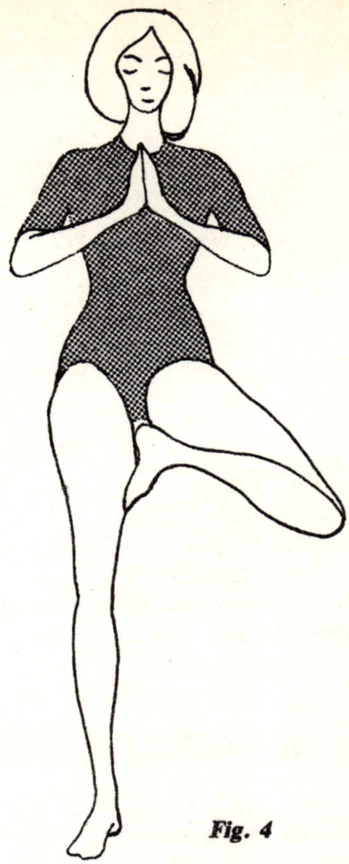

Fig. 4

Exemple : posture de l'Arbre.
Description sommaire : se tenir sur une jambe, l'autre étant repliée en appui sur elle, les mains jointes sur la poitrine, puis sur la tête.

Compréhension de la posture : prendre appui sur une jambe suppose de préparer la voûte plantaire, appui sur le bord externe du pied et sur les orteils équilibrant l'appui du talon.

La déviation du bassin sur le côté de la jambe porteuse sera compensée à la fois par une bascule du bassin en avant, par le contrôle des fessiers et du ventre, et par un réajustement du buste ; les épaules retrouveront ainsi une ligne horizontale avant que les bras se placent sur la poitrine.

Les bras se placeront ensuite au-dessus de la tête en un geste lent qui ne perturbera pas l'organisation du corps (pas question de faire des moulinets avec les bras pour garder l'équilibre !).

Au-delà de la maîtrise du geste et de son harmonie, la recherche de stabilité développe la capacité d'évaluer les bases de l'action, de résister aux impulsions qui viennent perturber l'action au cours de son déroulement, et de corriger cette action sans à-coups.

Autant de choses qui aideront l'adolescente à se rendre moins déconcertante pour son entourage, mais surtout pour elle-même.

• **Logique de la compensation**

Nous venons de voir qu'à l'intérieur d'une posture, il fallait faire intervenir une compensation dans l'attitude pour en assurer l'harmonie. Cette notion est présente aussi, à l'intérieur d'une séance de Yoga, entre deux postures qui présentent un caractère complémentaire ; on les appelle couramment posture et contre-posture.

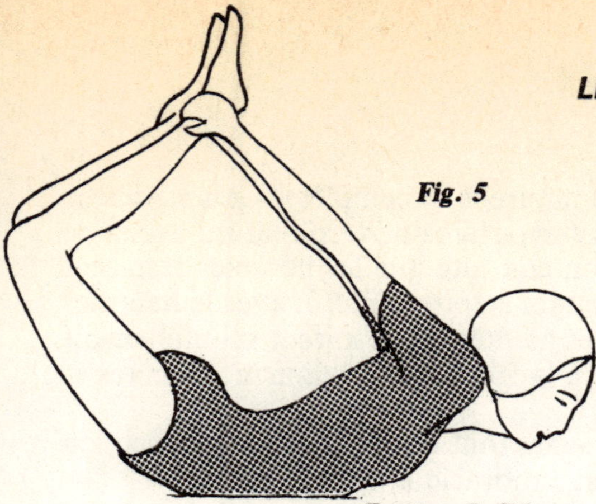

Fig. 5

Posture de l'Arc

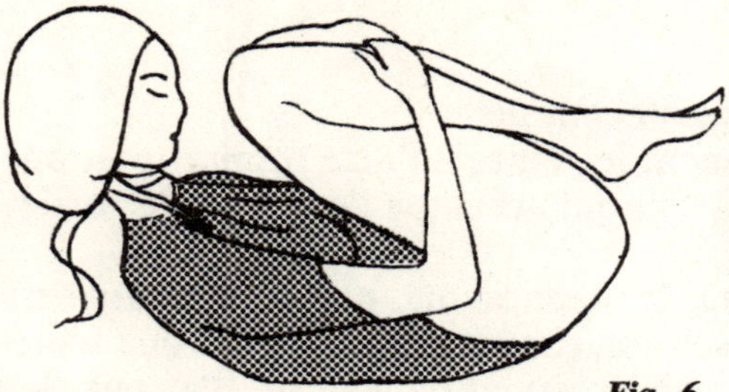

Posture du Fœtus

Fig. 6

Exemple : deux postures complémentaires.

Bienfaits : au-delà du soulagement physique et de la sécurité que représente la compensation, celle-ci enseigne, à la fois par des informations sensorielles et des expériences motrices, à comprendre la cohérence des actions les unes par rapport aux autres, la logique de l'alternance, du rythme.

L'ensemble de ces informations et de ces expériences resterait cependant assez confus, si l'on n'y ajoutait l'expérience la plus évidente de la pratique du Yoga : la respiration.

LA RESPIRATION PHYSIOLOGIQUE

« RESPIREZ bien », « respirez à fond »... Ce genre de conseil est couramment donné par les moniteurs de différents sports, mais on dit rarement *comment* on respire bien.

En conséquence, pour respirer bien, on cherche à respirer beaucoup, d'abondance, en amplifiant le rythme et en l'accélérant, pour aboutir très souvent à un véritable surmenage, qui vient s'ajouter à celui qu'on est sensé corriger en respirant « à fond ».

Pour l'adolescent, qui vit en accéléré une période de son développement, ce n'est certainement pas ce genre de surmenage respiratoire qui l'aidera à corriger l'instabilité de son humeur et de son émotivité.

On sait que, lorsqu'une émotion apparaît, la respiration se modifie : chacun fait l'expérience du « souffle coupé » à l'annonce d'une bonne ou d'une mauvaise nouvelle, d'une apparition séduisante ou effrayante, ou se souvient d'avoir « éclaté » de joie ou de chagrin. La pratique du Yoga met l'accent sur la possibilité de renverser cette action : que l'on reprenne conscience de sa respiration, et le souffle suspendu reprend sa course, et l'émotion perd progressivement son emprise. Cela aussi tout le monde le sait : qui ne connaît pas la vertu du « respire un bon coup » pour retrouver ses esprits ?

Mais comment le faire bien ?

D'abord, retrouver une respiration naturelle et complète. Complète, car il est admis que la plupart de nos contemporains ne respirent qu'avec une partie de leurs possibilités. En effet on constate que les hommes respirent plutôt avec le ventre, alors que les femmes respirent plutôt avec le haut des côtes. Toujours est-il que rares sont les adultes qui respirent spontanément comme le fait un enfant au berceau : à la fois avec l'abdomen, les côtes et les clavicules.

Mais le travail de la respiration est avant tout une prise de conscience, on peut aussi la diriger du haut de la cage thoracique vers le ventre.

C'est de cette respiration complète que le Yoga s'inspire pour faire retrouver au souffle sa plénitude, car c'est la respiration juste, la respiration physiologique.

• **La respiration abdominale ou diaphragmatique**

Quand on fait participer consciemment le ventre à l'acte respiratoire, on constate que se produit un effet de piston qui accentue l'entrée et la sortie de l'air.

En fait, le rôle de piston est joué par le diaphragme, muscle très large et mince qui sépare la poitrine de l'abdomen ; sa contraction augmente ou réduit l'espace thoracique (il intervient spectaculairement dans le rire, la toux, le hoquet). Observons sa position quand il intervient pour remplir les poumons, et pour les vider :

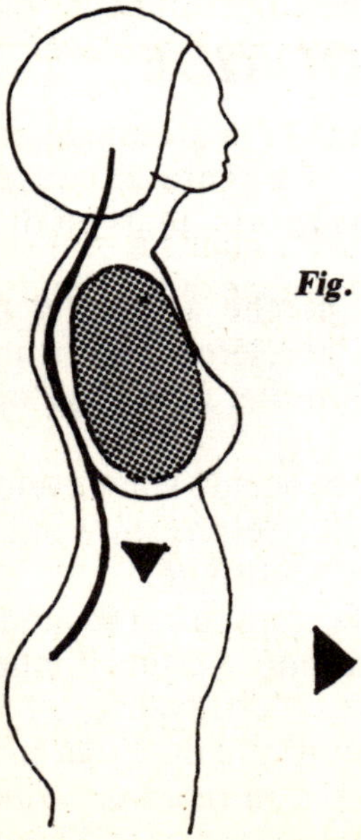

Fig. 7

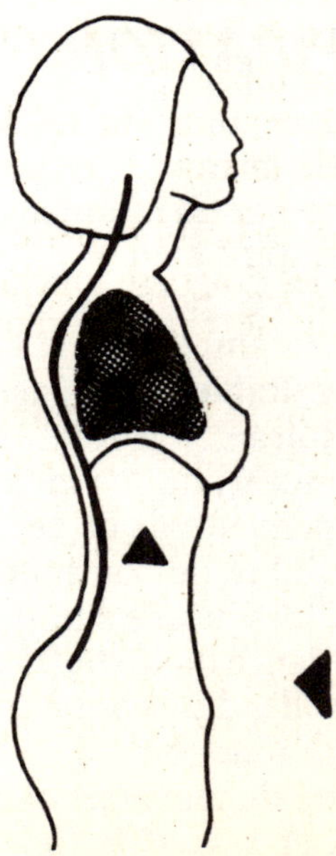

Fig. 8

Si le ventre ne bouge que très peu, la quantité d'air qui entre et qui sort reste très réduite.

La débutante en Yoga en fera l'expérience en posant les mains sur le ventre à la hauteur du nombril. Elle pourra constater, au fur et à mesure que l'abdomen devient plus mobile, qu'une sensation de dilatation s'installe en lui : pas seulement le thorax, mais l'estomac, le foie, la rate, comme lorsqu'on desserre une ceinture.

C'est l'action bienfaisante de la libération du ventre et du diaphragme : tous les organes placés sous sa commande sont décongestionnés, le rythme cardiaque devient plus aisé, et il en découle une impression de confort propre à la détente.

On est loin de l'ordre « rentrez le ventre, sortez la poitrine » dont les vertus seront prises en considération un peu plus tard, mais dont les excès nous ont valu des silhouettes corsetées, contraintes, et le cortège de misères de ces tyrannies respiratoires : les vapeurs de nos grand-mères, les crises nerveuses de leurs filles.

- **La respiration thoracique**

C'est la plus apparente : quand on voit respirer, ce sont les côtes que l'on voit bouger ; quand on *veut* respirer, c'est le thorax que l'on cherche à ouvrir, pour faire de la place aux poumons.

Or, les poumons ne trouveront pas forcément l'espace dont ils ont besoin, si les côtes ne savent pas se déplacer suffisamment.

La « cage » thoracique, bien nommée si elle emprisonne les poumons, et si ses barreaux — les côtes — ne s'écartent pas, doit se dévérouiller pour libérer les poumons.

L'air doit être guidé sur les côtés, puis dans la profondeur pour écarter les barreaux de la cage.

Le débutant en fera l'expérience en plaçant les mains à plat sur le dessus de la poitrine, les doigts se touchant. Quand la cage se dilate, les doigts s'écartent, quand elle se vide, ils reprennent leur place.

- **La respiration sous-claviculaire**

C'est celle qui se situe au sommet du buste, n'engageant qu'une très petite quantité d'air, et qui est sollicitée dans l'accomplissement d'un effort : on va y puiser une réserve d'air, quand on court, et que le cœur « saute dans la gorge », quand on soupire...

Il semblerait que la femme, et donc la toute jeune fille, soit plus particulièrement disposée à utiliser cette partie des poumons mais elle aurait tendance à trop la privilégier, or elle n'a de valeur qu'intégrée dans une respiration complète.

- **La respiration complète**

Elle englobe ces trois respirations partielles, qui s'associent pour former un tout.

Elle s'expérimente le plus aisément couchée sur le dos. Le ventre se remplit sans excès en se dilatant, mais reste ferme pour garder son volume pendant que l'air progresse pour écarter les côtes en largeur et en profondeur, puis soulever les clavicules et buter au sommet des poumons, sans que les étages inférieurs n'aient cédé leur propre volume.

Ainsi s'installe une sensation de plénitude et non de « surgonflage » qui, retenue un instant en arrêtant le souffle, traduit les bienfaits de la respiration efficace sur la circulation sanguine et nerveuse, sur la vie des cellules.

Après un bref temps d'arrêt, l'expiration s'amorce doucement. Elle s'effectue dans le même ordre : d'abord en bas (le ventre se creuse), puis au milieu (les côtes se rapprochent), puis en haut (les clavicules descendent).

Elle mérite d'ailleurs un apprentissage particulier, car elle est rarement spontanément aussi longue que l'inspir. Couramment, lorsqu'on dit : respirez, on pense à inspirer, et on laisse l'expir se faire, sauf, si l'on ajoute : soufflez. Or, dans la respiration yoguique, on n'ouvrira pas la bouche mais on guidera l'air expiré par les narines.

Cette expiration doit être silencieuse, et par suite, elle sera lente, contrôlée, appuyée par la rentrée progressive du ventre. De sa qualité dépendra la qualité de l'inspir suivant : on ne peut vraiment remplir que ce qui est vide ! Aussi, on prendra le parti de commencer tout exercice respiratoire par l'expir.

Ainsi valorisée, la respiration enrichira tous les mécanismes vitaux qui dépendent d'elle ; on peut se passer de nourriture ou de boisson pendant un temps relativement long, mais on s'asphyxie au bout de quelques instants de privation d'air.

La jeune apprentie en Yoga commence par découvrir cette évidence : la vitalité s'exprime par la qualité du souffle.

Mais, il y a plus : cette qualité du souffle se nuance, se dose, se rythme selon les nécessités du moment.

Cette science du respir est encore un moyen de formation pour mettre au point l'attitude juste, l'action juste. Pour l'adolescente cet apprentissage ira au-delà du contrôle de la vitalité : il aboutira à une meilleure présence dans l'action.

SYNCHRONISATION GESTE - RESPIR

CHAQUE posture favorise un niveau de la respiration (abdomen, côtes ou clavicules), et cela peut changer en cours de progression, lorsque le mouvement fait changer la forme du corps.

Le mouvement et la forme

Le départ dans une posture se fait, selon la figure, à l'occasion d'un expir ou d'un inspir.

En gros, tout ce qui a tendance à « fermer » le corps, à le plier, se prend sur un expir. Par contre, ce qui a tendance à « ouvrir » le corps, à l'étirer se prend sur un inspir.

Exemple : la Table à deux pieds.

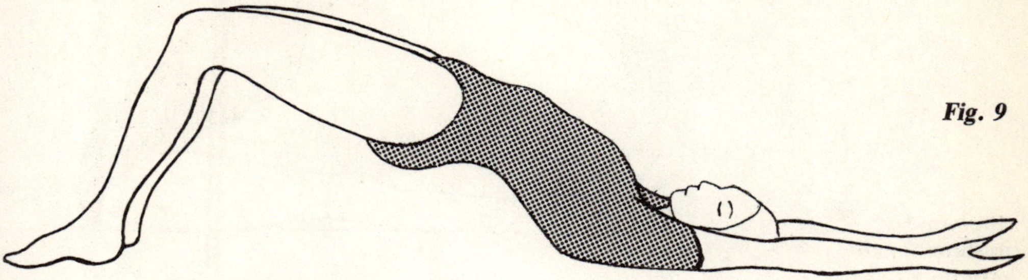

Fig. 9

Mise en place sur l'inspir (ouverture)

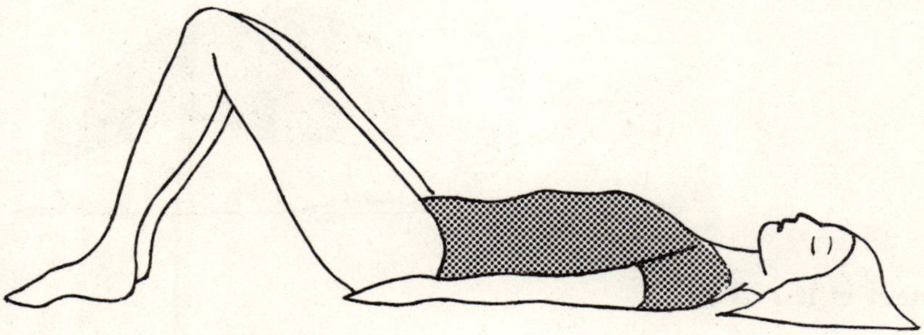

Fig. 10

Retour sur l'expir (fermeture)

Il s'agit ici d'un « aller et retour », mais nous pourrons voir que, pour atteindre le stade final de certaines postures plus exigeantes, on peut donner la priorité à l'expir ou à l'inspir selon la phase d'exécution.

Nous pouvons illustrer le cas avec la posture de la Pince :

Posture de la Pince

1re phase :
— ouvrir le thorax
— redresser le dos
— « détasser » les vertèbres

priorité à l'inspir

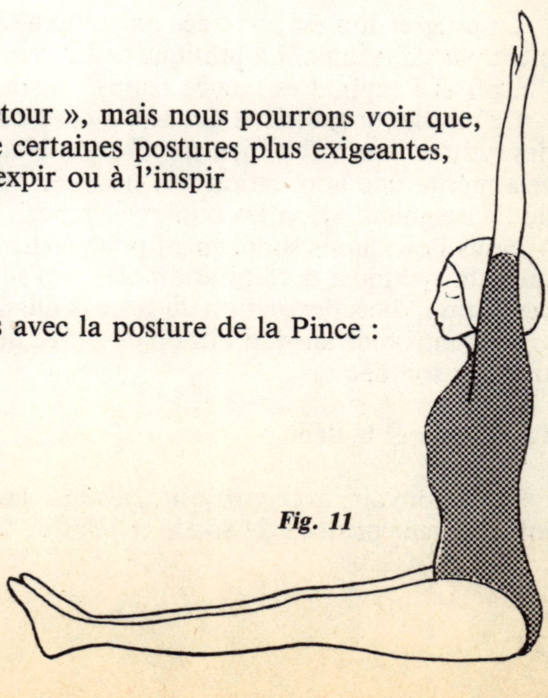

Fig. 11

2e phase :
— amorcer l'angle entre tronc et jambes
— le réduire progressivement

Égaliser l'inspir (étirement) et l'expir (fermeture) pour descendre par paliers (au besoin jambes fléchies pour ne pas surmener le dos).

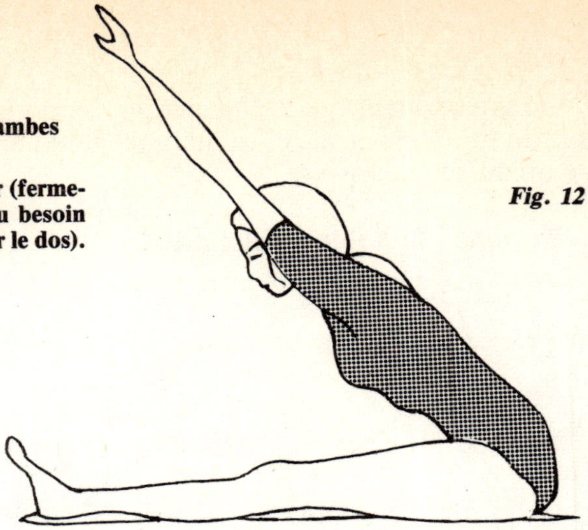

Fig. 12

3e phase :
posture aboutie
priorité à l'expir

(l'étirement du dos est acquis, le ventre déposé sur les cuisses, au besoin jambes fléchies. On persiste dans la posture par la détente).

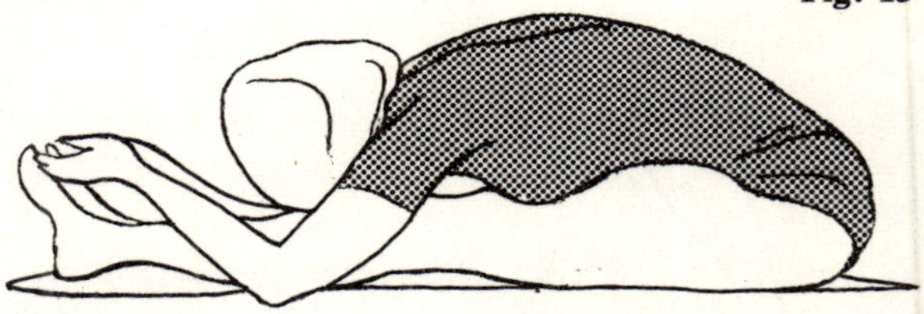

Fig. 13

Le mouvement et le rythme

La progression est ponctuée par cette alternance de priorité, mais également par un rythme. La pratique de la rétention à plein ou à vide consolide l'inspir et l'expir. Ces quatre temps constituent un cycle respiratoire.

Ce sont les proportions données à ces quatre élements du cycle qui créent des rythmes aux effets bien spécifiques. Nous ne les développerons pas ici : cela mérite une application très nuancée dont l'opportunité est du ressort de l'enseignant, selon les buts recherchés.

Nous l'évoquons simplement pour mettre l'accent sur le fait que, appliquer un rythme à la respiration offre un support appréciable pour la concentration, dans l'exécution du geste et aussi dans le maintien de la posture.

Cela introduit aussi la notion de durée de la respiration, et donc le contrôle de son débit.

Le rythme et le débit

Pour pouvoir, avec virtuosité, évaluer les rythmes et les changer, il faut impérativement doser la sortie et l'entrée de l'air.

Savoir freiner le mouvement pour que le souffle ne s'épuise pas d'un seul coup, que les muscles apprennent à se relayer, d'un niveau à l'autre, pour évacuer progressivement la réserve d'air, ou au contraire, sachent ouvrir le corps pour faire place à l'air que l'on y « injecte ».

La conscience du débit respiratoire se conjugue donc avec celle de la localisation des niveaux du corps où la respiration s'exprime.

La posture et les niveaux de la respiration

Toutes les postures sont des occasions de prise de conscience respiratoire, qui deviendra ainsi de plus en plus précise. Mais, chaque posture favorise tel ou tel niveau de la respiration. Complétant celle qui la précède et préparant celle qui la suit, elle participe au développement harmonieux de l'acte respiratoire.

Observons-le avec quelques exemples :

Posture du Demi-pont

Abdomen étiré, menton en appui sur la gorge, respiration abdominale favorisée

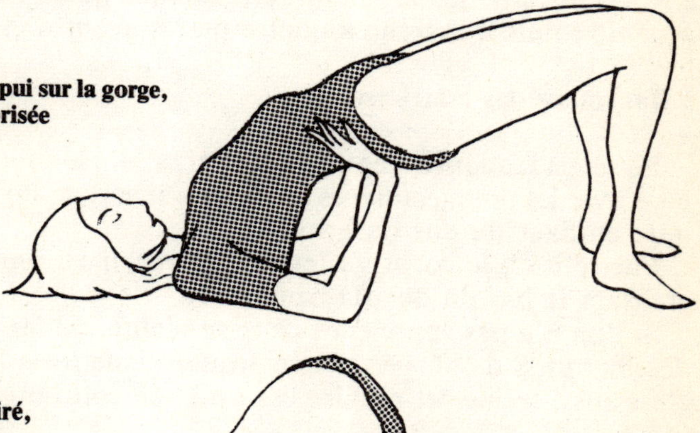

Fig. 14

Posture de la Charrue

Abdomen comprimé, dos étiré, respiration costale favorisée

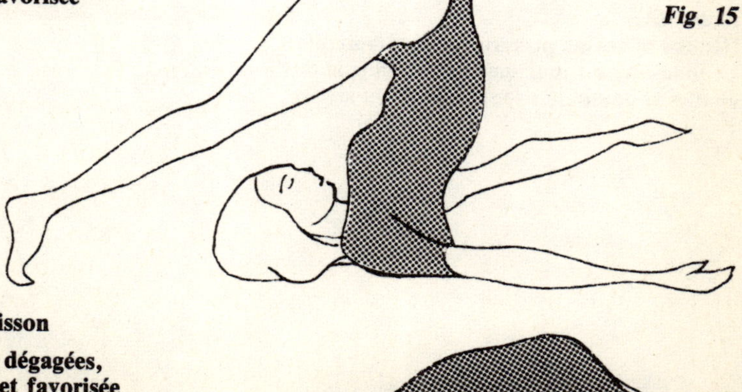

Fig. 15

Demi-posture du Poisson

Cou étiré, clavicules dégagées, respiration au sommet favorisée

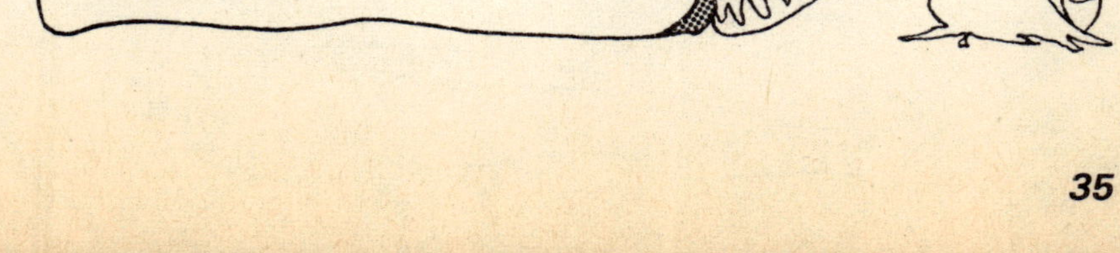

Fig. 16

Nous voyons que l'étude de la respiration, du mouvement, de la posture et de leurs relations, apporte une somme considérable d'informations permettant une bonne compréhension de l'édifice corporel.

Or, c'est dans la verticalité que cette construction trouve sa place naturelle.

VERTICALITÉ ET APLOMB

C'EST en effet en se mettant debout que l'être humain s'éloigne du règne animal, et c'est en se redressant qu'il a évolué.

Du ramapithèque à l'*homo sapiens*, il n'a cessé de se « dérouler », et si l'homme n'a pas fini d'évoluer, sans doute ne sommes-nous pas encore tout à fait redressés.

C'est aussi en se déroulant que l'homme quitte l'état de fœtus et s'ouvre à la vie ; puis il marche à quatre pattes avant d'être debout.

Effacement des courbures

La tête a tendance à entraîner le corps vers le sol (c'est ce que nous observons avec les premiers signes de vieillissement), et lui imprime donc une courbure en haut du dos (la bosse).

Par réflexe, le corps va résister, et réagir en repartant vers l'arrière, en creusant le bas du dos (la cambrure).

Si l'on n'a pas conscience de cette réalité, on laisse la colonne vertébrale dessiner un S de plus en plus marqué. Remettre « la tête sur les épaules », c'est aussi freiner et réduire ces excès de courbure.

Exemple :
Réduire la bosse : posture du Salut (variante). Le menton en appui sur le cou recule la tête coudes et omoplates sont projetés en arrière.

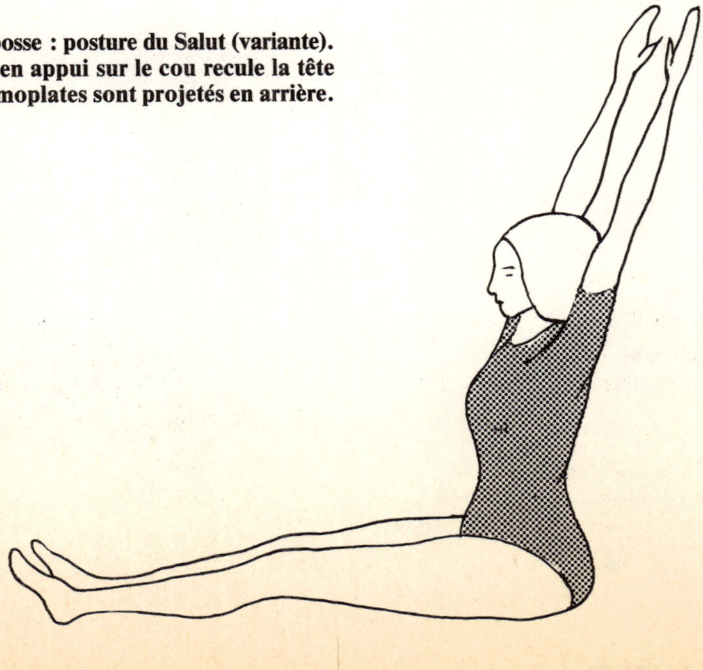

Fig. 17

Réduire la cambrure : posture de la Pince soulevée.
L'appui du ventre sur la cuisse, et l'étirement de la jambe tendue enroulent le bas du dos.

Fig. 18

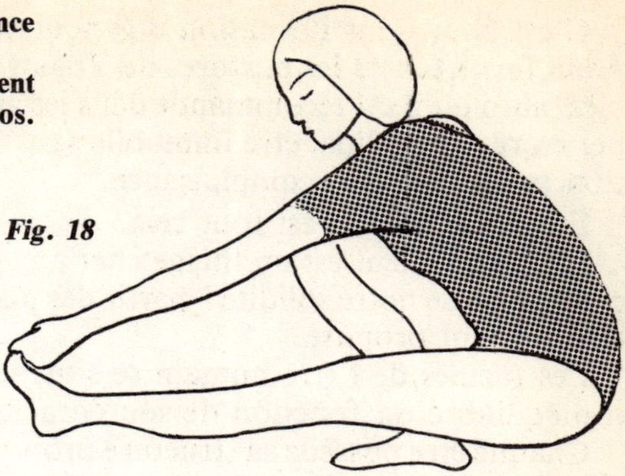

Liberté vertébrale

Il ne suffit pas de « repasser » les creux et les bosses, encore faut-il que le résultat n'aboutisse pas à une attitude raide, empesée.

Aussi le Yoga propose-t-il une action pour ajouter la flexibilité à l'allongement : ce sont les torsions. Elles provoquent une rotation de chaque vertèbre, depuis le crâne jusqu'au sacrum. Les deux extrémités de la colonne vertébrale étant mobilisées en direction opposée, le mouvement ressemble à l'essorage d'un linge.

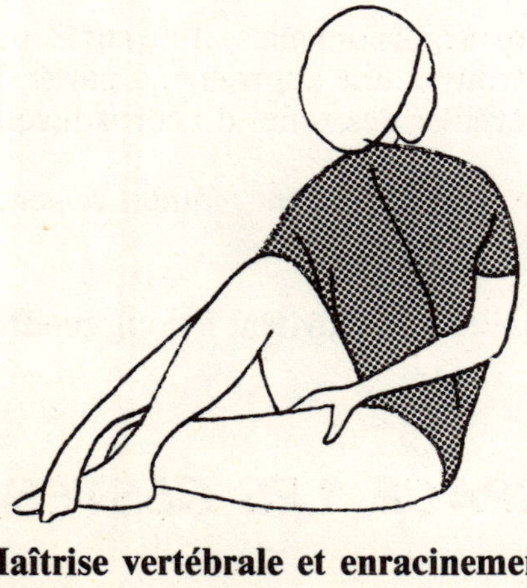

Fig. 19

Exemple :
Torsion assise.
Le mouvement en hélice, exécuté des deux côtés, libère la mobilité du dos.

Maîtrise vertébrale et enracinement

La découverte progressive de toutes les qualités du dos permet non seulement de comprendre l'édifice corporel, mais aussi de l'installer et de l'affermir de façon durable.

Non pas comme une pile de cubes que le moindre courant d'air ferait basculer, mais comme un arbre qui est bien enraciné, et qui sait pourtant onduler sous la tempête.

C'est pour nous l'occasion d'évoquer une notion fondamentale dans la pratique de toutes les postures de Yoga : elles doivent être fermes et agréables, ainsi qu'il est recommandé dans les aphorismes de Patanjali*. Se décrisper en restant solide, être immobile sans être figé, se procurer une satisfaction suffisante sans complaisance.

Être d'aplomb, c'est tout cela.

L'enracinement est un thème cher aux enseignants en Yoga et la prise de conscience de notre solidité à partir des plantes de pieds sur le sol est un exercice souvent proposé.

Les racines de l'être humain se situent dans la terre de notre planète et son équilibre est fonction de son enracinement.

Chaque être possède sa structure propre qui peut être comparée à la structure d'un arbre. Nous ne pouvons rester « debout » que si, au fur et à mesure que nous grandissons, nous nous enracinons. Quelques petites branches peuvent casser dans la tempête, si le tronc et les branches majeures sont situées dans l'alignement des racines, celles-ci affermissent l'arbre.

En Yoga notre colonne se tient droite grâce à un équilibre situé dans le centre d'énergie abdominal qui régit notre vitalité intérieure.

« Avoir les pieds sur terre » n'exclut pas de situer sa tête dans le ciel car nous sommes le lien qui unit le ciel et la terre.

Plus l'arbre s'élève vers le ciel, plus il enfonce ses racines dans le sol. Il nous enseigne ainsi à descendre profondément en nous-même afin de nous appuyer sur nos richesses essentielles.

Pour accéder à la conscience des postures traditionnelles, il ne suffit pas toujours de les simplifier. Il faut en plus trouver une approche, à partir de gestes de sensibilisation, qui permettra d'éveiller des zones du corps jusque là atones.

En particulier, ce qui concerne la notion d'enracinement requiert ce genre de mise au point.

Regardons les images des pages 65 à 72 : elles nous invitent à comprendre.

LA POSITION DANS L'ESPACE, LES GESTES

« DES liens étroits se font jour entre le développement de la personnalité et la maturation des gestes, et entre certaines qualités psychologiques et caractérielles de celui qui les accomplit. »**

---

* Traité de Yoga classique.

** Dr Jean Bergès, *Le Geste et la personnalité*.

Si les gestes les plus significatifs de la personnalité sont ceux qui s'expriment sous une impulsion involontaire, spontanée, apparemment sans préméditation, ils portent néanmoins en eux la marque de l'éducation ou de la ré-éducation dont ils ont fait, à des degrés différents, l'apprentissage.

Ce que nous avons dit, à propos du climat de la posture, trouve ici une application directe.

Se mouvoir en ayant conscience de son centre, de son enracinement, utiliser son corps pour exprimer la force contenue de l'arc, ou celle mise en réserve du fœtus, correspond à une « pré-méditation » du geste involontaire.

Si la jeune fille timide découvre, à l'occasion de la posture, quelles parties de son corps sont « bridées » et qu'elle arrive à lâcher la bride, tous ses gestes vont exprimer progressivement le plaisir de cette découverte et de cet acquis.

Si l'adolescente agitée comprend que sa précipitation l'amène à l'échec dans la posture, elle apprendra que l'impréparation conduit à l'épuisement prématuré et cherchera à doser son geste en le ralentissant. Sa mémoire gardera la trace de la nouvelle efficacité qu'elle a pu découvrir, et nuancera à l'avenir peu ou prou chacun de ses mouvements.

On sait que l'attitude « corrigée » aide à modeler le comportement.
Citons quelques exemples :
— mettre au pas : fait rentrer dans une norme de comportement ;
— être au garde à vous : met à disposition ;
— s'agenouiller : crée la soumission ;
— se redresser : fait réagir ;
— se hisser : fait dominer ;
— se relâcher : crée l'apathie ;
— s'affaisser : crée l'inertie.

Il ne s'agit pas, dans la pratique du Yoga, de réaliser un « dressage », mais d'observer et d'explorer les dispositions spontanées, et de chercher à compenser leur pauvreté ou leur excès.

Par la pratique, on cherche à négocier et non pas à dompter, et c'est dans cette atmosphère de fermeté compréhensive que l'enseignant de Yoga aidera l'adolescente à percevoir ses manques et ses excès, et à les faire évoluer.

C'est ce qui peut faire espérer que cette transformation ne sera pas superficielle, parce qu'imposée, mais profonde, parce qu'acceptée. Ainsi, les gestes incontrôlés ne porteront plus l'empreinte d'un ancien naturel qui revient au galop, mais celle d'une nouvelle façon d'être naturelle.

Connaître sa façon d'utiliser l'espace, et l'utiliser avec confiance, c'est se donner une chance d'y évoluer sans peur et donc sans agressivité.

La pratique du Yoga permettra alors à la jeune fille d'éviter de se servir de son corps comme d'un bouclier, et au lieu de se créer des attitudes ou des personnages, elle pourra mieux se faire confiance afin de pouvoir s'exprimer.

Le corps et ses handicaps

TOUS les obstacles auxquels on va s'affronter pour libérer son corps sont encore accentués dans le cas des handicapés. Nous pouvons voir, chez eux, grossies, toutes les difficultés à vivre plus ou moins cachées chez les sujets dits « normaux ».

Les professeurs de Yoga qui ont en charge ces personnes nous le confirment : la pratique du Yoga met en évidence les bienfaits recueillis par tout un chacun. Cela se traduit par une relation nouvelle à leur corps qui devient une aire de jeu où l'on fonctionne avec plaisir.

La détente est ressentie de façon très sensible pour créer un sentiment de sécurité. Les réactions sont mieux contrôlées et facilitent ainsi une correction du comportement. Le climat de confiance créé par la qualité d'attention de l'enseignant apporte la joie d'être reconnu, accepté, par une personne autre que parent ou éducateur.

Si vous êtes mère d'enfant handicapé, sachez que les expériences pratiques du Yoga adaptées à ces cas ont révélé non seulement leurs bienfaits sur le plan moteur et sensoriel, mais aussi un enrichissement de la communication avec ceux qui s'en occupent : comprendre les blessures des autres permet à chacun de reconnaître et d'accepter ses propres blessures.

Et pourquoi les difficultés évoquées ne deviendraient-elles pas un élément positif dans la découverte de soi ? Nous remarquons dans notre pratique que nos blocages, nos points de tension ont été l'occasion d'une attention plus vive, d'un travail plus constant. La conscience accrue de cette zone a permis une adaptation et parfois même la guérison. La sensation conduite au cerveau a été intégrée, apportant un « plus » de conscience et le handicap se transforme en élément de progrès, développant un génie extraordinaire.

Marie, 25 ans, parle de son expérience : **Je suis arrivée à Paris il y a trois ans et j'ai vécu deux ans dans un foyer de jeunes filles. Dans cette vie parisienne je me suis sentie plus agressée que chez moi par le regard cruel des gens ainsi que par leurs signes et leurs paroles. Le foyer nous proposait un**

cours de Yoga et je pratique maintenant depuis trois ans. Mon handicap physique m'a d'abord donné quelques difficultés mais peu à peu j'ai pu prendre toutes les postures qui étaient proposées au groupe. Le Yoga m'a donc libérée de beaucoup de complexes, m'a donné une sécurité et une confiance en moi.

J'ai trouvé un équilibre, un épanouissement. J'ai construit une confiance en moi qui m'a permis d'apprendre à connaître les autres, à les aborder, à m'enrichir par la communication. Mon handicap physique m'empêchait d'imaginer la possibilité d'une vie sexuelle, c'est-à-dire la possibilité de découvrir l'amour dans tout son sens : éveil en soi d'une force interne qui se transforme en lumière externe, communicatrice, qui atteint les autres. Ma relation à l'homme m'a permis de me découvrir autrement car celui-ci avait de moi une autre vision que la mienne. Pour lui, tout d'abord, je peux m'exprimer aussi bien par ma pensée que par mon corps. Mes nouvelles façons de m'habiller et de me comporter dans la vie sont devenues essentielles et forment ma personnalité en m'éloignant du seul état physique sur lequel je suis encore trop polarisée.

Cette découverte est très enrichissante mais psychologiquement la détente me paraît lente. Par exemple, dans une discothèque, j'ai plaisir à danser avec une certaine liberté de mouvements. Mais lorsqu'un regard se pose et s'attarde sur moi je sens que je bloque cette liberté de mouvements. Cela me détruit. Grâce à ces deux expériences, le Yoga et l'affection masculine qui m'ont fait découvrir mon corps, je suis capable de danser toute une chanson, toute une nuit.

Le Yoga a eu aussi plusieurs conséquences positives dans ma vie personnelle et professionnelle : je me suis mieux intégrée dans la vie parisienne et dans des groupes. Cela m'a permis de me faire des amis, source de grandes joies, d'amitiés durables. Avant j'étais agressive envers mon entourage et j'étais malheureuse d'être solitaire. Le Yoga aussi m'a permis d'acquérir une meilleure expression orale avec mes collègues puis avec la hiérarchie. Mais ce pas est encore à approfondir. Je me sens déjà beaucoup plus sûre de moi, malgré mon handicap, lorsque je dois affronter des problèmes de travail et cela me procure une grande source d'enthousiasme et de motivation. J'espère que le Yoga me fera encore découvrir d'autres sensations, tout d'abord pour mieux m'intégrer dans la société et me motiver, mais aussi pour pouvoir aller toujours au-delà de toutes les contraintes.

Je compte aussi sur le Yoga pour m'aider à libérer ma force interne et « pouvoir la cracher dans la vie pour n'importe quel humain » comme le disait Maurice lors de sa dernière conférence.

Pour approfondir mon Yoga et vivre une semaine en groupe, je viens de m'inscrire à un séminaire d'été et je m'en réjouis beaucoup à l'avance.

LA MATERNITÉ

LA petite fille, l'adolescente est devenue une femme. C'est à celle-ci que nous nous adressons dans un langage qui se veut moins impersonnel, plus direct, engageant une sorte de conversation où les témoignages prennent place naturellement.

LE CHEMIN

EN commençant ce chapitre, le nom de Frédéric Leboyer est présent à notre esprit. Par le titre même de son ouvrage *Cette Lumière d'où vient l'enfant*, l'auteur apporte une ouverture nouvelle venue de l'Inde. Son long contact avec des maîtres indiens, dans leur pays, lui a permis de s'ouvrir à une autre dimension : celle de la *relation*.

Le mot sanskrit *yoga* est le joug qui relie nos facultés, nos forces vives afin qu'elles soient jointes pour nous mener sur notre chemin. La dispersion est un grand fléau de notre époque : nous devenons statiques alors que la vie est mouvement, nous marchons en tous sens, pour aller où ? Le Yoga nous invite à nous relier à nous-mêmes, à notre vie profonde et par là au cosmos en lequel nous sommes insérés.

La femme enceinte sent cela d'instinct en ce temps privilégié qui la relie au monde par la présence du petit être qu'elle se prépare à lui donner. La pratique du Yoga, dirigée par un maître longuement préparé, honnête et libre, aidera la jeune femme à trouver ce chemin de la relation à soi, à l'autre, au monde et la mise en œuvre de son enfant sera ce fil ténu, invisible et fort qui nouera jour après jour le lien. Alors les neuf mois qualifiés injustement d'« attente » deviendront neuf mois d'une expérience créative si riche et intense que la jeune mère se découvrira transformée, rayonnante, unifiée.

Dans cet esprit, le travail des postures, qui n'est qu'un instrument, sera considéré comme un moyen pour se mettre sur le chemin.

LE CORPS A SON LANGAGE

AUJOURD'HUI le couple peut décider du moment propice pour procréer et on peut penser qu'il s'agit d'un progrès. Mais quels sont les critères du choix ? Quelles sont les motivations qui déterminent le moment ?

Deux expériences ont été offertes à un professeur de Yoga au cours de son enseignement. Deux jeunes femmes, élèves en Yoga depuis environ un an, sont venues individuellement la trouver pour lui exposer le même problème : après un long temps de contraception (l'une avait un fils de 7 ans, l'autre une fille de 4 ans) chacune lui a tenu un long discours contenant d'excellentes « raisons » totalement étrangères à l'enfant à venir. Celui-ci devait entrer dans un programme de vie bien organisé. Mais là déjà commençait le problème : l'enfant refusait de s'insérer dans ce programme et chacune des deux mamans restait stérile.

Le professeur a été brutale : « Votre corps vous le refuse ! Vous n'êtes pas prête ! Vous ne voulez pas l'enfant pour lui-même ! »

Un silence a suivi. L'échange s'est arrêté là. L'élève est partie.

Quelques mois plus tard et sans intervention médicale chacune d'elles était enceinte : elles avaient retrouvé la voie de leur fécondité.

Apport du Yoga

Que s'est-il passé ? Quel rôle a joué la contraception ? Cette rupture physique de la fécondité agit-elle à un autre niveau ? Le symbolisme de cette rupture rejoint-il la zone profonde de notre être ? Certaines femmes ne supportent pas les contraceptifs. Leur créativité naturelle, vivante, refuserait-elle la stérilité imposée à leur être par une décision du mental qui le couperait de sa réalité profonde ? Et quelle part la vie bien organisée laisse-t-elle à l'intuition profonde ?

Le Yoga est une voie de la fécondité. Il propose à la future mère de « préparer le berceau » avant de s'engager, avant de concevoir.

L'être humain est créateur, à l'image et à la ressemblance de son créateur — nous enseigne la Genèse — qui l'invite à continuer son œuvre. Chaque jour il recrée le monde si son énergie est reliée à celle de l'univers en lequel il cherche et trouve sa place, comme la pièce unique de ce grand puzzle qu'est le monde à la recherche de son équilibre. Équilibre, mot magique que nous retrouverons, nous femmes qui pratiquons le Yoga, dans le travail des postures et qui nous aidera à nous situer dans l'espace, à prendre conscience de notre centre, à nous déployer à partir de ce centre.

Gardons devant nos yeux l'image symbolique du centre de notre créativité et nous pourrons aborder le chemin proposé par le Yoga à la femme enceinte pendant les neuf mois de préparation et pendant le temps de la mise au monde du corps et de l'âme de son enfant.

NEUF MOIS DE PRÉPARATION

« NOUS vivons aujourd'hui à toute allure ; neuf mois de gestation, c'est trop long... » entendons-nous parfois. Les rythmes de la nature s'accélèrent-ils ? La graine ne demandera-t-elle pas tout l'hiver pour germer ? Nous sommes certaines que ces mois se révéleront très courts à la jeune femme décidée à se mettre debout, à marcher sur son chemin, à la découverte d'elle-même, de la vie en son corps, de sa « fonction nouvelle ». L'harmonie qu'elle va peu à peu forger lui permettra de donner le monde à un être nouveau, sain, libre, prêt à appréhender la vie avec un regard heureux.

Pendant le temps de la grossesse une profonde mutation physiologique se met en œuvre et la future maman va prendre progressivement conscience des étapes de cette transformation.

Les gènes

La science est constamment penchée sur les mystères de la procréation. A l'heure actuelle elle nous étonne et nous émerveille. En fait, le processus a commencé bien plus tôt qu'on ne le pense communément. « Quelque chose » en la future mère est déjà conscient depuis longtemps.

Une femme est porteuse de cent mille ovules en germe et chaque ovule qui arrive à maturation (cinq cents seulement pendant la vie d'une femme) contient toute la gamme des gènes, facteurs d'hérédité. Ces gènes subissent constamment des influences qui les transforment.

Cela veut-il dire que la jeune femme, en relation directe avec son organisme, par des prises de conscience successives, va pouvoir créer, développer ou effacer ce qui existe à l'état virtuel ? L'enfant à naître pourrait-il ne pas être totalement contraint par un conditionnement ?

Les ovules mûrs correspondent à l'état physique, affectif et mental de la femme en cet instant, et les recherches scientifiques récentes prouvent que l'ovule choisit le spermatozoïde mâle ou femelle qui lui correspond le mieux. Mais « qui » a choisi dans l'ovule ? Il est certain que la conscience soutient l'orientation du « meilleur » choix pendant la rencontre des gènes provenant du père et de la mère. La conception consciente devient alors un élément essentiel et le couple doit se préparer de longue date physiquement, affectivement, mentalement.

Apports du Yoga

Pour la jeune femme, la pensée qu'elle peut coopérer au déconditionnement de l'enfant qu'elle va procréer ne peut que l'orienter vers un chemin

Fig. 20

Préparer le terrain dans lequel se développe le petit être en germe.

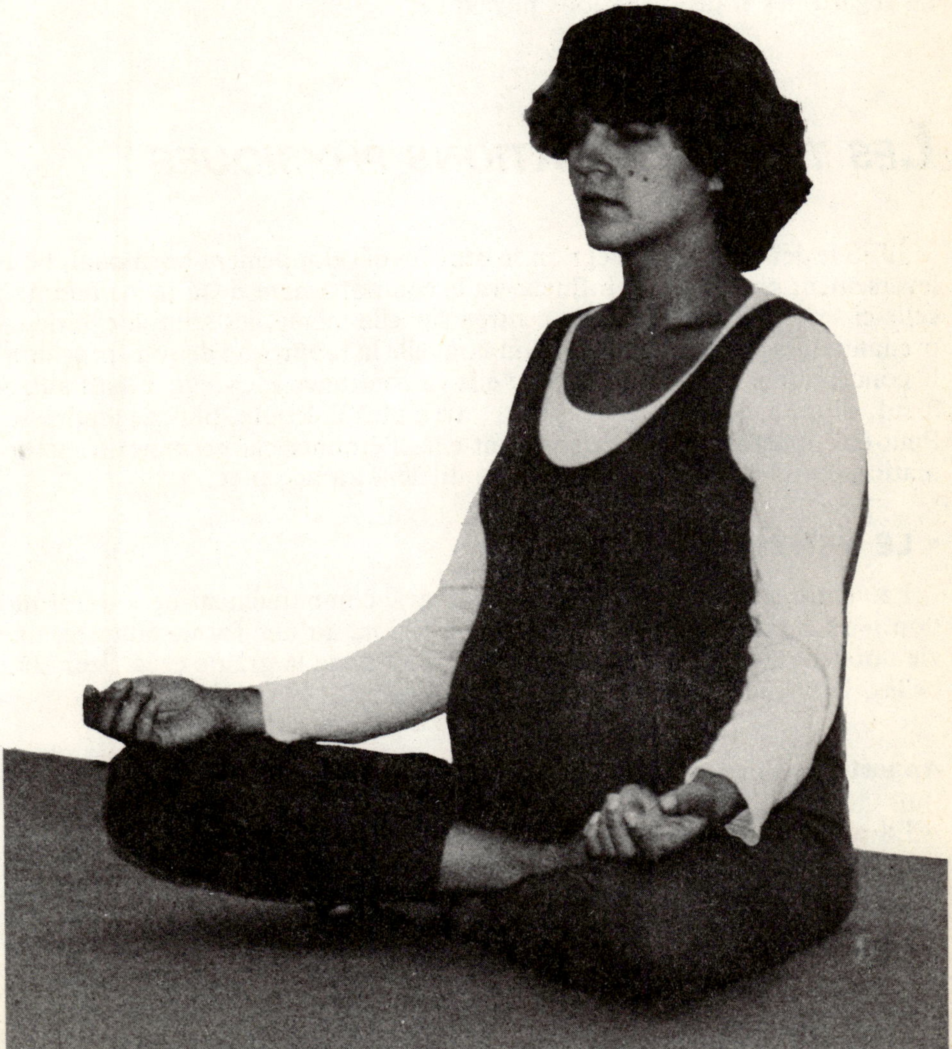

qui l'aidera dans la joie et la liberté à préparer le terrain dans lequel se développe le petit être en germe.

La joie et la liberté... Nous pressentons déjà que le Yoga n'est ni un livre de recettes ni une thérapeutique au sens habituel du mot. Les postures n'apporteront rien si elles cherchent en elles-mêmes leur fin... ou visent à l'esthétique. Elles représentent des instruments au service d'une attitude nouvelle envers soi et envers la vie, au service de la connaissance et de l'acceptation de soi, au service de l'unité du corps et de l'esprit. Si le corps est compris comme un élément de cette unité, alors le Yoga agira sur le corps en lui faisant découvrir son rythme. C'est dans ce sens que nous aborderons le Yoga au regard des transformations physiques.

LES TRANSFORMATIONS PHYSIQUES

DÈS le début de la conception se situe un développement hormonal, bouleversement physique qui influencera le comportement de la jeune femme : celle-ci se sent « autre », plus centrée sur elle-même, les stimuli extérieurs prenant alors du recul. La situation nouvelle la rapproche de son corps dont la conception a changé d'optique : elle va continuer à le soigner mais autrement, d'une façon moins extérieure, avec plus d'écoute, plus de tendresse. Peut-être, parfois, ses réactions vont-elles l'étonner car certaines transformations peuvent être pénibles, voire difficiles à accepter.

▪ LE VENTRE

Le ventre commence à grossir et on parle communément de « déformation » du corps. Pourquoi ce mot négatif alors qu'une forme adaptée, une vie nouvelle suscitent un éclat nouveau ? Comme la graine et la fleur sont belles, le noyau et le fruit sont beaux.

Apports du Yoga

La pratique du Yoga, en développant la conscience d'un état nouveau, aidera la jeune femme à trouver des attitudes nouvelles, justes, et à construire l'autonomie de son corps.

Au niveau musculaire, des postures et des mouvements adaptés fortifieront les abdominaux et le périnée : la base du corps qui soutient l'enfant se trouvera ainsi solidifiée. L'utilisation du muscle transverse et des obliques pendant le temps de l'expiration complétera le travail des postures choisies parmi celles qui évitent la compression de l'enfant.

▪ LES NAUSÉES

Pendant les premiers temps, des nausées peuvent se manifester, accompagnées de fréquents vomissements. On en connaît mal les origines. Digestives ? Psychiques ? Refus inconscient de la transformation du corps, de la fusion ? Peut-être simplement manifestation réactionnelle en face de la peur ancestrale inculquée à la femme qui doit un jour accoucher. Les émotions ont une influence sur le corps (nous en parlerons plus largement lors du chapitre sur le stress) et des troubles viscéraux en résultent. Le domaine viscéral inconscient et involontaire n'échappe pas au cerveau dont le régulateur se situe dans l'hypotalamus.

Quoi qu'il en soit, les nausées sont là et leur fréquence est une gêne réelle dans le déroulement de la vie quotidienne. Le sentiment d'impuissance décourage.

Apports du Yoga

Ne comptez pas sur une bonne recette qui fera disparaître les nausées. Sur le chemin de la connaissance de soi, la jeune femme apprendra à reconnaître le phénomène en tant que tel et à le regarder avec un certain recul. L'acceptation et la détente pourront peu à peu freiner le processus de défense lié à la peur qui intensifie le malaise.

L'expérience montre que la tension du plexus peut se communiquer à l'estomac, provoquant des aigreurs et parfois même un ulcère. Le gros côlon peut aussi être atteint et bien des femmes enceintes connaissent ce « point » douloureux. Une élève nous a affirmé que, depuis qu'elle pratique l'*Uddiyana Bandha*, ce point a totalement disparu.

Parfois c'est la vésicule biliaire qui subit des contractions et les crises se répètent de façon cyclique. Une autre élève, dont les crises se rapprochaient peu à peu — environ une par mois — a été guérie brusquement. Sans médication, les spasmes ont disparu définitivement... il y a douze ans.

Bandha est un terme sanskrit qui signifie attacher, verrouiller. L'*Uddiyana Bandha* se présente comme une fausse respiration. Après l'expir, alors que la cage est vide, on la laisse se gonfler sans reprendre d'air. La dépression interne qui se forme par l'effet de ventousage du diaphragme écarte les côtes et ferme la glotte. Puis la contraction est relâchée, permettant d'inspirer à nouveau.

Si cet exercice ne représente pas à lui seul une thérapeutique, la prise de conscience de la région viscérale tendue, la respiration qui l'accompagne, le malaxage profond procuré par cette manipulation apportent un apaisement et un contrôle qui agissent sur l'angoisse inconsciente pour laisser place à la paix intérieure et à la plénitude de la joie.

▪ LE BAS DU DOS ET LE BASSIN

Le poids de l'enfant qui grossit exerce une traction sur les vertèbres lombaires et accentue la cambrure au niveau de la cinquième vertèbre : la compression peut entraîner un lumbago. Les tendons de la matrice ont leur insertion sur les articulations sacro-iliaques et la traction peut provoquer une sciatique.

La cambrure accentuée devient douloureuse, d'autant plus que la jeune femme va tenter inconsciemment de compenser en arrondissant le haut de son dos.

Apports du Yoga

La position la plus favorable sera celle nommée « le chat le chien », à genoux, les mains et les genoux formant un carré. A partir de cette base, différents mouvements de la colonne peuvent être exécutés : dos arrondi puis légèrement creusé en laissant le ventre descendre vers le sol, mouvement latéral en fixant la position des épaules, rotation de l'axe par un mouvement de bielle.

Fig. 21

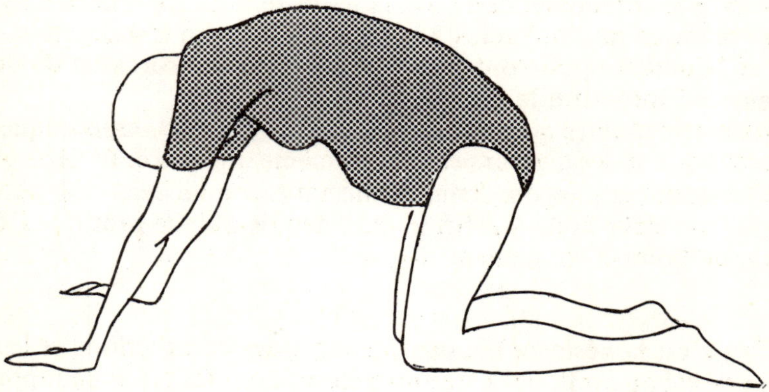

Fig. 22

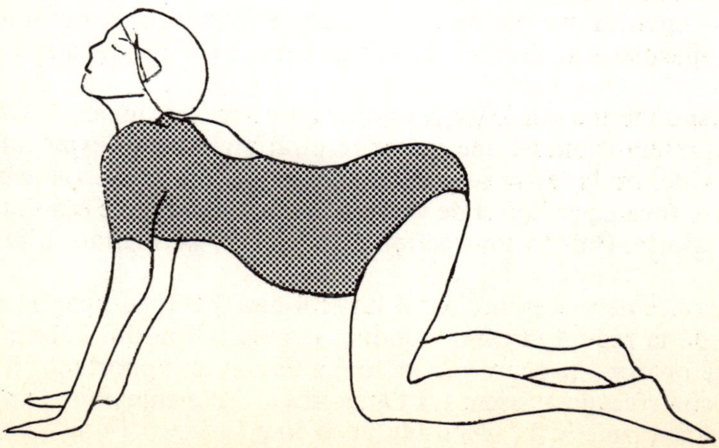

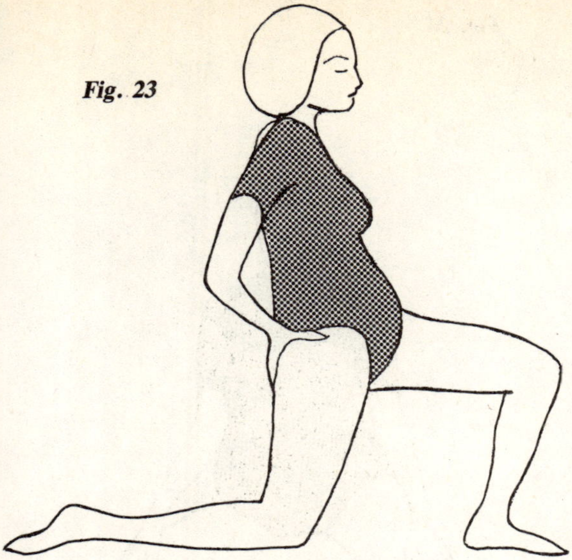

Fig. 23

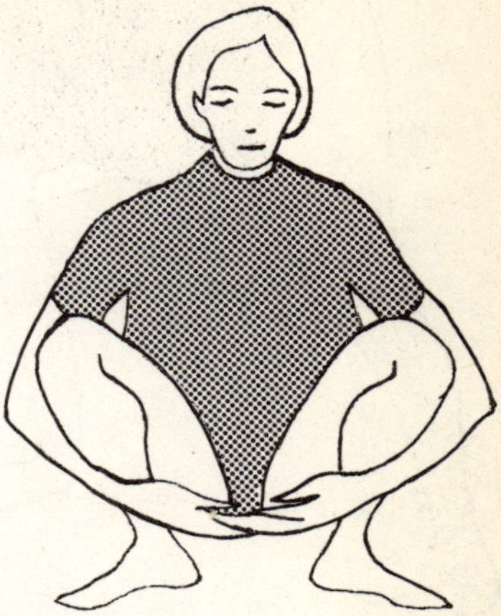

Fig. 24

Le mouvement répété de la « bascule » permettra de décambrer le bassin grâce à l'assouplissement de l'articulation des fémurs et à l'étirement des muscles quadriceps (fig. 23).

La position assise sur les talons, les pieds bien à plat et ouverts, genoux écartés (fig. 24), permettra une meilleure ouverture des articulations du bassin et des fémurs. En fonction de la souplesse du sujet, les bras pourront entourer les genoux ou bien être amenés à l'intérieur afin d'en accentuer peu à peu l'écart.

Des postures d'écarts avant-arrière et facial, de fentes demandent déjà un certain assouplissement des jambes et permettront une plus grande mobilité du bassin. Le dos restera à plat afin d'éviter toute compression du ventre (fig. 25 et 26).

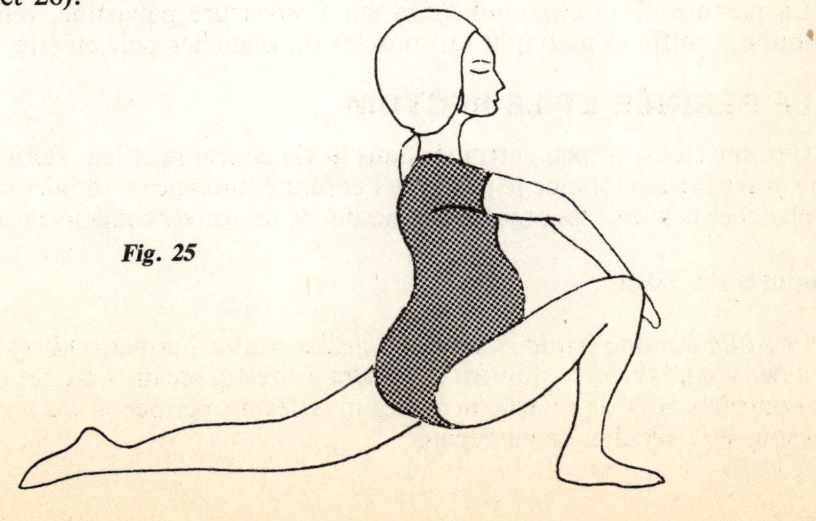

Fig. 25

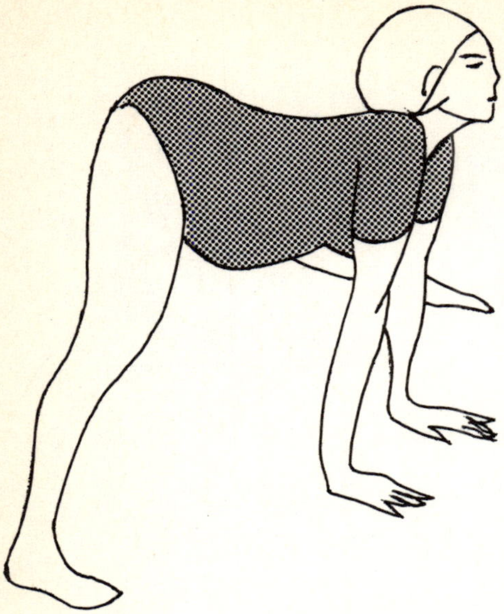

Fig. 26

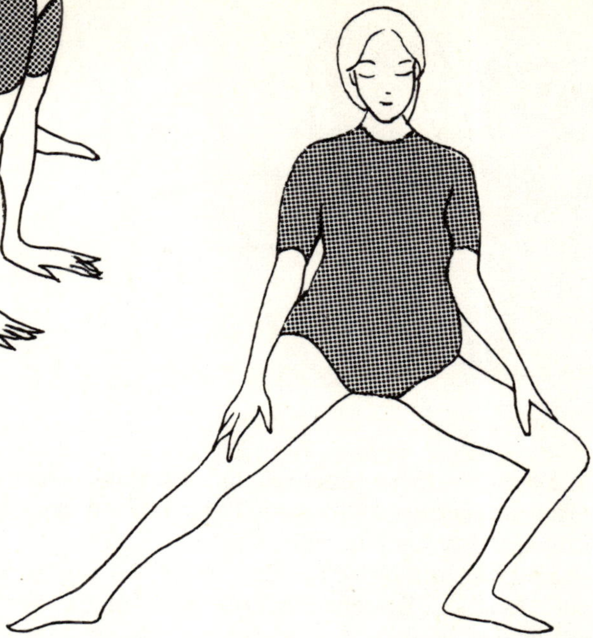

Fig. 27

Les muscles internes des cuisses pourront être tonifiés par un mouvement en position debout. De face, jambes écartées, en expirant, se baisser lentement en pliant une jambe. Puis se redresser à l'inspir (fig. 27).

La posture de la Grenouille agit sur l'ouverture pelvienne, renforce la colonne, tonifie et assouplit les muscles du plancher pelvien (fig. 28).

▪ LE PÉRINÉE ET LE RECTUM

Ces muscles sont peu entraînés dans la vie courante et leur faiblesse sont une grave lacune lorsque le poids de l'enfant commence à se faire sentir sur le plancher pelvien : les organes ont besoin de se trouver solidement soutenus.

Apports du Yoga

Le *Mula Bandha* (*mula* = base et *bandha* = attacher-verrouiller) et l'*Ashvini Mudra* (*Ashvini* = jument et *Mudra* = geste, sceau) sont des exercices de contraction et de relâchement des muscles du périnée et du rectum qui devront être régulièrement répétés.

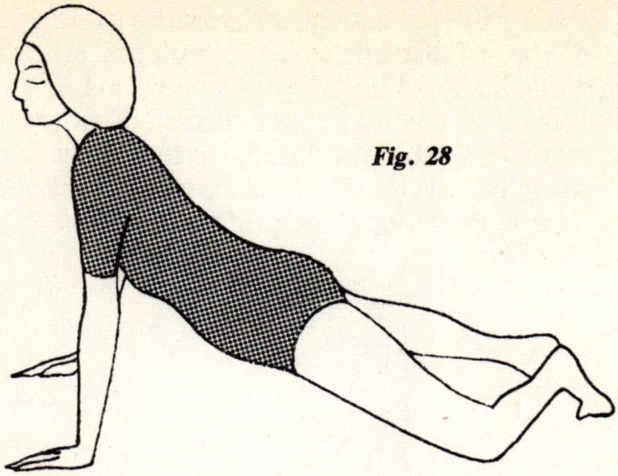

Fig. 28

▪ LE HAUT DU DOS ET DE LA CAGE THORACIQUE

Les femmes qui n'ont pas pratiqué le Yoga avant d'être enceintes peuvent ressentir des douleurs dorsales dues à l'accentuation de la cyphose, la « cheville dorsale » se trouvant insuffisamment étayée par la musculature. Les épaules se referment et le sternum s'aplatit, diminuant la capacité thoracique.

Apports du Yoga

Des postures très simples et demandant peu d'efforts seront proposées afin de redresser et de fortifier le haut du dos.

Assise, sur un coussin dans la mesure où celui-ci s'avère nécessaire pour redresser le sacrum, genoux écartés, dos et tête droits, les mains tenant solidement les genoux. A chaque expiration la jeune femme poussera son dos en avant en tentant de grandir et en maintenant ses épaules en arrière. Puis elle relâchera la tension pour inspirer sans effort dans les trois étages de la cage thoracique.

Dans une deuxième position, le coussin sera placé sous les tibias et les pieds afin de rendre aisée la position assise sur les talons. Les doigts entrelacés sur la bosse de la tête, les coudes ouverts, à chaque expiration la jeune femme ouvrira davantage les ailes en prenant conscience de la traction opérée dans le haut de son dos et de l'ouverture du sternum. Elle relâchera l'effort pour inspirer, comme lors de la posture précédente.

▪ LES PECTORAUX

La cyphose dorsale, si elle se manifeste, entraîne un relâchement des grands et des petits pectoraux. Or les seins prennent appui sur les pectoraux. Pour éviter l'affaissement il est nécessaire de les entraîner et de leur rendre de la tonicité.

Les postures suivantes se pratiquent assises sur les talons, mais si la jeune femme ne s'y sent pas à l'aise elle pourra se mettre à genoux.

Dans la posture dite de la colline, bras verticaux, mains croisées et retournées, à chaque expiration la jeune femme tentera de pousser ses épaules en arrière sans déplacer sa colonne vertébrale. Cette posture détendra des muscles trapèzes si souvent contractés. Pendant les premières semaines de la grossesse on évitera de maintenir les bras en l'air.

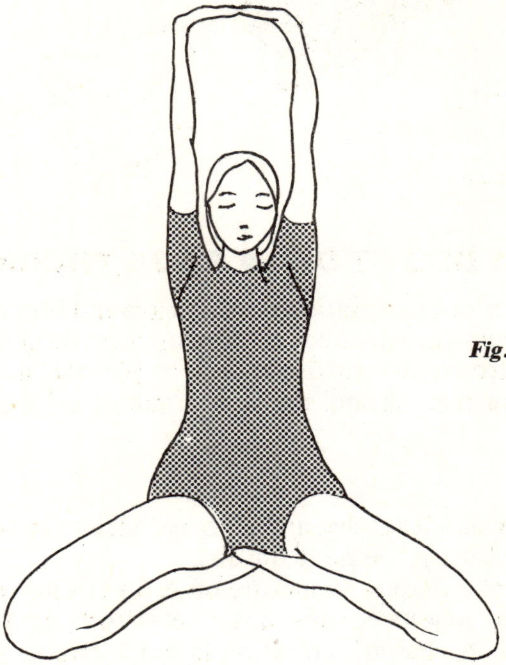

Fig. 29

Pour fortifier les grands pectoraux, on peut amener les mains à la hauteur du sternum, coudes ouverts et presser le bout des doigts les uns contre les autres.

Pour engager les petits pectoraux : en inspirant monter les deux bras sur les côtés, jusqu'à la verticale, paumes en avant ; en expirant, imaginer que le bout des doigts reste prisonnier vers le haut et s'efforcer de descendre les coudes en les fléchissant pour vaincre la résistance.

Tous ces exercices ne sont donnés qu'à titre d'exemples. Certains muscles ne doivent pas être sélectionnés et travaillés au détriment des autres. Une séance de Yoga est conçue comme un équilibre et une progression par échauffements sera étudiée afin de respecter l'enseignement traditionnel qui demande de construire cet équilibre entre l'effort et la détente : cette harmonie sera créée par un contrôle constant de la respiration.

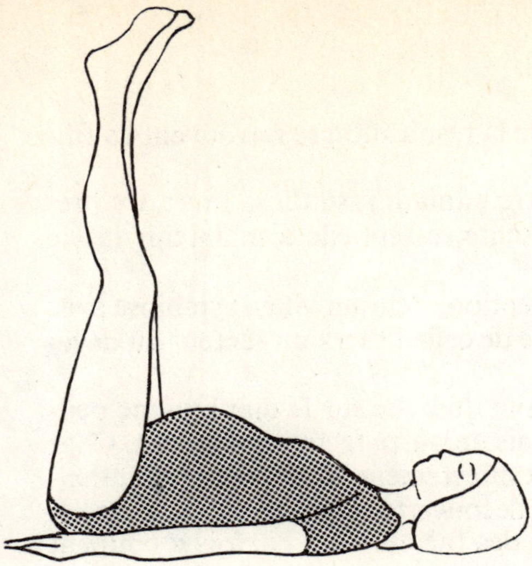

Fig. 30

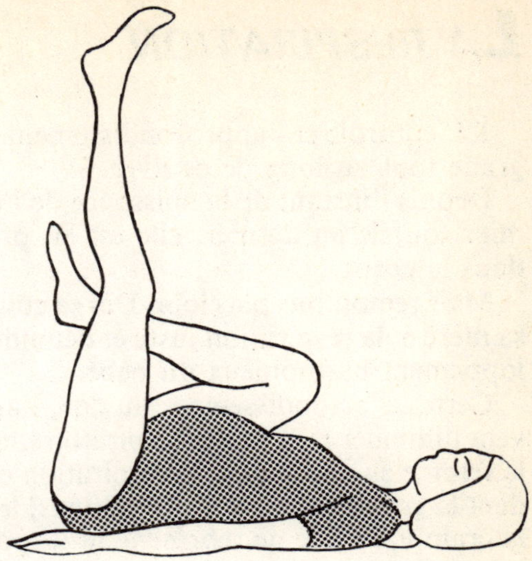

Fig. 31

▪ LA CIRCULATION SANGUINE

Les problèmes de circulation et en particulier de varices et œdèmes sont fréquents chez les femmes enceintes, surtout pendant les derniers mois. Le poids de l'enfant sur la base du corps ralentit la circulation périphérique causant les douleurs dans les jambes : les pieds enflent et la marche devient pénible.

Apports du Yoga

Les postures sur le dos, jambes relevées, qui aplatissent la région lombaire sont particulièrement variées et recommandées. En fermant l'angle des jambes vers le buste à l'expir, on étire le ressort vertébral au maximum (fig. 30).

Genoux sur le ventre, une jambe peut être élevée vers la verticale à l'inspir et ramenée à l'expir. Lorsqu'une jambe est levée, des mouvements de rotation de la cheville amélioreront le reflux du sang veineux (fig. 31).

Toutes les postures qui engagent les jambes, sans effort du dos, ainsi que leurs articulations, activent la circulation sanguine (fig. 33).

La posture de la grenouille, que nous avons déjà citée, prévient les hémorroïdes en freinant les déplacements de l'utérus et de la vessie qui compriment les veines. *L'Ashvini Mudra*, répété fréquemment, sera aussi un bon atout contre les hémorroïdes, la contraction musculaire freinant le relâchement des veines.

LA RESPIRATION

LE contrôle et l'approfondissement de la respiration se retrouvent en filigrane tout au long de ce livre.

Depuis l'instant de la naissance de l'être humain jusqu'à sa mort, du premier souffle au dernier, elle est là, présente, essentielle à maintenir la vie dans le corps.

Mais remontons plus loin. Dès sa conception, l'enfant vit en symbiose avec sa mère et la respiration juste et détendue de celle-ci sera un facteur du développement harmonieux du bébé.

Certes, l'arrondissement du dos, l'appui du bébé sur le diaphragme peuvent diminuer la capacité respiratoire, mais un autre facteur intervient. Chez la femme en particulier, la respiration est directement liée à l'émotivité. Pendant la grossesse, les transformations, les découvertes, l'étonnement, le stress, la crainte, la joie ne représentent-ils pas des facteurs qui parfois « coupent le souffle »... ou le rendent irrégulier.

Apports du Yoga

L'état de détente donné à la mère par une respiration profonde consciente, contrôlée, détendue sera l'apport le plus important du Yoga à l'enfant avant et pendant la naissance. Suivons les différents stades du développement de cette respiration active durant le temps de la grossesse et de l'accouchement.

PENDANT LA GROSSESSE

AVANT même l'apprentissage des respirations propres à l'accouchement, la prise de conscience du corps qui respire s'avère primordiale. La respiration se développe sur trois étages, aussi bien dans le dos que devant, et la sensation de chacun de ces étages qui respire permet immédiatement de savoir si l'un deux s'ouvre insuffisamment pendant le temps de la respiration.

La respiration profonde

En avant du corps, les côtes du sommet de la cage thoracique sont attachées sur le sternum. Lorsque l'air entre, le sternum se soulève vers le menton. Les basses côtes, attachées les unes sur les autres, dites flottantes, s'ouvrent vers les flancs lorsque l'air arrive dans le bas de la cage. Leur mouvement est donc perçu différemment que celui des sommets de poumons. Puis l'air atteint le diaphragme et ce muscle descend, appuyant légèrement sur le ventre.

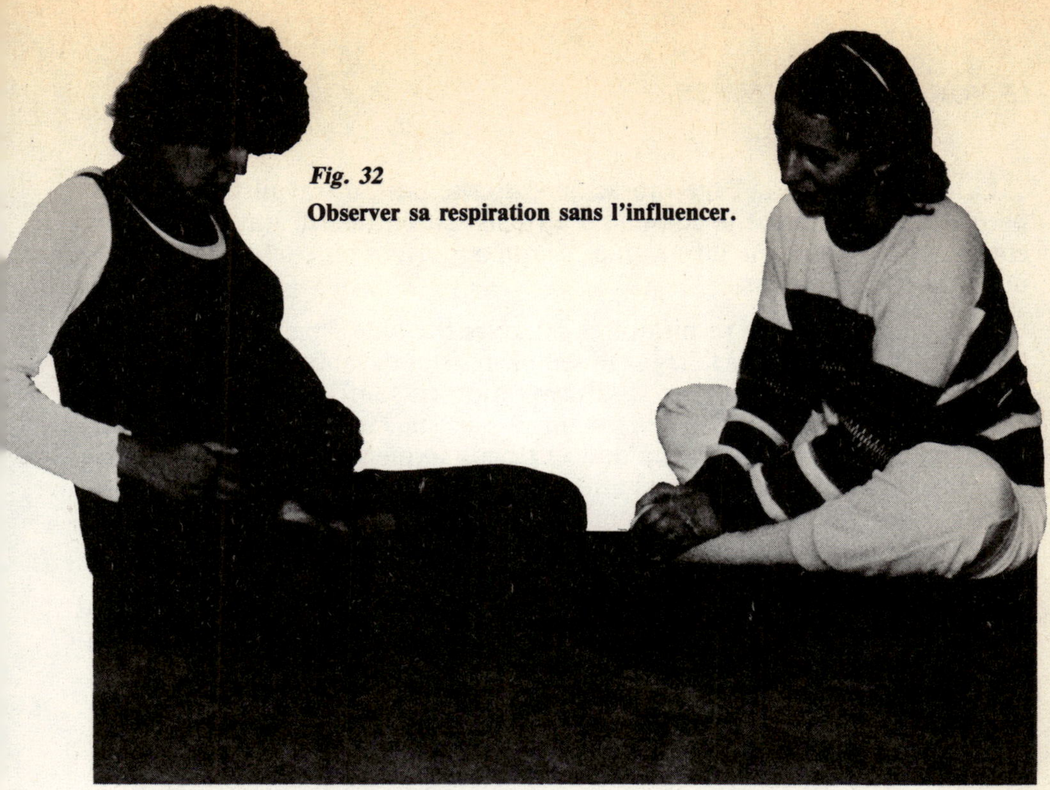

Fig. 32
Observer sa respiration sans l'influencer.

Fig. 33
Les problèmes de circulation sanguine se réduisent en soulageant la base du corps du poids de l'enfant.

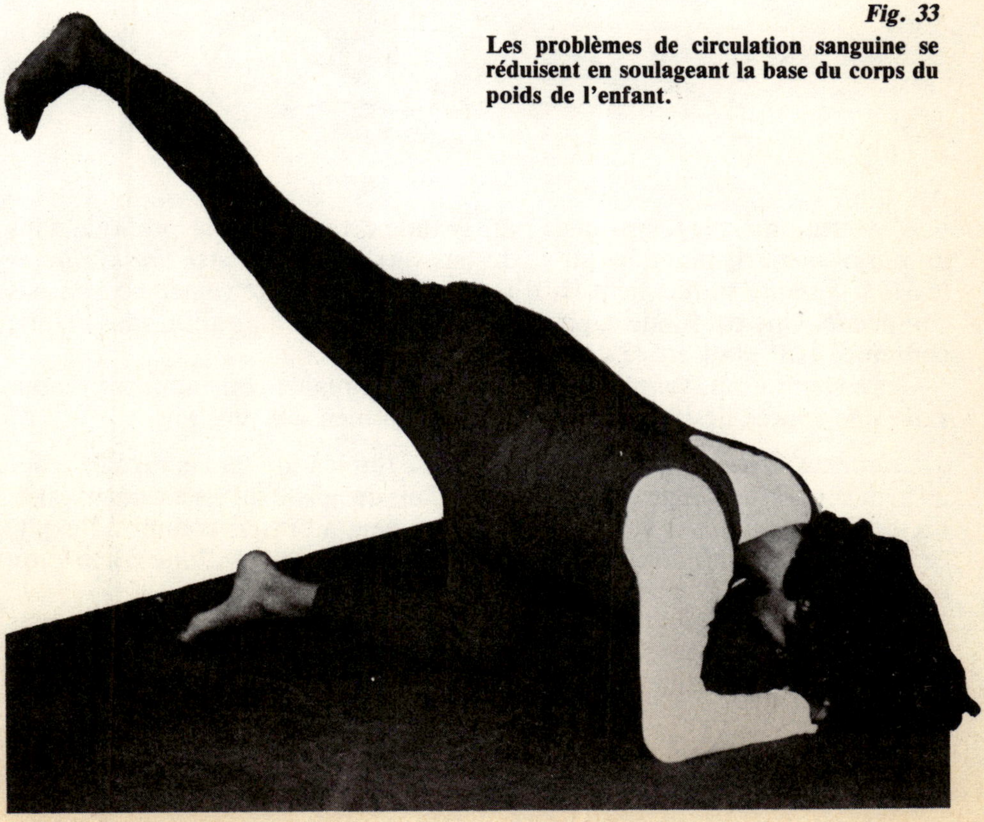

La conscience de la cage thoracique, accrue par un travail très élaboré, permettra de conduire la colonne d'air consécutivement à travers ses trois étages, lors d'une seule inspiration, ce qui apportera un parfait développement de la respiration.

Chacun de ces temps respiratoires peut être travaillé séparément, en insistant particulièrement sur l'étage qui semble résister davantage au mouvement de l'air qui entre. Un exemple : la respiration en soufflet. Pratiquée sur le dos, les genoux relevés, les deux mains à plat sur les flancs, sur les basses côtes. Les paumes appuient en douceur mais fermement sur les côtes pendant le temps de l'expir. Toute l'attention sera concentrée sur les mains pendant l'inspir, l'air qui entre ouvrant les côtes et repoussant les mains. Le haut de la cage, pas plus que le ventre ne devront bouger, la respiration restant centrée sous les mains.

D'autres exercices permettront l'ouverture de la cage thoracique dans le dos. C'est toujours un émerveillement pour une débutante de découvrir ainsi son dos, ce dos que nous ne voyons pas et opposons en signe de défense.

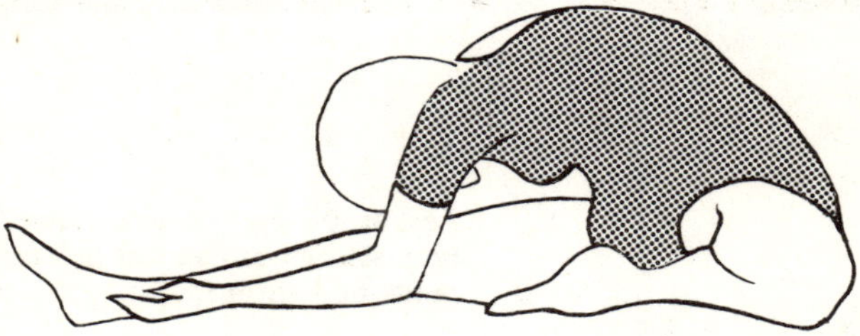

Fig. 34

L'expiration est le temps de la plus grande détente. Elle se pratique dans un mouvement dynamique qui va du bas vers le haut. L'*Ashvini Mudra* et le *Mula Bandha* soutiennent le bébé par le dessous et le ventre ne sera pas comprimé. Une profonde expiration permettra une respiration sans effort, comme si l'air était attiré de l'intérieur.

Cette respiration, source de bien-être, est un plaisir constamment renouvelé, une source de contentement qui apaise bien des tensions.

Comment savoir ce qui se passe ? Chaque respiration sera contrôlée grâce au petit son formé au fond de la gorge par l'air qui glisse sur les cordes vocales. La tradition indienne l'appelle *Ujjai*. Peu à peu, à l'inspir comme à l'expir, ce son deviendra régulier, sans à-coups, allongé, témoin d'une respiration calme.

La débutante se rend très vite compte que l'expir ou l'inspir lui cause plus de difficultés. Les exercices de régularisation porteront davantage sur l'un ou l'autre point : l'enseignant sera là pour y veiller.

PENDANT L'ACCOUCHEMENT

• **La dilatation**

Depuis plusieurs années et après une sérieuse pratique du Yoga, plusieurs jeunes femmes ont relaté les étapes de la naissance de leurs bébés. Elles se sont parfois trouvé à même d'établir des comparaisons avec les naissances précédentes pendant lesquelles la respiration contrôlée du Yoga n'avait pu être utilisée.

Celles que nous avons eu l'occasion d'interviewer refusent toute respiration rapide ou haletante fatiguante, ne leur permettant pas de trouver une détente pendant et entre les contractions. La respiration régulière, calme, contrôlée leur a permis de ne pas se laisser surprendre par les contractions et d'apaiser la crainte.

Nous avons déjà indiqué l'importance des exercices qui décambrent le dos et permettent au diaphragme de s'assouplir. La jeune femme n'aura plus besoin de tirer l'air à l'inspir et de se tasser pour expirer. Son état de calme et la conscience des sensations du travail détendront son psychisme et ne laisseront aucune place à l'angoisse qui « coupe le souffle ». Elle acquiert alors l'autonomie de son corps, de ses décisions : ce sera un nouveau facteur de détente, de contrôle de l'émotivité qui facilitera l'ouverture du col et lui permettra de trouver à chaque instant la position juste de son corps, de rendre les contractions efficaces et d'abréger ainsi le temps du travail.

• **L'expulsion**

L'expérience vécue par Bernadette Pistre lors de la naissance de son second enfant*, apporte un éclairage nouveau et essentiel sur cette phase de l'accouchement.

Ce professeur de Yoga remet en cause la « poussée » en blocage respiratoire.

En effet, l'expulsion est une force qui s'exerce vers le bas. Or le diaphragme, antagoniste des abdominaux, descend à l'inspir et appuie sur le ventre, alors que ceux-ci se distendent à l'inspir et se contractent à l'expir. Si l'air entre dans le haut des poumons de la mère lorsque celle-ci pousse vers le bas, son visage se congestionne, son rythme cardiaque s'accélère, sa gorge se serre, son diaphragme se bloque, son périnée se tend et la naissance se passe en violence.

La respiration consciente du Yoga invite à opérer de façon inverse. Les abdominaux poussent à l'expir et rencontrent la résistance diaphragmatique. La force abdominale oblige ce muscle à remonter tout doucement. Aucun blocage n'intervient : toute l'énergie se rassemble dans l'abdomen qui se res-

* B. Pistre dans *Le Yoga et la femme*, Cahier de l'union européenne du Yoga, 1972.

A PROPOS DE LA DOULEUR

Au temps où l'accouchement avait la réputation de se préparer « sans douleur », bien des femmes trouvèrent que ça ne marchait pas vraiment.

Si confiantes, si heureuses et détendues qu'elles se voulussent avant l'expérience, l'absence de souffrance qu'elles attendaient, et qu'on leur avait plus ou moins laissé attendre, ne s'était pas produite. Déconvenue ou affolement : est-ce que quelque chose se passait mal, ou alors étaient-elles au-dessous de tout pour rater ainsi ce qu'elles avaient préparé avec tant de ferveur ? Confiantes dans leur préparation, elles perdaient confiance dans l'action.

Sans doute cette promesse de « sans douleurs » a-t-elle paru imprudente puisque, dans les dénominations qui ont suivi, on a prudemment utilisé le terme « psycho-prophylactique ».

Mettre au monde un enfant est une mobilisation formidable de l'organisme, et il ne suffit pas de minimiser les choses pour les simplifier ni de les dramatiser.

On a dit souvent : dans les tribus primitives, chez les animaux, la mise au monde se fait sans histoires ; il n'y a que chez l'être humain qu'on parle des douleurs de l'enfantement, créations de l'esprit, empreintes culturelles et religieuses en forme de malédiction : tu enfanteras dans la douleur.

En fait, regardez n'importe quelle femelle du monde animal mettre bas : elle connaît de violentes contractions, les difficultés de la progression du fœtus, les spasmes, le souffle difficile... et même les gémissements qui aident à expirer ! Quant à la jeune primitive, qui a dit qu'elle ne souffrait pas, même s'il est de bon ton de ne pas le montrer ?

Regardons plutôt les choses en face : ce n'est pas en niant la difficulté qu'on la supprime ; par contre, on peut la dédramatiser, et donc la réduire considérablement en la reconnaissant pour ce qu'elle est. Ce n'est donc pas le moment d'endormir votre conscience avec des promesses fallacieuses mais, au contraire, de fortifier votre attention et de faire corps avec la difficulté.

Attendez activement la douleur : vous lui donnerez moins d'importance que si elle vous surprend ou si vous l'appréhendez. Votre participation consciente en fera une péripétie très acceptable de l'effort que vous consentez pour contribuer à l'action de la nature en vous.

Avec les postures de Yoga, nous créons une forme de difficulté à laquelle le corps et le souffle s'adaptent : fortifiez alors votre attitude mentale devant la douleur.

serre pendant l'expiration. Le parcours de l'enfant forme un arc de cercle, et si le bassin est bien placé le bébé se coulera dans le tunnel. Avec Bernardette Pistre, vos professeurs de Yoga vous invitent à expirer votre bébé.

APRÈS L'ACCOUCHEMENT

LA jeune femme qui sort de maternité reçoit des conseils afin de renforcer ses abdominaux et son périnée, de « replacer » ses organes. Si un accouchement bien intégré peut éviter des problèmes postnatals, tout un travail sur la base du corps sera proposé à la jeune femme, comme aux autres pratiquants, lors de chaque séance de Yoga.

L'*Uddiyana Bandha*, pratiqué en rétention vide, cause une dépression interne par relâchement des muscles et écartement des basses côtes. Il agit sur les organes jusqu'au périnée qu'il attire et sur le diaphragme qu'il assouplit.

Le *Mula Bandha* contracte le périnée jusqu'à sentir ses attaches sur le petit bassin, fortifiant ainsi le muscle qui sert de base à tous les organes du ventre.

L'*Ashvini Mudra* invite à prendre conscience des muscles du rectum en tentant de les aspirer vers le haut.

Ces exercices pratiqués régulièrement avant la naissance donneront conscience et fermeté à la base du corps. Après la naissance, ils lui rendront une tonicité qui équilibrera l'élasticité imposée par la grossesse et les efforts de l'accouchement.

Ce chapitre, destiné à toutes celles qui ont pris la décision de se mettre en route, se termine par un souhait adressé à chacune. Soyez patiente ! On ne marche qu'en mettant un pied devant l'autre ; on bâtit en posant pierre sur pierre. Votre corps sera votre maître en ce sens qu'il sait déjà ce dont il a besoin. Ne lui demandez jamais plus qu'il ne peut donner ; ne le domptez pas mais amadouez-le. Sachez écouter son langage car il a beaucoup à vous apprendre si vous l'acceptez tel qu'il est. Il saura alors communiquer à l'enfant et autour de vous votre équilibre, le rayonnement de votre lumière et l'éclat de votre beauté.

ÊTRE ENCEINTE

L'enfant que je porte m'accorde au Yoga
Tantôt forêt arborescente des cellules
Tantôt fleur aquatique
Lotus silencieux qui se déplie dans mon ventre.

Quand l'asana me devient difficile
J'interroge ce poids lové dans sa sphère liquide
Qui me fait vaste lourde profonde
J'écoute vibrer ce nouveau soleil de chair et de sang
Miraculeuse et quotidienne métamorphose
Au-dedans de l'eau obscure.

Ysé Masquelier

LE STRESS ET QUELQUES CONSÉQUENCES...

LE stress n'est pas une maladie. Nous avons cependant situé une réflexion sur ce phénomène au début de ce chapitre car il peut avoir de graves conséquences et éventuellement produire des lésions.

Tous les humains, et en particulier ceux qui vivent dans les grandes villes, sont stressés. Mais la femme d'aujourd'hui a peut-être plus de raisons que jadis d'être sujette à des stimuli qui peuvent conduire jusqu'à l'angoisse. La lutte pour acquérir un statut plus digne, l'équilibre éprouvant à construire entre le travail professionnel et la maison, les maternités à « prévoir », l'organisation de la vie des enfants lorsqu'elle est absente, la mauvaise conscience latente de ne pas « y arriver », représentent bien des facteurs émotifs dont son corps porte les signes.

Mais qu'est-ce que le stress ? « Le stress est la réponse non spécifique que donne le corps à toute demande qui lui est faite. »*

Non spécifique... qu'est-ce à dire ? Chaque demande faite au corps est spécifique. Par exemple : un effort musculaire nécessite de l'énergie, impose une demande accrue au système cardio-vasculaire, le rythme cardiaque s'accélère, la tension artérielle s'élève, les vaisseaux des muscles se dilatent et l'afflux sanguin augmente. La respiration plus rapide apporte un surcroît d'oxygène nécessaire.

Chaque drogue ou hormone a une action spécifique sur l'organisme. L'adrénaline, par exemple, accélère la fréquence du pouls, élève la tension artérielle et le taux de sucre, alors que l'insuline l'abaisse.

Mais les agents externes ou internes auxquels nous sommes exposés, appelés stresseurs, augmentent la demande de réajustement. Dans ce cas, la demande n'est pas spécifique : afin de rétablir la normalité, elle exige l'adaptation aux

* Dr Hans Selye, *Stress sans détresse*, Éd. La Presse, Ottawa, 1974.

problèmes. « La demande non spécifique d'activité, en tant que telle, est l'essence du stress. »*

Toutes les réactions émotionnelles semblent nécessiter une activation du mécanisme physiologique, que le stresseur se révèle plaisant ou désagréable, son effet dépendant simplement de l'intensité de la demande faite à la capacité d'adaptation du corps. Une très grande joie inattendue peut produire un stress considérable sans occasionner d'effet nuisible.

L'activité du corps et du cerveau pendant le sommeil, la perte de conscience pendant l'anesthésie déclenchent aussi un effet de stress. Le stress désagréable ou nuisible est la détresse.

Mais, quoi qu'il arrive, la demande d'énergie nécessaire à l'adaptation et au maintien de la vie est toujours présente.

LES STRESSEURS CHEZ LA FEMME

LES facteurs de stress jalonnent la vie de la femme et sont présents dès avant la naissance de l'enfant. Nous avons vu, lors du chapitre concernant la femme enceinte, que le bébé n'est que relativement protégé puisqu'il reçoit, par l'intermédiaire de sa mère, des vibrations qui l'affectent : sons, ultrasons, lumière, ultra-violets... Il entend et enregistre tout. L'eau filtre tous les sons extérieurs de basse fréquence.*

L'enfant vit en symbiose avec sa mère et tout ce qui la touche le marque. L'état psychologique de la mère est déjà vécu par l'enfant, et si la petite fille est désirée garçon elle porte en elle ce refus.

Le moment de la naissance est un grand choc. L'entrée brutale dans un milieu nouveau, la sensation de l'air ambiant, les contacts corporels, la lumière, les bruits, les paroles représentent un stresseur simple : le corps va s'adapter et résister en fonction des factultés naturelles du nouveau-né.

Dès que le cordon ombilical est coupé, le bébé se retrouve livré à lui-même et doit se défendre contre les stimuli externes que sont les variations de température, la nourriture, les microbes, les bruits violents, les contacts brusques, mais aussi les émotions affectives procurées par l'ambiance familiale et parfois l'insuffisance de contacts des parents, les tensions de l'atmosphère qui entoure le bébé.

L'enfant grandit. Les désirs sont contrariés, les interdits font face aux éveils émotifs, la surveillance peut être stricte, le mouvement de conditionnement se poursuit depuis la naissance, les difficultés relationnelles apparaissent à l'école comme à la maison : une constante adaptation se trouve exigée.

* Pr Alfred Tomatis, *L'Oreille et le langage*, Éd. du Seuil, Paris, 1963.

A l'époque de la puberté les facteurs émotionnels sont davantage ressentis et des conflits familiaux peuvent en résulter, en particulier des problèmes affectifs en rapport avec la fusion et la séparation, puis les frustrations, les difficultés de la vie sexuelle, les règles et bientôt les contraceptifs.

Tout problème psychologique, tout conflit familial ou conjugal, toute colère ou peur sont des éléments stressants.

Le temps de la grossesse, de l'allaitement devra être conçu dans le calme et l'équilibre, spécialement au printemps et à l'automne. Un contrôle constant accompagnera un régime amaigrissant, car celui-ci nécessite un grand effort d'adaptation de l'organisme. Et a fortiori, bien sûr, tous les produits pharmaceutiques agressifs ou prolongés, les infections chroniques ou virales, les accidents et interventions chirurgicales.

Les agressions du monde qui nous entoure, le bruit des villes, la publicité, les médias avec l'information de catastrophes répétées devant lesquelles le sentiment d'impuissance représente une souffrance, mettent la femme dans un état de tension latent.

Toute fatigue en général procure une demande accrue aux différents systèmes organiques et en particulier l'incitation à la compétition au bureau comme à l'école, le surmenage professionnel qui vient souvent s'ajouter à celui de la vie à la maison, des exigences de la vie quotidienne.

L'agressivité des proches, l'incompréhension, les irritations portent leurs effets sur le système nerveux végétatif périphérique. La souffrance, la douleur seront une réaction d'alarme locale.

Qu'elles soient motivées par des stimuli externes ou internes, les manifestations des émotions sont immédiates donc incontrôlables et perturbatrices. Constamment nous devons nous adapter. Si le stress devient trop intense, l'organisme se démunit et la résistance baisse, pouvant atteindre l'épuisement. Toutes sortes de désordres apparaissent et en particulier les crises de spasmophilie. Cette maladie, souvent présente à l'état latent, n'attend qu'un élément catalyseur pour se manifester.

LES SYMPTÔMES DU STRESS ET LA SPASMOPHILIE

LES symptômes de l'état d'alarme dû au stress sont nombreux. Soyez vigilante si vous commencez à perdre l'appétit et si vous maigrissez. Ces signes peuvent s'accompagner de la perte du désir d'accomplir votre tâche quotidienne, du plaisir de vivre, de réaliser vos aspirations. Le tonus diminue et l'activité des glandes endocrines se trouve perturbée.

La spasmophilie est une maladie dont le stress dans toutes ses formes, physiques ou psychiques, représente un facteur déclenchant.

Ces dernières années, les professeurs de Yoga ont souvent reçu de nouvelles élèves dont la motivation était leur angoisse en face de certaines réactions de leur organisme dont elles ne pouvaient déceler l'origine. Parfois, ces femmes venaient à nous sur le conseil de leur médecin.

La spasmophilie latente ne va révéler ses symptômes que lors d'un fait perturbant et le trouble physique, psychique ou émotionnel va créer des difficultés d'ordre relationnel d'autant plus inquiétantes que leur source en sera méconnue.

Cette maladie se manifeste, comme son nom l'indique, par un spasme musculaire violent, douloureux qui peut toucher tous les muscles du corps, les muscles striés de la vie de relation et les muscles lisses des viscères. Le spasme, déclenché par un facteur stressant, concorde avec une hyperventilation chronique.

Les signes cliniques

Les symptômes de la maladie sont variés et vont atteindre tel ou tel appareil de l'organisme selon le terrain ou la fragilité de chaque personne. Les principaux signes cliniques retenus médicalement sont les insomnies de la deuxième partie de la nuit, une grande fatigue au réveil, une angoisse qui serre la gorge sans motif réel, des palpitations et de la tachycardie, une oppression et une sensation d'étau thoracique, des maux de tête, des malaises fréquents, des faiblesses, des fourmillements et des crampes.

Cependant, ne nous croyons pas spasmophile parce nous nous réveillons pendant la nuit ou parce que nous sentons venir une migraine. La spasmophilie peut se déclarer si plusieurs signes sont présents et lorsque les affections organiques analogues ont été éliminées.

Mais attention ! La nervosité, l'anxiété, l'angoisse peuvent et doivent être considérées comme des signes cliniques relevant de la spasmophilie et être traitées comme tels avant de se précipiter sur les anti-dépresseurs.

LA TÉTANIE

LORSQUE le symptôme devient aigu, il s'agit d'une crise de tétanie. Celle-ci se manifeste par des contractions douloureuses des extrémités qui se généralisent à tout le corps, par une respiration accélérée qui provoque donc une hyperventilation, une alcalose sanguine, c'est-à-dire une diminution de la pression en gaz carbonique. Respirer dans un sac en plastique permet la diminution de la pression en gaz carbonique et les manifestations de la crise reculent. Ces signes ne sont pas graves quoique douloureux, et nous verrons comment la respiration doit être travaillée au cours d'une séance de Yoga.

La diminution de la pression en gaz carbonique fait baisser les ions d'hydrogène et produit une alcalose. Or, cette baisse de pression en gaz carbonique provient de l'hyperventilation chronique. Nous respirons plus vite lorsque nous sommes anxieux, angoissés, lorsque nous sommes soumis à la peur. Il s'ensuit un déséquilibre des pressions en oxygène et gaz carbonique, d'où la diminution de la pression en gaz carbonique et l'alcalose sanguine.

Nous avons déjà parlé de l'effet de l'adrénaline, agent naturel de transmission de l'influx nerveux. Elle peut être sécrétée en excès puisque tout facteur de stress provoque une décharge d'adrénaline et une hyperventilation.

La première démarche sera une surveillance accrue avec analyse des taux en sodium, potassium, magnésium, calcium, la prise de vitamine D qui fixe le calcium, de vitamine B6 en rapport avec le magnésium, le rééquilibre alimentaire et l'attention aux sels minéraux.

ÉMOTIONS ET ÉMOTIVITÉ

UN point parmi les facteurs de stress a attiré particulièrement notre attention : il concerne l'émotion.

Toute activité met en mouvement notre mécanisme de stress : nous ne pouvons donc l'éviter mais nous pouvons acquérir une perception juste des stimuli qui améliorera notre équilibre psychique. Une meilleure connaissance des mécanismes, une conscience accrue des expériences positives que sont la joie, le bien-être, la réalisation et l'expression de soi permettront d'éliminer les phénomènes de décompensation qui déclenchent des crises.

Il sera donc essentiel pour toute femme de développer les expériences agréables. Son intuition, ses capacités inventives lui permettront de créer des situations positives génératrices d'émotions que celle-ci prendra soin de laisser s'exprimer et s'écouler normalement.

L'émotion contrôlée est une expression qualitative de l'être, le résultat d'un ressenti, d'un sentiment vrai qui exprime l'unité de la personne. Elle représente une partie intégrante d'un mode de comportement dont le processus sera : stimulus - perception, sensation - représentation. Vécue de façon juste, la réaction sera coordonnée et adéquate dans l'action.

Si l'émotion est juste, refouler les émotions sera nocif ; mais aussi nocive l'attitude qui consiste à ne vivre qu'au niveau des émotions. Trop d'émotions font déborder le vase... Le processus normal se perturbe, le comportement est inadapté et se manifeste en stimulus - perception - désordre au niveau de la sensation et par suite de la représentation et de la coordination. Les réponses dans l'action seront alors inadéquates et l'essentiel ne pourra plus être perçu.

L'état émotif nous « sort » de nous-même, manifestant une rupture corps-esprit. L'expérience émotive se manifeste alors par des troubles de la per-

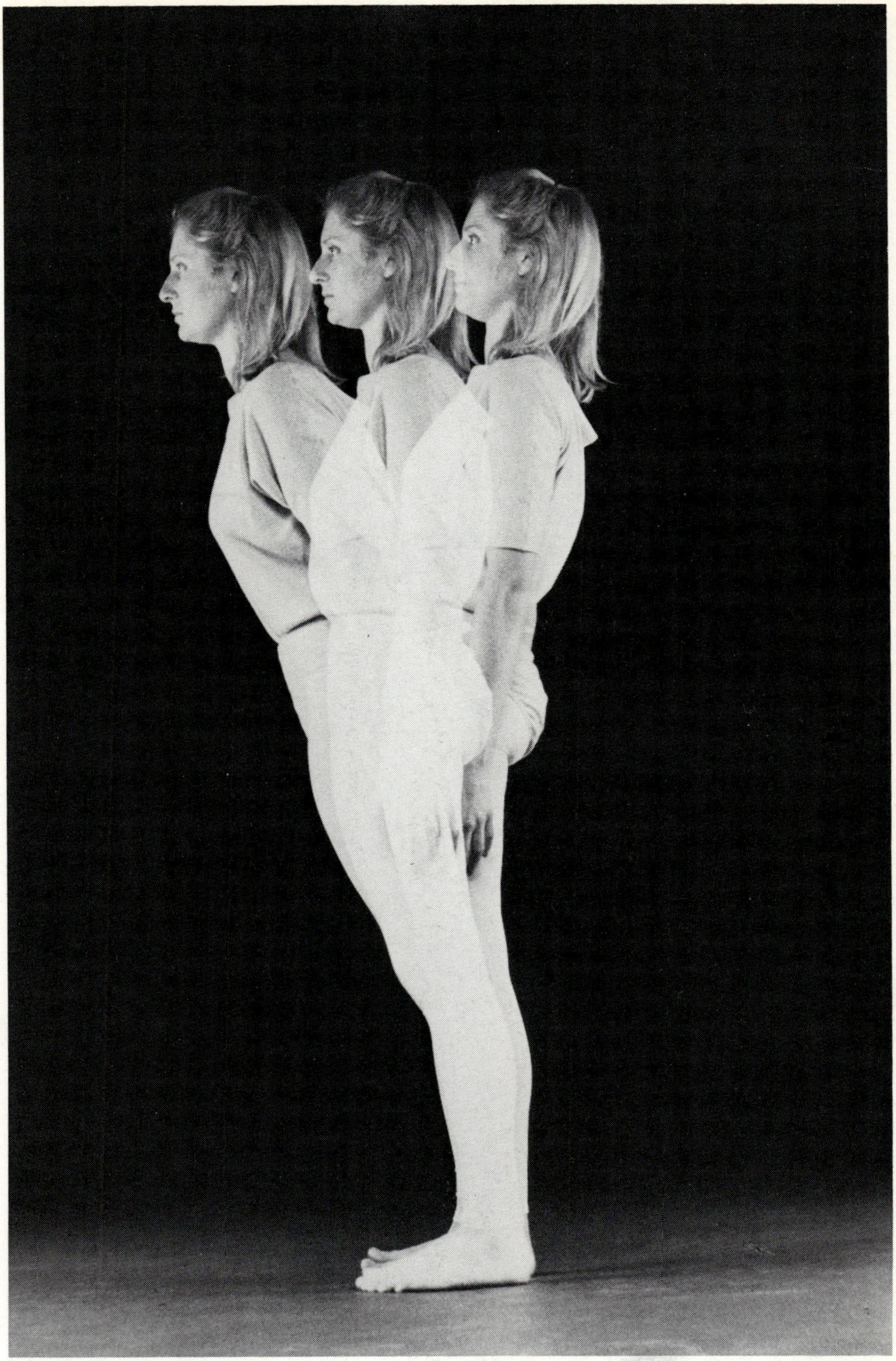

Fig. 34
Prise de conscience de notre solidité en variant l'appui sur le sol :
— totalité du pied
— poids vers le talon
— poids vers les orteils.

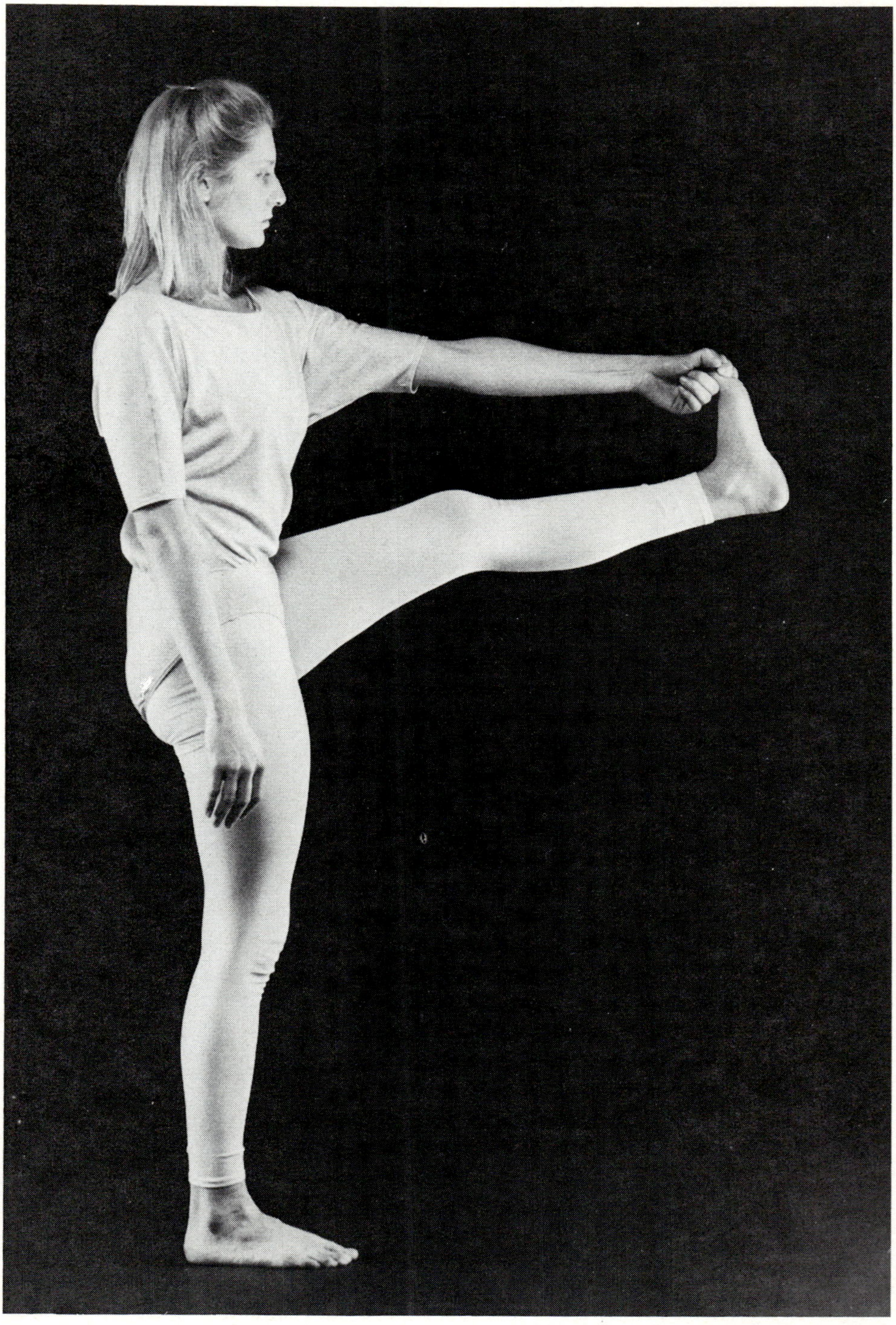

Fig. 35
La colonne se tient droite grâce à un équilibre situé dans le centre d'énergie abdominal qui régit notre vitalité intérieure.

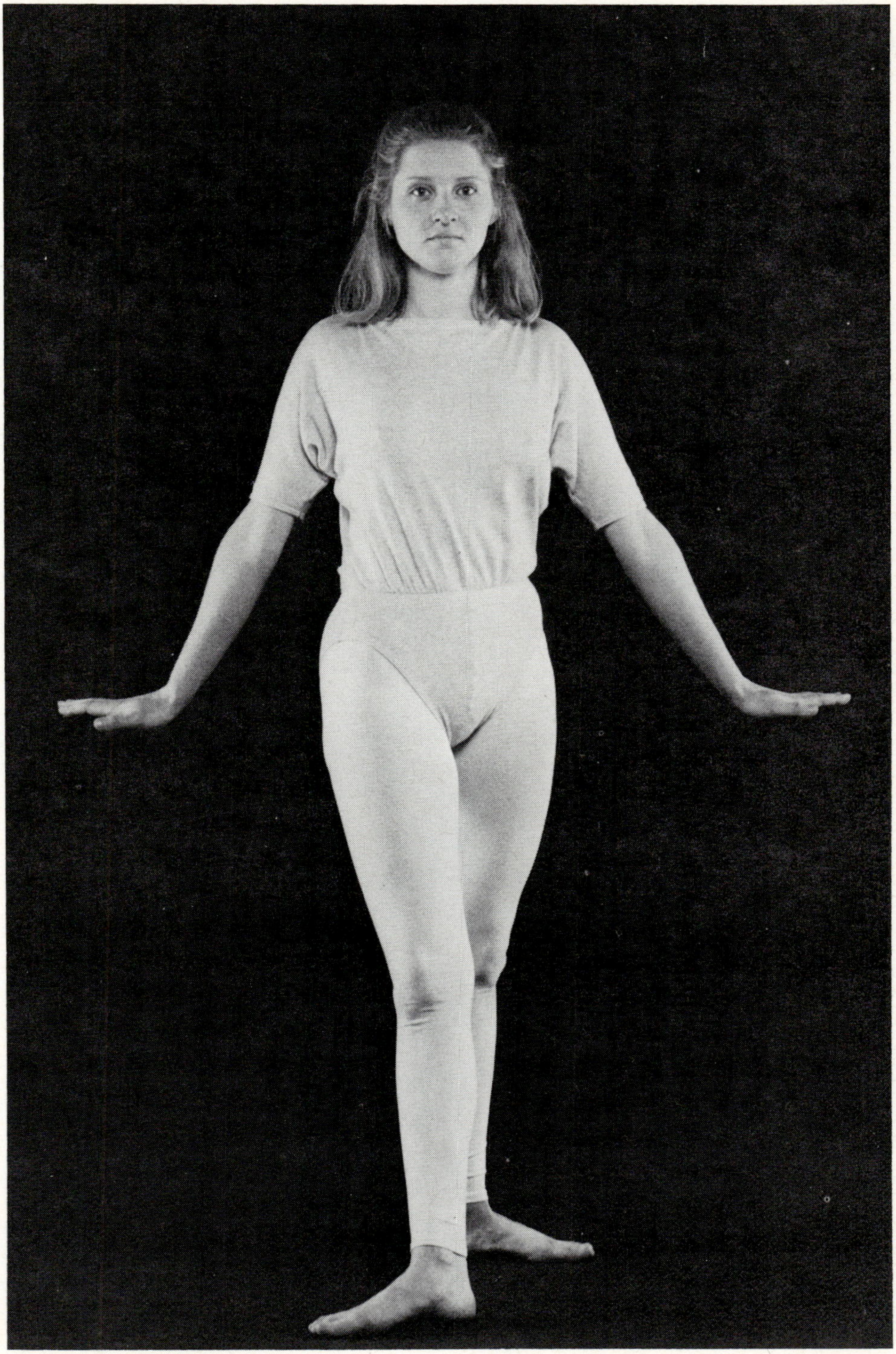

Fig. 36
Situer son corps dans l'espace.
Affermir son équilibre.
Se grandir en captant l'énergie du sol...

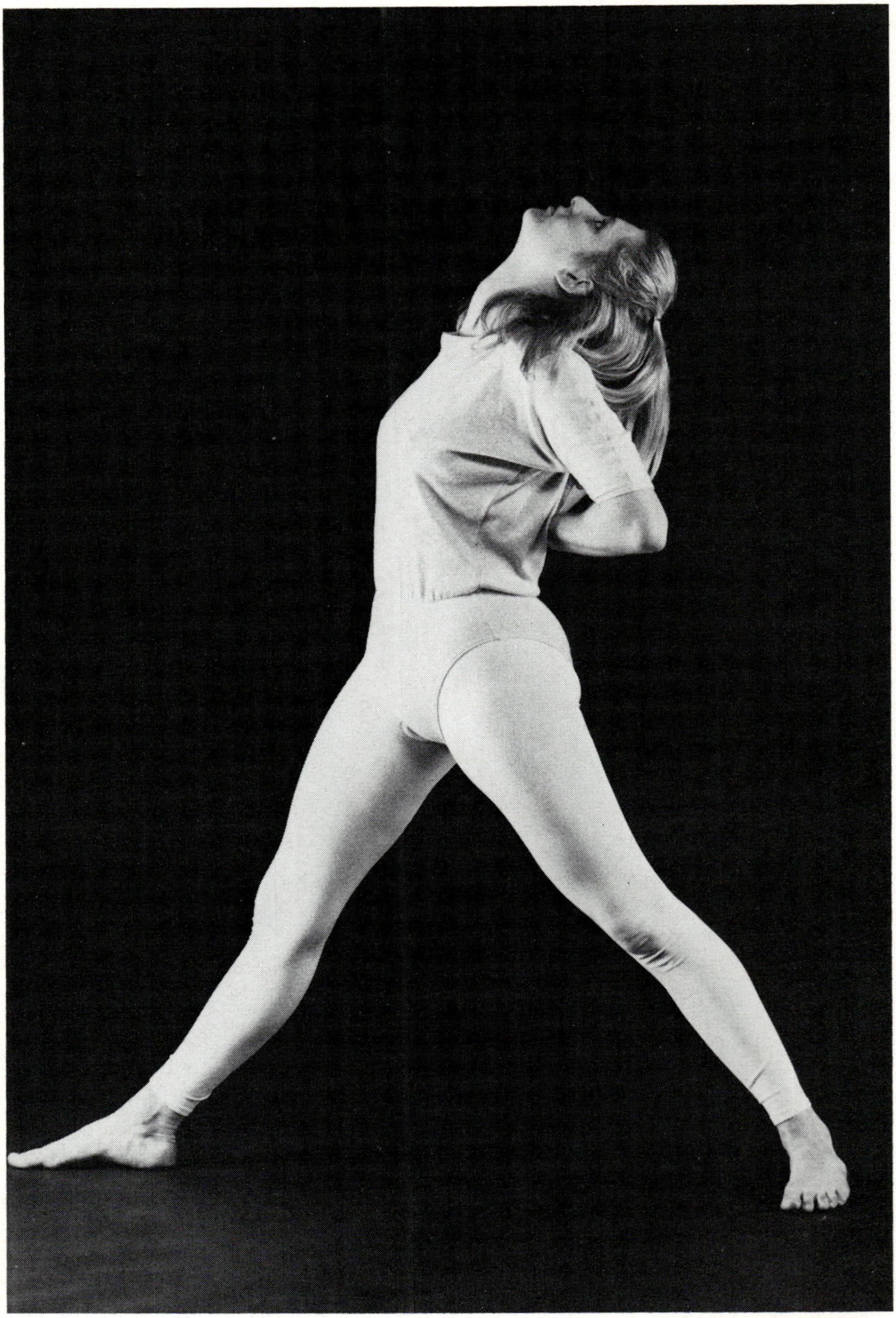

Fig. 37
Faire un grand pas en avant.
Diriger son regard vers le Ciel en recevant l'inspiration…

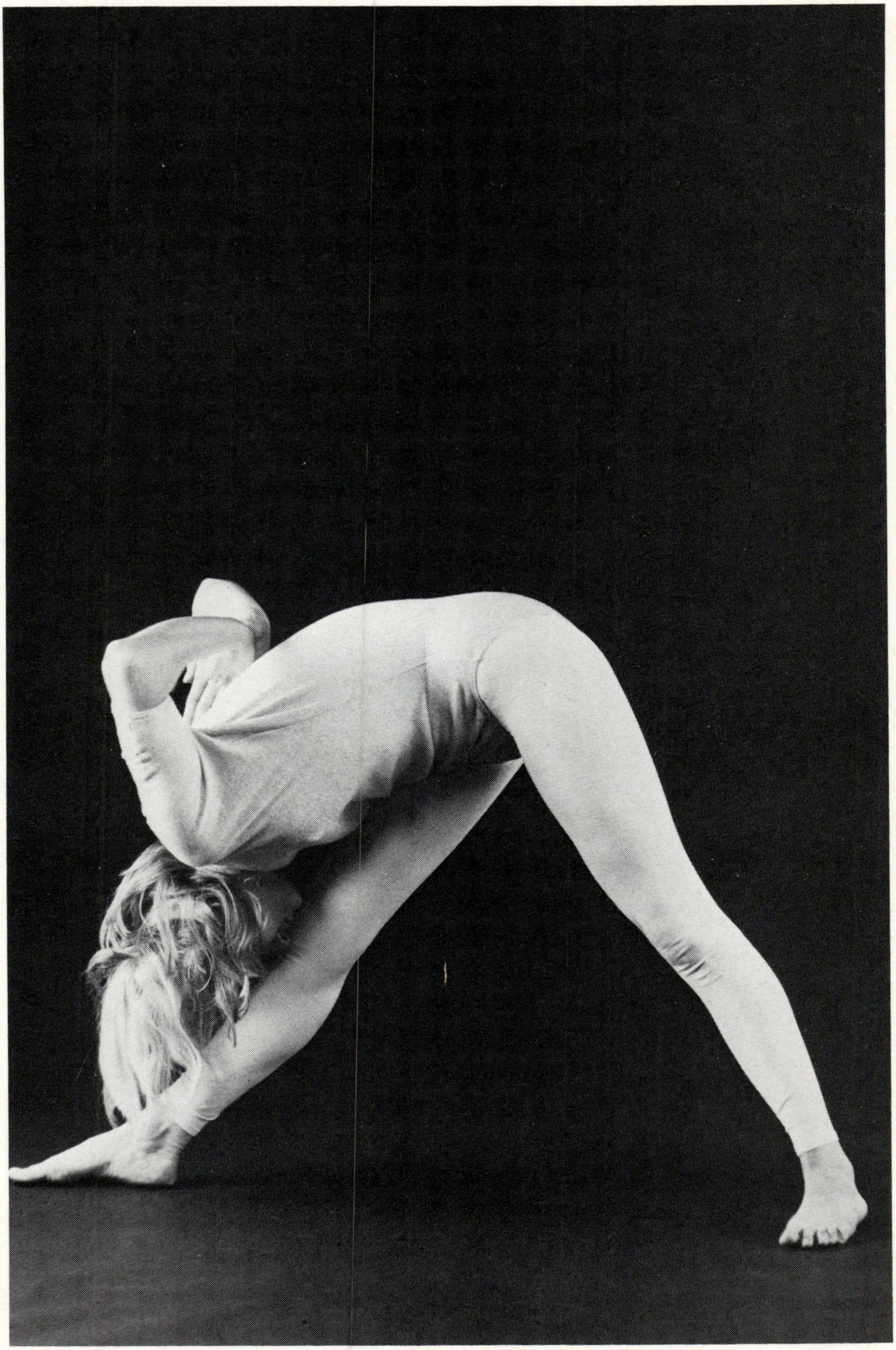

Fig. 38
... et regagner la Terre en donnant souffle de vie au monde.

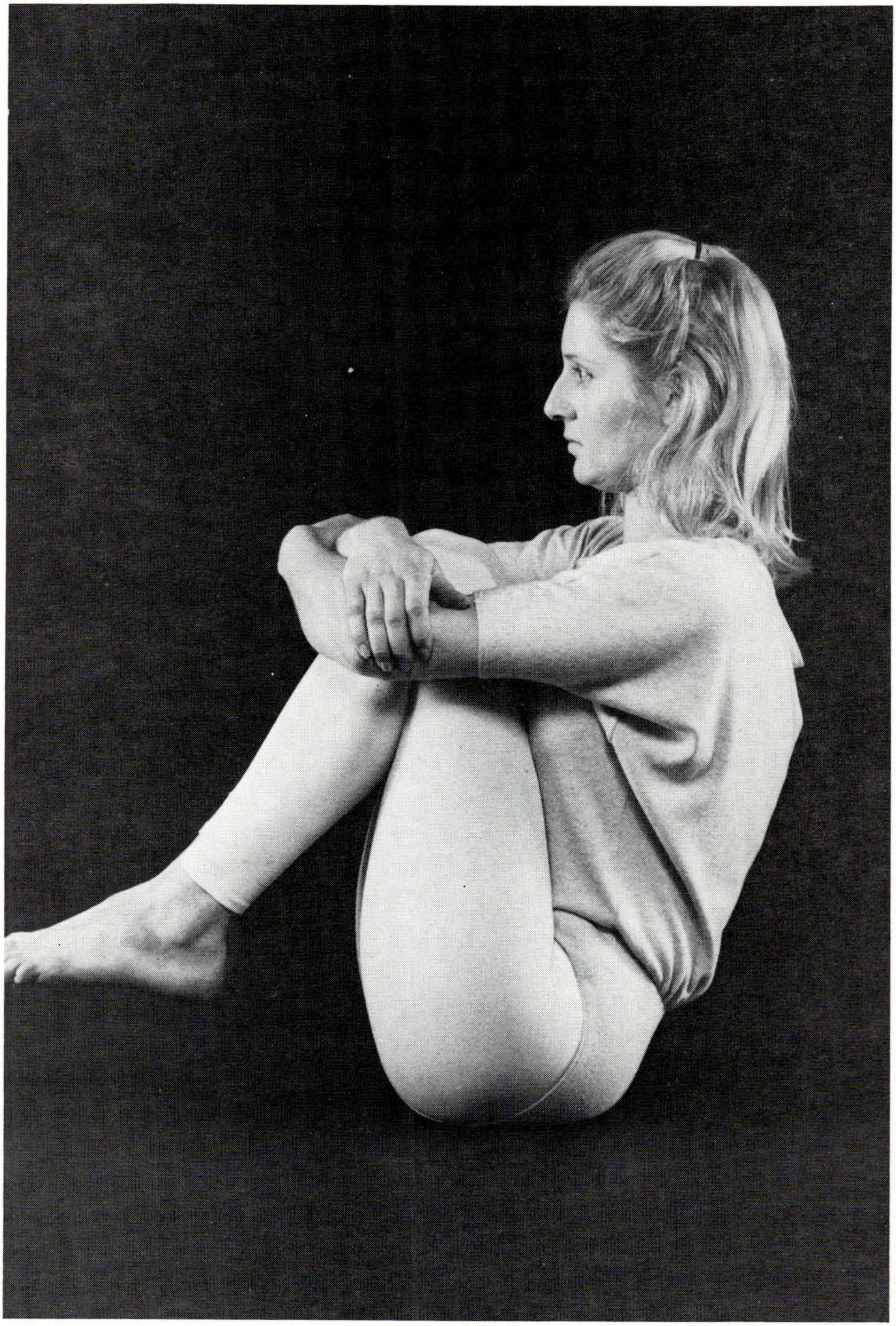

Fig. 39
L'Être humain cherche sa relation à la Terre, la découvre dans son centre, au plus profond de lui-même.

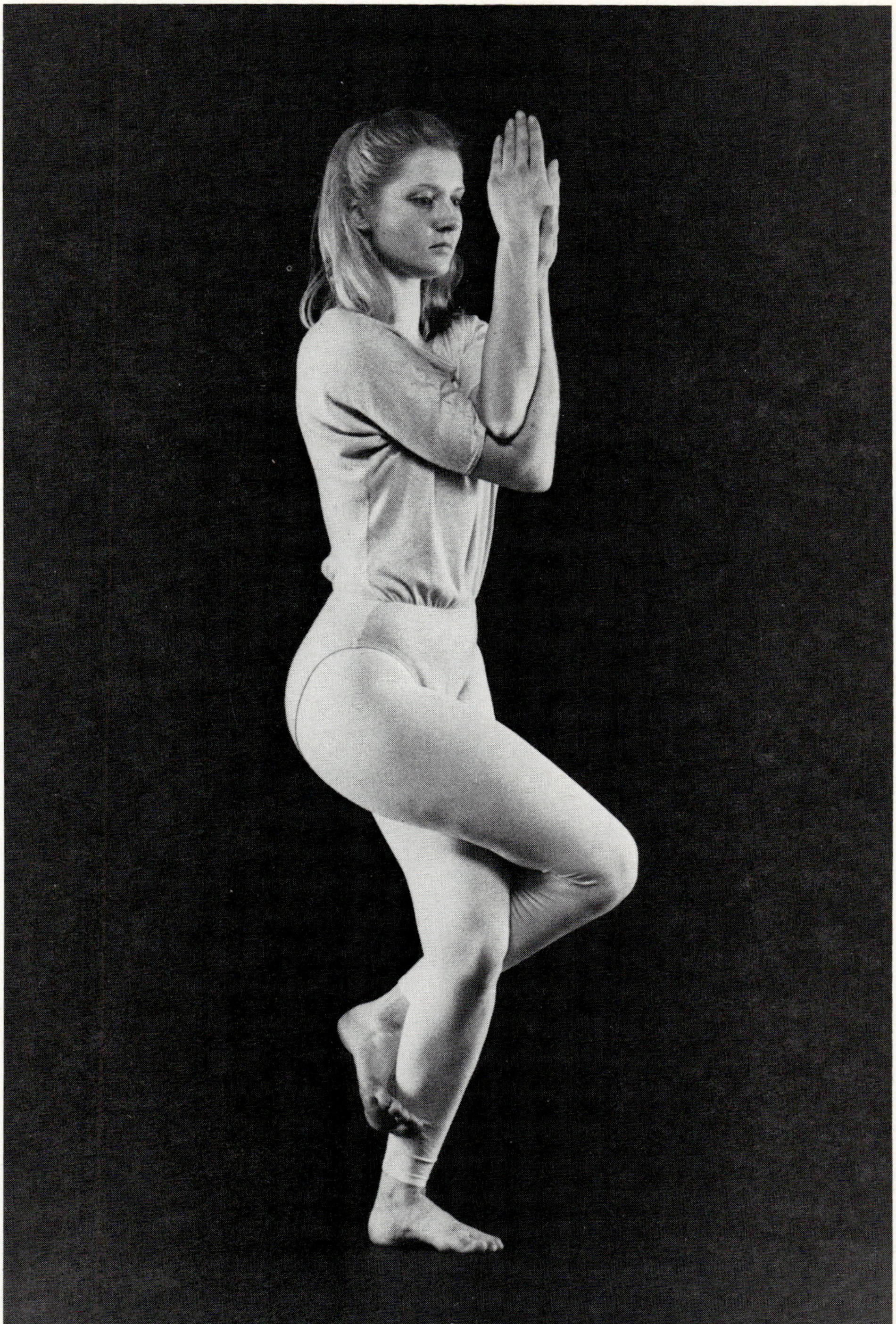

Fig. 40 et 41
Posture de l'Aigle
Centrer sa force en observant...

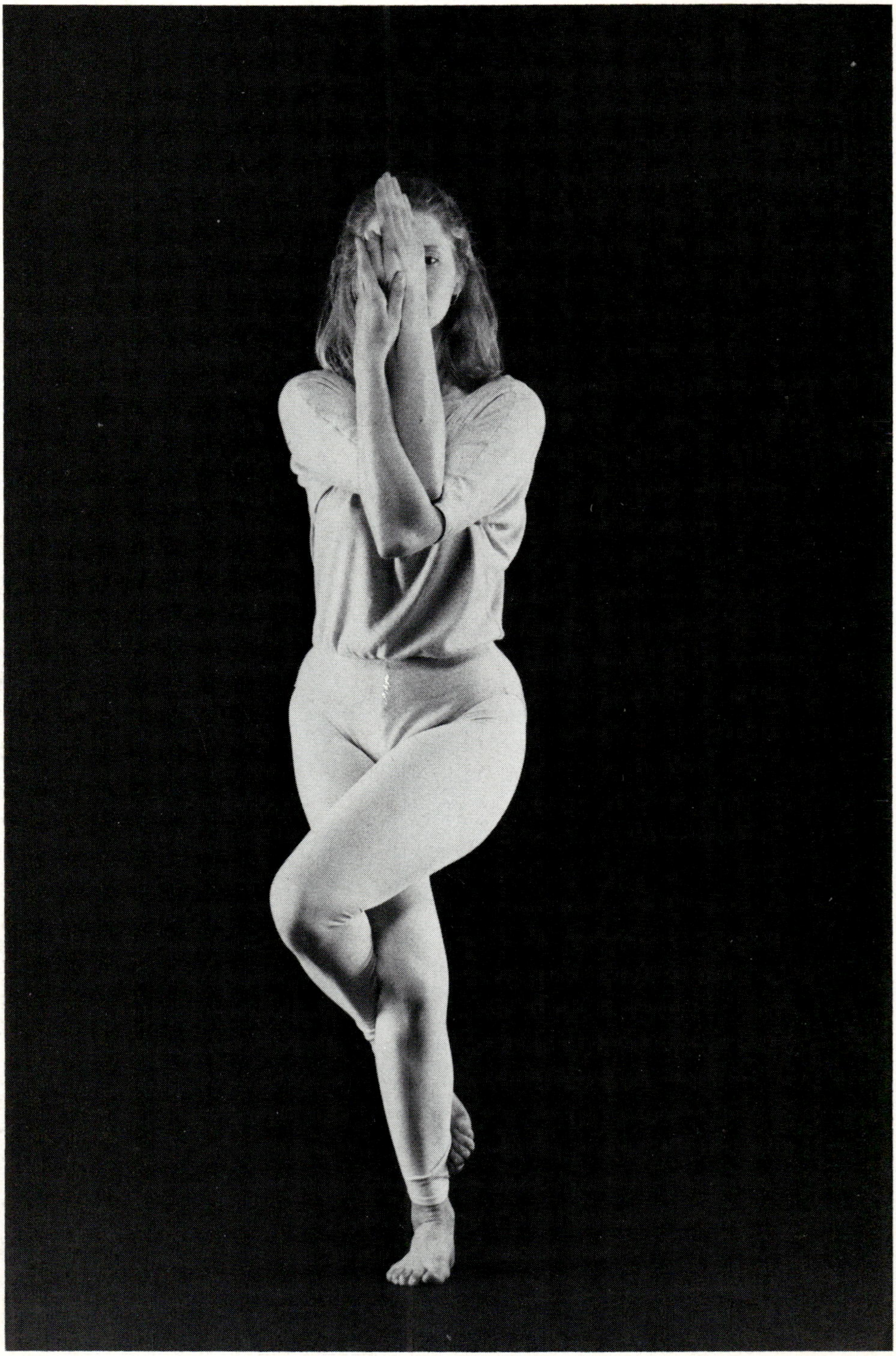

... afin de discriminer l'attitude juste avant de prendre son essor.

ception et de la représentation doublés de sensations musculaires et viscérales. L'organisme se démunit, les forces faiblissent et toutes sortes de maux apparaissent au niveau des organes les plus faibles, en particulier lorsqu'il s'agit des artères, du cœur, de l'estomac, de l'intestin.

▪ PERCEPTION ET SURPRISE

« Quelle bonne surprise ! » s'exclame-t-on parfois en face d'un fait heureux inattendu ; et la bonne surprise crée une émotion positive. Si la surprise est moins heureuse, l'émotion nous met en état d'alerte et appelle une réponse neuro-musculaire, une énergie destinées à nous adapter.

Mais la surprise, reçue comme un déplaisir, est un facteur de désordre de la perception fréquent car surprise et perception se manifestent de façon simultanée, se confondent, ne permettant pas un recul nécessaire à la prise de conscience du facteur de désordre. Le processus provoque une fuite de l'énergie qui serait nécessaire à l'adaptation à toute situation nouvelle, inattendue. L'incapacité à trouver l'attitude juste déclenche alors des phénomènes liés à la décharge d'adrénaline : inhibitions, peur, fuite, colère. Ces réactions sont vécues comme des échecs qui s'inscrivent alors dans la mémoire et toute situation analogue qui se présentera sera source d'émotivité incontrôlable. Car la mémoire joue aussi un rôle au niveau sensoriel et rend difficile l'expérience de sensations neuves par suite des interférences inconscientes d'images : la représentation s'en trouve faussée.

L'émotion non contrôlée peut devenir toute puissante dans la fonction d'évaluation de la réalité : elle enferme alors la personne dans un cadre de références rétréci qui fausse ses perceptions : c'est le mécanisme du conditionnement.

• Désorganisation des réponses dans l'action

*« L'émotion a un pouvoir dissolvant sur les résolutions volontaires, sur les sentiments délicats, sur la conscience des sensations. Elle provoque une chute profonde de l'activité mentale (rôle inverse attribué à la volonté et à l'attention) ; elle substitue toujours une action grossière à la place d'une action précise et perfectionnée. »**

Des manifestations de désordres peuvent être perçues dans la coordination des mouvements : le geste devient maladroit, perd de sa précision et de son efficacité. L'appareil organique se bloque dans une situation de refus. Il en résulte fixité, distraction, automatisme, perte de contact avec le réel, inhibition, d'où l'inadéquation des réponses dans l'action et bien souvent des perturbations dans la relation humaine.

---

* Janet, *Évolution de la personnalité.*

• **Désorganisation biologique**

Les émotions fortes provenant de stimuli intérieurs comme la honte, l'embarras, l'amour, la culpabilité agiront sur les systèmes nerveux et endocriniens : « *Les données des recherches en laboratoire se rapportent aux réponses nerveuses végétatives : la salivation, la transpiration, la contraction pupillaire, le volume et la pression sanguine, les battements du cœur, la modification de l'électro-encéphalogramme et des réflexes psycho-galvaniques, la respiration, la température, le phénomène pilo-moteur, la dermatographie, la composition chimique du sang, de la salive et de l'urine, l'hypertension artérielle, le métabolisme basal ; mais aussi aux réponses du système nerveux central : contractions musculaires, activité ou repos des nerfs périphériques, clignotement et mouvement des yeux...* »*

Apports du Yoga

Parallèlement aux conseils médicaux, la pratique du Yoga sera un élément déterminant dans la guérison de la spasmophilie en agissant directement sur les facteurs de stress et sur leurs effets.

Comment agir, direz-vous, en cas de surmenage professionnel ou familial, en cas d'accidents, opérations ou infections virales ? Comment réagir de façon juste ?

La première démarche proposée sera l'arrêt. Même court — une heure par semaine peut être suffisante pour la débutante — le bienfait en sera très vite ressenti.

QU'EST-CE QUE L'ARRÊT ?

S'ARRÊTER, c'est tout d'abord prendre un temps pour se retrouver en face de soi-même. C'est peut-être la décision la plus difficile à prendre lorsqu'on envisage de pratiquer le Yoga, car elle nous met en face de certaines réactions de défense : ignorer l'ennemi que nous pressentons en nous, s'en accommoder sans attaquer, déclencher la bagarre, s'adapter vaille que vaille, fuir... fuir les situations conflictuelles, fuir les affrontements, fuir nos zones d'ombre. Or la bagarre comme la fuite ne résolvent aucun problème. Si la bagarre crée un nouveau conflit en nous-même, la fuite nous invite à tourner le dos à la réalité et nous pousse à nous jeter les yeux fermés dans l'activisme jusqu'au jour où notre corps crie « Assez ! » Alors nous tombons malade et la maladie nous oblige coûte que coûte à un regard sur nous-même. L'arrêt refusé nous est imposé. Comment l'accepterons-nous ? Sans aide, sans soutien...

---

* Jacobson, *Biologie des émotions.*

Pourquoi attendre d'être malade ? L'arrêt que nous propose le Yoga sera source de tous les possibles. L'Inde ancienne qui nous propose le Yoga connaît parfaitement la physiologie et la psychologie humaines ; elle s'est longuement penchée sur la vie de notre inconscient et de notre zone profonde. Elle indique une voie qui tient compte de toutes les données humaines afin d'opérer leur unification.

Un regard plus juste sur nos stimuli

Le temps d'arrêt désiré est déjà l'acceptation d'une prise de conscience qui va permettre un autre regard sur les événements de notre vie.

La réaction courante n'est-elle pas de laisser tomber les bras en face de « ce qui nous arrive » et d'évoquer la fatalité ? Dans ces moments précis, que faisons-nous de notre énergie ? Par quels canaux fuit-elle ? Dans des paroles inutiles ou vaines ou négatives, des gestes hâtifs, des actes inconsidérés, du temps dispersé, un retour vers des habitudes ou des sécurisations... ?

L'arrêt requiert le silence, démarche nécessaire à un retour sur soi et à la réduction progressive des agitations de la mémoire, sources d'angoisse. Notre mémoire nous retransmet tout ce que nous avons appris, entendu, enregistré, vécu, les temps heureux ayant souvent moins d'impact que les moments de perturbation. Le silence nous ramène à l'instant que nous sommes en train de vivre, nous permet de prendre du recul comme si nous étions des témoins, nous invite à « positiver » des situations vécues de façon négative et frustrantes. Or le stress provoqué par la frustration est particulièrement nocif ; nous en reparlerons plus loin.

A nous enseignantes, il nous est arrivé maintes fois d'accueillir des élèves débutantes, venues prendre leur second cours de Yoga, et nous disant avec un grand sourire : « La semaine dernière, après ma séance de Yoga, j'ai eu le sentiment que rien ne pourrait m'agresser. » Ou bien : « J'étais euphorique, j'avais des ailes. » Ou bien : « Je voyais et je goûtais tout ce que je rencontrais de beau. » Ou bien : « J'étais si bien dans mon corps. » Ou plus simplement : « Je n'ai jamais dormi aussi calmement... et je me suis souvenue de mes rêves. » Le vécu était différent pour elles mais chacune commençait à acquérir une faculté nouvelle en leur conscience.

Rien ne pouvait m'agresser... L'arrêt, le recul, le silence avaient joué leur rôle. La personne s'était découverte en tant que telle, séparée d'un contexte qu'elle pouvait regarder du dehors où la fusion n'avait plus prise.

Le stress de la désunification

Notre vie quotidienne ne s'avère pas unifiante : elle nous tire à hue et à dia par ses multiples « obligations » et nous nous sentons morcelée. D'un côté le cerveau : tant de problèmes à résoudre ; de l'autre le dos : tant de soucis à porter ; ici le ventre : la diététique c'est important ; là les jambes : il faut bien y aller... ; les bras : j'ai tant à faire ! le sexe... pour le samedi soir.

Et nous voilà en pièces, d'autant mieux manipulables et fragiles. Il est rare par ailleurs que toutes ces pièces soient utilisées simultanément, organiquement. Le cœur, par exemple, représente souvent une pièce sans emploi...

Désunifiées, notre comportement devient peu à peu incertain : il en résulte une angoisse dont nous ne voyons pas la cause. Des tensions naissent qui « contracturent le corps », donnant lieu à toutes sortes de troubles. Comment le Yoga va-t-il agir ?

Action sur la musculature

L'Inde ancienne a depuis longtemps compris que l'être humain était invité à reconquérir son unité et que le corps avait sa place dans cette totalité. Or l'Occident a souvent fait fi du corps et ignoré la conscience cellulaire au profit de l'activité mentale. Mais le même Occident redécouvre aujourd'hui que toute tension psychique s'imprime dans le corps et en particulier dans les muscles en liaison avec le système nerveux central. Le cerveau devient l'ordinateur d'un ensemble complexe.

Se sentir raide est une motivation souvent rencontrée chez les femmes qui viennent au Yoga et cette motivation est bonne. Travailler la souplesse musculaire c'est entrer en contact avec le psychisme ; prendre conscience des raideurs en tel ou tel point du corps, c'est rejoindre d'autres raideurs... Toute posture demande un effort et c'est l'effort qui va révéler le blocage. Lors d'une même posture les élèves auront un vécu différent, des résistances et des sensations variées, parfois même se heurteront-elles à des refus. Qui n'a jamais ressenti un refus en prenant l'écart avant-arrière... Ce grand pas en avant... ?

Lorsque nous sommes en posture, notre corps nous parle. Notre cerveau est calme mais non inactif : les nerfs sensitifs sont reliés aux nerfs moteurs. Notre observation nous invite à une démarche d'acceptation. Accepter un étirement parfois désagréable c'est reconnaître que nous sommes ainsi en cet instant mais que nous ne pouvons plus stagner. Une évolution est commencée qui nous permet d'entrer en mouvement et de nous situer consciemment dans le mouvement du monde. Alors l'immobilité de la posture devient mouvement.

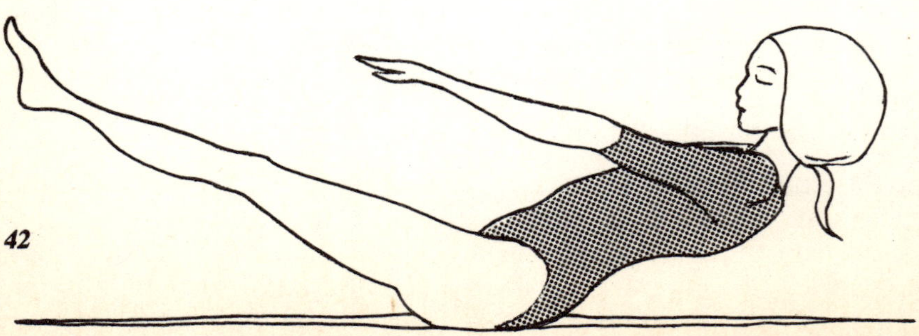

Fig. 42

Le travail sur les muscles relève d'un effort dosé, progressif, équilibré par la respiration. L'équilibre obtenu alors entre effort et détente sera source de bien-être et de paix.

La respiration en posture et l'émotivité

Tout choc émotif « coupe la respiration » avant que le cœur n'ait eu le temps de s'adapter et d'accélérer son rythme. Or, de toutes nos fonctions végétatives, une seule obéit à notre volonté : c'est la respiration. Son contrôle sera un moyen privilégié d'agir sur notre vie végétative.

Observer sa respiration sans l'influencer constituera une des premières propositions faites à l'élève débutante. Observer c'est apprendre à connaître, à se connaître. Chacune possède un rythme propre, et selon sa constitution une façon différente de respirer.

Puis viendra le temps du contrôle où l'attention de l'élève sera en mesure de diriger la respiration.

Les hautes côtes, soudées au sternum, s'élèvent vers le menton lorsque l'air entre alors que les basses-côtes, reliées les unes aux autres, s'ouvrent vers les côtés ; le diaphragme descend sous la poussée de l'air et appuie sur le ventre, donnant son nom à la respiration abdominale ou diaphragmatique. Et le dos ? Les débutantes qui prennent conscience pour la première fois du mouvement dorsal de leur cage thoracique découvrent un bien-être inattendu.

Un état émotif latent influe sur la respiration, la raccourcit, et nous remarquons que pour la plupart des élèves, la difficulté respiratoire se manifeste à l'inspir, voire lors de l'arrêt poumons pleins. Or l'émotivité, en nous situant hors de nous-même, met en échec l'écoulement de la vie en nous. Et l'inspir est directement lié à la vie depuis l'instant de notre naissance. Prendre l'air, c'est respirer la vie, physiquement et symboliquement.

Un arrêt poumons pleins, s'il n'est pas maladroitement exécuté comme un blocage, doit être vécu comme un temps de plénitude, d'équilibre qui permet de sentir la vie se manifester en soi.

Pourquoi cette difficulté à l'inspir ? Ce refus de laisser la vie pénétrer en soi ? Est-ce si difficile de vivre ? Les stimuli négatifs sont-ils si puissants qu'ils ne peuvent se trouver équilibrés par les facteurs positifs ?

D'autres personnes connaissent des difficultés à contrôler leur expiration. Expirer, n'est-ce pas « lâcher » quelque chose ? La pratique du Yoga montre que l'expiration allongée est calmante : elle sera donc un élément médiateur contre les effets nocifs du stress.

A l'exercice de l'expir on peut lier celui du soupir, acte réflexe physiologique de la cage thoracique trop souvent perdu. L'organisme en a besoin.

Travailler la respiration permet de retrouver son rythme propre perturbé par le stress ; or le rythme respiratoire est directement lié à celui des battements cardiaques. Nous en reparlerons lors du chapitre sur l'infarctus.

Si l'émotivité nous sort de nous-même, le contrôle de la respiration nous ramène en notre centre, rééquilibre notre rythme, fixe notre attention et apaise nos tensions. Nous redécouvrons que les temps d'arrêt poumons pleins et poumons vides sont naturels : aucune précipitation n'intervient dans le cycle respiratoire. Et peu à peu se coordonnent à nouveau les rythmes du corps.

L'arrêt poumons pleins, en particulier, vécu comme un temps d'équilibre agréable, se présente comme une véritable respiration intracellulaire, agit sur le métabolisme et sur le système neuro-végétatif affecté par l'état émotif.

Si nous rétablissons notre équilibre respiratoire, notre sang, mieux oxygéné, activera le mouvement organique et notre corps tout entier aura envie de se porter en avant. En retrouvant le goût de l'inspir, peu à peu le goût de la vie reviendra, les émotions bénéfiques naîtront devant tout ce qui est beau, les pensées positives chasseront les stimuli négatifs, l'énergie libérée pourra être utilisée de façon créative. Le contrôle de la respiration est intimement lié au mouvement de la vie en soi.

La respiration contrôlée agit donc directement sur le stress et l'état émotif, mais aussi sur les glandes endocrines qui règlent ces stimuli. L'Inde a depuis longtemps repéré qu'une fonction perturbée des glandes bouleversait le métabolisme du corps et que le Yoga — et en particulier certaines postures contrôlées par la respiration — agissait sur l'activité glandulaire.

Maryvonne : **Atteinte il y a quatre ans de dépression nerveuse réactionnelle, c'est-à-dire consécutive à une peur précise sur le plan de la santé, j'ai vécu une sorte de dislocation de ma personne physique et psychique. Soignée traditionnellement par un neuro-psychiatre, celui-ci m'a conseillé de chercher parallèlement une discipline qui m'aiderait à reconstituer mon unité. Après plusieurs recherches négatives j'ai découvert le Yoga. J'ai senti rapidement que cette démarche me convenait. Pendant trois ans, peu à peu, mon équilibre s'est reconstitué. J'ai en effet acquis à travers cette discipline le moyen de tenir la peur en respect, tout en me réconciliant intérieurement avec mon corps.**

Je profite de ce témoignage pour évoquer celui d'une jeune enseignante qui pratique avec bonheur le Yoga depuis longtemps. Elle a subi sans dommage le traitement d'un cancer au sein. Selon le témoignage de ceux qui la connaissent bien, elle rayonne.

STRESS ET GLANDES ENDOCRINES

LES glandes endocrines, ainsi nommées parce qu'elles n'ont pas de canal excréteur, sécrètent les hormones de façon indépendante du système nerveux et excitent l'activité d'autres organes.

Dans son ouvrage, Cajzoran Ali* éclaire de son regard lumineux la com-

* Cajzoran Ali, *Les Postures divines.*

préhension de la vie de ces glandes dites closes, en nous permettant d'approcher leur fonctionnement et leur impact sur la vie mentale et spirituelle du pratiquant en Yoga.

▪ LES GLANDES GÉNITALES

Les glandes génitales sont créatrices et source de notre vitalité. Elles sécrètent plusieurs hormones.

Les androgènes, hormones mâles, sont responsables des transformations opérées à la puberté. Les œstrogènes, sécrétées par les ovaires, permettent la croissance des organes et des caractères sexuels secondaires (seins, voix, pilosité, morphologie). Pendant la grossesse les œstrogènes stimulent la croissance de l'utérus et le sensibilisent à l'action de l'ocytocine qui active ses contractions pendant l'accouchement. Le progestérone est une hormone sécrétée par les ovaires au moment de l'ovulation et par le placenta à partir du deuxième mois de la grossesse. Un défaut de sécrétion de progestérone est responsable de troubles des règles ou d'avortements à répétition.

Les glandes sexuelles suscitent le désir sexuel qui est à l'origine de la réalisation créatrice de l'être humain. La conservation de l'énergie de ces glandes est un facteur extrêmement important pour le maintien de la santé et de la vitalité. L'Inde affirme que le fruit de cette sécrétion externe est une substance extrêmement précieuse qui peut être utilisée pour développer les plus grands pouvoirs physiques, mentaux et spirituels.

La volonté d'effort continu, le pouvoir de concentrer son énergie, celui d'éveiller nos pouvoirs latents dépendent beaucoup de la maîtrise sexuelle. Il n'est pas aisé de contrôler l'instinct sexuel. D'autant plus que les émotions qu'il provoque et le désir demeurent aussi sous l'influence des matières chimiques sécrétées. Mais la puissance créatrice est une force que nous devons chercher à contrôler et à utiliser avec sagesse.

La pratique du Yoga, certaines postures, en particulier les *Mudra*, les *Bandha* ainsi que le contrôle de la respiration, seront un régulateur pour ces glandes et permettront de les garder en bonne santé.

Assise sur les talons, le front posé sur le sol, l'attention fixée sur la base de l'épine dorsale, le temps de l'inspir permet à l'attention de se déplacer en remontant lentement le long de l'épine dorsale, vertèbre par vertèbre. Puis le dos se déroule pour amener la colonne dans la position verticale, les mains posées sur les cuisses.

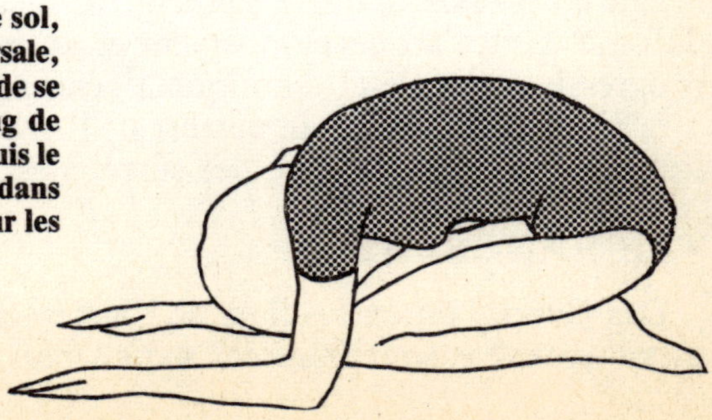

Fig. 43

LES GLANDES SURRÉNALES

CES glandes sécrètent l'adrénaline et la noradrénaline. Ces hormones entraînent une hypertension artérielle en cas de peur ou de colère, au moment où une quantité importante de glucose doit être rapidement mobilisée pour faire face au stress.

La peur et l'anxiété provoquent parfois des troubles glandulaires graves ; et comme les femmes sont généralement plus craintives que les hommes, le diabète les frappe plus souvent que ces derniers. Les troubles émotionnels occasionnent la dégénérescence des glandes qui mène au durcissement des artères.

Nous avons parlé de l'activité des glandes surrénales nécessaire au réajustement organique en cas de stress. Elles entrent en effet en jeu chaque fois qu'il est demandé au corps un effort supplémentaire : elles règlent l'afflux de sang à l'estomac et aux intestins, éliminent le sucre du foie en l'envoyant à travers le système sanguin, dans les muscles et partout où cela se trouve nécessaire.

La stimulation de ces glandes, par la pratique du Yoga, augmente la faculté de résister à l'infection et diminue la possibilité d'hémorragie en cas de blessures.

Les glandes surrénales sont un réservoir d'énergie. En bon état, elles permettent à l'organisme de fournir de grands efforts. Si leur fonctionnement est insuffisant, le premier symptôme est caractérisé par un état de fatigue. L'appel au secours de ces glandes se manifeste par une sécrétion supplémentaire d'adrénaline. Nous avons déjà vu, en effet, que lors d'émotions stressantes telles que la colère, la peur, l'anxiété qui nous muaient hors de nous-même, la réponse non spécifique du corps se manifestait par une recrudescence de la sécrétion de cette hormone, les surrénales étant en relation constante avec le mental.

Se mettre constamment en colère consume la réserve en énergie et en sucre sanguin et les glandes s'épuisent. Avec la fatigue s'installe le découragement, alors que le système nerveux fonctionne normalement.

La fébrilité de la vie actuelle, la hâte continuelle, l'état d'excitation sollicitent constamment nos glandes surrénales.

L'arrêt proposé par le Yoga tente de mettre en échec ce processus de vandalisme. Grâce au développement et au contrôle de l'attention il équilibre progressivement l'état émotionnel générateur de stress.

L'*Uddiyana Bandha*, la posture de l'Arc sont recommandés pour le maintien en forme de l'activité des surrénales.

▪ LE PANCRÉAS

Des glandes nommées îlots de Langerhans se trouvent dans la région du plexus solaire et sont annexées au pancréas, lui-même situé dans l'abdomen.

Ces glandes jouent un rôle dans la digestion en sécrétant l'insuline et le glucagon. L'insuline est le principal agent de stabilisation du taux de glucose sanguin : l'insuffisance d'insuline ne permet pas à l'organisme de garder son sucre en réserve et de le transformer en énergie d'où le diabète. Le glucagon est une hormone antagoniste de l'insuline ; leur conjugaison produit un équilibre.

La médecine recommande les exercices physiques aux diabétiques pour les aider à éliminer l'excédant de sucre.

La posture de la Pince influence les organes abdominaux massés par la contraction du diaphragme, surtout si l'on inclut l'*Uddiyana Bandha*. Les rotations et torsions agissent aussi profondément sur tous les organes.

▪ LE THYMUS

Le thymus, glande de l'enfance, se situe derrière le sternum, dans la portion supérieure du cœur. Elle se développe progressivement depuis la vie fœtale jusqu'à la puberté. Éveillée, sa fonction a pour but de retarder la maturité, et pourquoi pas de nous inciter à rester ou à redevenir des petits enfants.

Cette glande joue un rôle dans les phénomènes d'immunité. Elle est aussi chargée de la distribution de l'énergie mentale ; mais l'énergie mentale n'est pas la Sagesse. Cajzoran Ali affirme qu'une quantité d'enseignements de notre enfance retardent notre spiritualité.

Elle propose la posture du lotus, le front au sol, les mains sur les cuisses, les coudes levés. La respiration sera contrôlée en dirigeant l'attention vers le cœur. Puis on se redresse lentement jusqu'à la position assise, dos droit, en élevant les mains posées dos-à-dos au-dessus de la tête.

Fig. 44

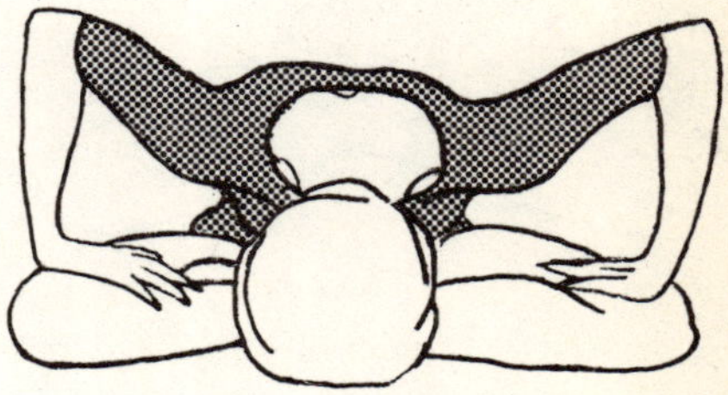

▪ LA GLANDE THYROÏDE

Située en avant de la partie supérieure de la trachée, la glande thyroïde distribue de l'énergie à l'organisme. Elle produit un composé iodique nommé thyroxine qui agit directement sur la combustion et la construction de la vie cellulaire. Si nous manquons de thyroxine, notre vitalité se ralentit, conduisant à l'apathie et l'obésité, alors que l'excès de thyroxine entraîne la maigreur. Les parathyroïdes contrôlent le taux de calcium sanguin.

La glande thyroïde est nécessaire à la croissance osseuse et au développement du système nerveux ; elle joue un rôle dans la maturation sexuelle.

L'adaptation rapide au milieu, la promptitude d'esprit et de pensée sont liées à l'action de la glande thyroïde. Le Yoga aura une fonction régulatrice de cette glande. Sous le contrôle direct de la pensée et de l'émotion, l'activité de la thyroïde est accrue par l'amour du cœur.

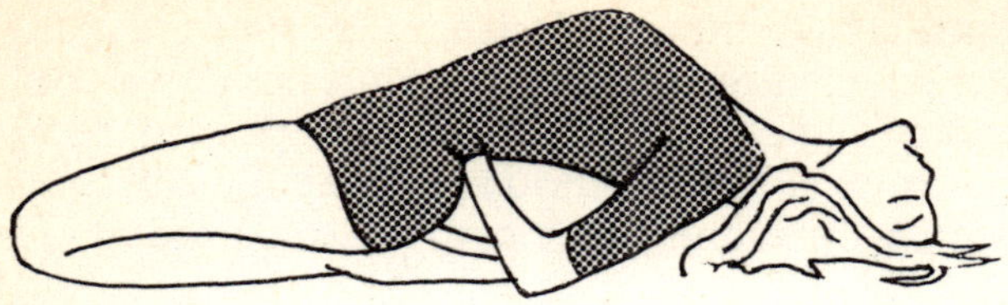

Fig. 45

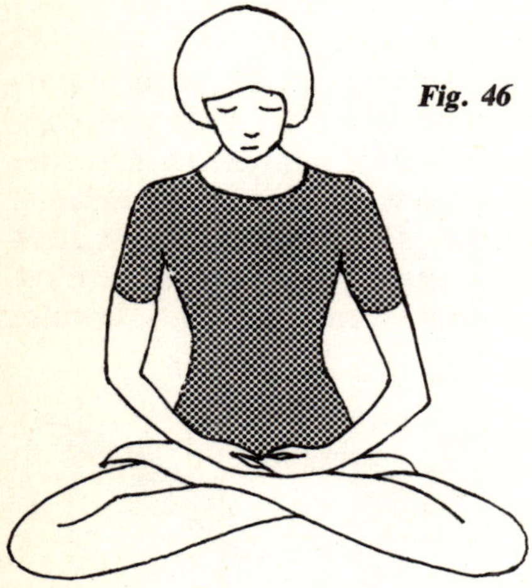

Fig. 46

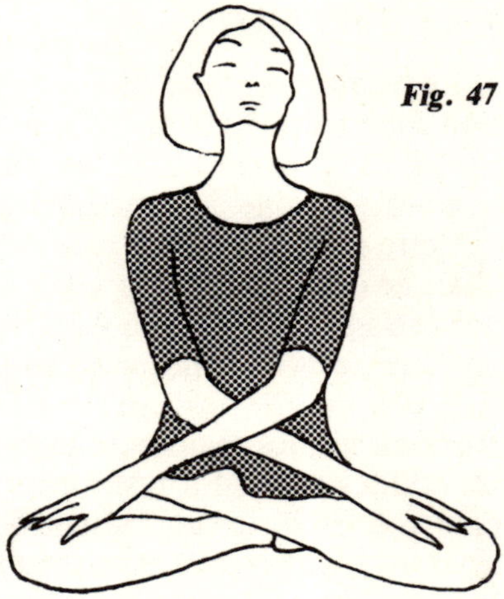

Fig. 47

Pendant le maintien de cette posture on peut émettre des voyelles. En effet, le Son, par l'émission de voyelles, consonnes, phonèmes, nasales, influence de façon bénéfique l'activité de la glande thyroïde.

▪ L'HYPOPHYSE

L'hypophyse ou glande pituitaire est formée de deux petites glandes situées sous le cerveau à la base du crâne et qui ont chacune leur fonction propre, agissant en particulier sur la croissance et le développement sexuel, en rapport avec le désir et les aspirations spirituelles.

Cajzoran Ali explique que le lobe antérieur de l'hypophyse exerce un contrôle direct sur le jugement et la raison et qu'il fonctionne en coopération avec les glandes surrénales et génitales grâce au contrôle de la respiration. Alors que le lobe postérieur contrôle l'intuition matérielle, l'imagination, la sympathie, la tendresse, l'amour.

▪ L'ÉPIPHYSE OU GLANDE PINÉALE

Cette glande se situe à proximité de l'hypophyse. Son rôle est mal connu. On pense qu'elle agit sur le développement sexuel et physique, son action s'exerçant pendant l'enfance, période après laquelle elle deviendrait inactive.

Le centre d'énergie frontal se situe à ce niveau. L'Inde pense que ce centre, activé, éveille l'intuition.

Lors de ce chapitre nous avons indiqué quelques postures. Celles-ci ne sauraient cependant être utilisées comme une thérapeutique, isolées du contexte de l'ensemble de la pratique du Yoga. Toute posture porte en elle une symbolique spirituelle et nous ouvre à une autre dimension.

Cette réflexion, concernant un fonctionnement de notre organisme qui nous reste encore mystérieux, a pour but de nous inciter à avancer sur un chemin au cours duquel notre cœur s'ouvrira davantage afin de s'unir au cœur de la création.

L'INSOMNIE

▪ CORRIGER L'ATTITUDE MENTALE

Bien des femmes se plaignent de ne pas dormir régulièrement, ou de se réveiller souvent. Elles ressentent cela comme une calamité. Certes, il n'est pas agréable d'être dérangée dans cette bienheureuse période réparatrice, mais il vaut mieux ne pas aggraver la situation en y ajoutant la crainte de ne pas se rendormir. Pour vaincre l'insomnie, il faut d'abord la dédramatiser. Chacune a sa façon d'être insomniaque, chacune a sa façon de dormir.

▪ QUELLE DORMEUSE ÊTES-VOUS ?

Notre style de vie influence notre sommeil, mais il est dangereux d'oublier ou d'ignorer notre personnalité de dormeuse.

Il y a des femmes qui sont du matin, d'autres qui sont du soir, mais la société impose, à de rares exceptions près, les mêmes horaires de travail à tout le monde. Il nous appartient de ne pas aggraver ce nivellement, et de savoir aménager notre temps libre pour trouver à satisfaire « l'oiseau de jour » ou « l'oiseau de nuit » que nous sommes.

Il y a autant d'insomnies que de dormeuses, des insomnies occasionnelles, des insomnies maladives. Même les femmes les plus calmes ne dorment pas facilement quand elles ont des problèmes familiaux ou professionnels : le cerveau mis en état d'alerte pendant la journée continuera sur sa lancée.

C'est une situation qui dure dans les insomnies maladives, où les causes physiologiques, nerveuses ou psychologiques, observables dans la journée, continuent à assaillir le dormeur la nuit.

Ce qui importe donc, c'est d'agir sur notre rapport avec le sommeil, et d'agir pendant notre temps d'insomnie.

▪ AGIR PENDANT L'INSOMNIE : JOUER AVEC SA RESPIRATION

Quel que soit le sujet de réflexion qui s'impose à nous au moment du réveil, nous chercherons à lui accorder posément quelques instants, puis à en détourner notre esprit.

Pour ce faire, observer notre respiration détournera notre attention, mais aussi mettra à notre disposition un moyen immédiat de créer la détente psychique et la détente du corps.

Pour commencer, on ralentira l'expiration en la prolongeant, en gardant l'inspiration courte, on constatera rapidement un effet calmant. Cela s'explique facilement : on a pu observer qu'à l'arrivée du sommeil, l'expiration devenait progressivement plus longue que l'inspiration ; on a donc recréé son rythme naturel.

L'effet de l'exercice sera d'autant plus sensible si un état d'excitation s'était installé au début de l'insomnie : en ce cas-là, l'inspir prenait un rythme plus long que l'expir et alimentait ainsi l'atmosphère d'angoisse. Ainsi, en se soumettant au rythme inverse qu'imposait la perturbation, on corrige celle-là.

Le procédé sera d'autant plus efficace qu'on y appliquera un rythme et que ce rythme sera ponctué par une rétention à vide selon le schéma suivant :

	inspir	pas de rétention plein	expir	rétention vide
	4	0	4	4
puis :	4	0	8	4

1° Décrisper :

l'attention étant captée par la respiration, on pourra approfondir le lâcher prise en expirant à fond, puis souffle suspendu, en contractant tous les muscles pendant quelques secondes et en relâchant progressivement la tension pendant que revient l'inspir. Le reflux-expir qui suit se fait rapidement sous forme de bâillement.

2° Recréer la détente :

— évoquer chaque partie du corps en remontant des orteils à la tête, desserrer la mâchoire ;

— sentir les appuis du corps et les rendre confortables ;

— favoriser la sensation de fluidité du corps.

3° Positiver le moment :

— remplacer les pensées parasites et angoissantes par des affirmations réconfortantes du type : « Je vais me rendormir, après une bonne nuit, je saurai affronter les événements... Cette pause dans la nuit me permet de renforcer ma conviction. »

— compenser l'interruption de sommeil par une recharge : à la respiration rythmée précédemment évoquée, on pourra ajouter cette fois une rétention à plein, symétrique de la première :

inspir	rétention plein	expir	rétention vide
4	4	8	4

4° Ensemencer le subconscient :
maintenant que l'on a créé le plaisir d'utiliser cette disponibilité inattendue du corps et de l'esprit, que cet arrêt au cours de la nuit n'est plus une frustration mais une opportunité intéressante, on peut laisser surgir quelques pensées désintéressées sur la paix, la fraternité, évoquer les êtres aimés.

Pour certaines, ce sera le moment de prier, pour d'autres de prendre calmement des résolutions, de s'en imprégner. De toutes façons, un climat positif s'installera, les échanges se feront mieux, et le sommeil ayant cessé d'être poursuivi, il viendra s'installer sans crier gare.

▪ AGIR AVANT L'INSOMNIE

C'est bien sûr, comme nous l'avons déjà vu, tenir compte de notre rythme naturel et de nos besoins, mais aussi, préparer le sommeil.

Avec la pratique du Yoga, nous cherchons à restaurer au mieux nos défenses naturelles, et à faciliter en nous l'action de la nature. Aussi la pratique régulière de la détente, des exercices respiratoires nous rendent aptes à exécuter avec succès les exercices que nous serons amenés à utiliser au moment des « crises ».

Bien plus, on cherchera à éviter tout naturellement l'usage des somnifères, ou à les réduire progressivement si par malheur le pli est déjà pris.

1° Préparer la transition :
il y a aussi un climat à créer pour permettre à toutes nos fonctions de décélérer. D'abord dans l'environnement, en réduisant les manifestations de bruit ou de désordre qui diffusent autour de nous une atmosphère cahotique et agressive. Puis dans notre espace intérieur : tous les gestes de la toilette de nuit, s'ils sont exécutés de manière posée et joyeuse provoquent en nous un bien-être qui est déjà une promesse.

2° Ritualiser l'entrée en sommeil :
mais il ne suffit pas, pour nous conditionner à une nuit sans ruptures, d'assurer notre sécurité et notre confort matériels.

Notre mental a aussi besoin d'un palier de décompression, et il dépend de nous que nous lui permettions d'échapper aux mécanismes qu'il a adoptés au cours de la journée.

Que ce soit une lecture agréable, le désir de faire le bilan de la journée, il y a pour chacune une façon de déposer les armes, de clore la journée, et d'ouvrir avec respect les portes de la nuit.

Bien des élèves nous affirment que la pratique du Yoga a considérablement amélioré leur sommeil.

L'ASTHME

« AU bout de quelques mois de pratique du Yoga, mon asthme a totalement disparu », nous disait une élève il y a quelque temps. Ce témoignage nous incite à parler de cette maladie sur laquelle la médecine s'est beaucoup penchée ces dernières décennies. Nous pensons en particulier au travail du service spécialisé du Centre médico-chirurgical Alfred Leune, à Sainte-Feyre.

L'asthme atteint des femmes adultes mais aussi des enfants dont le terrain héréditaire est fragile. Une grande sensibilité de la trachée et des bronches aux facteurs irritants provoque un rétrécissement des voies respiratoires.

Différents facteurs sont mis en cause : anomalies de la réactivité bronchique constitutionnelle, allergènes, infections des voies respiratoires, agressions psychiques... En cas d'asthme allergique, la libération d'histamine résulte d'un conflit antigène-anticorps, mais dans les autres cas les mécanismes font l'objet de recherches et les facteurs de déclenchement des crises s'avèrent variés. Même la venue du cycle menstruel pourrait provoquer une crise d'asthme.

L'attention donnée au psychisme des asthmatiques en hôpital a permis de constater que le malade vit une angoisse majeure : il sait qu'il peut mourir lors d'une crise violente. Il va donc mettre toute sa confiance en ceux qui le soignent, cette confiance comportant le danger d'abandon, de totale dépendance envers le médecin. Celui-ci en a conscience et reste très attentif quant au dosage de cette prise en charge qui doit peu à peu mener le malade vers une autonomie en dehors de laquelle il ne pourra pas guérir. L'asthme aujourd'hui est en effet reconnue comme une maladie de l'être dans sa globalité. S'il est nécessaire de prévenir les rechutes, il faut aussi guider le malade vers la compréhension de sa guérison.

Pendant des séances de Yoga, des élèves nous disent : « J'ai des migraines... je suis allergique... je suis rhumatisante... j'ai de l'asthme... mais je n'y peux rien... c'est dans ma famille... ma mère... ma grand'mère était comme ça ! » Le professeur doit montrer beaucoup de patience pour faire comprendre à son élève que le terrain est une chose et la guérison une autre.

Ici entre en jeu un élément important : la mauvaise conscience de la mère qui pense avoir transmis une maladie à son enfant. Le comportement d'une mère qui a mauvaise conscience est typique, assure-t-on à l'hôpital : parfaitement soignée, d'une précision méticuleuse lorsqu'elle expose les détails de la maladie de son enfant, attentive et efficace dans ses soins, ferme en apparence mais anxieuse de ne pas avoir tout fait pour la guérison de son enfant. Ainsi conduite à la surprotection de l'enfant, elle peut devenir captative.

Notre livre est destiné aux femmes et son but n'est pas de les enfermer dans leur mauvaise conscience mais au contraire de leur dire :

1) Vous avez fait tout ce qui était en votre pouvoir et sans doute ne pouviez-vous agir autrement.
2) Vous ne pouviez pas prévoir les réactions de votre enfant : elles lui sont personnelles.
3) Votre rôle est prépondérant dans le processus de sa guérison et personne ne peut vous remplacer.

La culpabilité est un poison et bien souvent, depuis notre enfance, on a su le distiller dans notre âme. La culpabilité enferme ; elle brise la spontanéité ; elle empêche la chaleur du cœur de se manifester, cette chaleur dont l'enfant malade a besoin pour guérir, plus que de toute autre chose.

La mauvaise conscience latente est un stress : elle procure une tension interne que l'enfant décèle et reçoit ; et peut-être le facteur déclenchant de crise ne sera-t-il que la goutte d'eau qui fait déborder le vase.

Un regard clair sur la situation, le jour même où vous la vivez, vous permettra de sentir l'attitude juste, de prendre des décisions. Mais le premier élément sera l'acceptation des faits. Ils sont là. Vous n'en êtes pas responsable. Vous êtes disponible, totalement pour aider votre enfant à guérir. Si le médecin vous demande de ne pas surprotéger votre enfant, vous comprendrez que vous pouvez coopérer à construire son autonomie, à le libérer de son angoisse.

Apports du Yoga

Alors, nous direz-vous, qui va pratiquer le Yoga ?

Le service médical, s'il y est préparé, utilisera la relaxation et le Yoga à l'intérieur de sa thérapeutique. Car l'enfant asthmatique se replie sur lui-même : il a besoin d'ouverture, de détente. Les expériences sont convaincantes : l'enfant conscient peut prévenir ses crises et peu à peu les voir disparaître.

Mais pour vous, mère d'enfant asthmatique, la pratique du Yoga sera une aide inestimable. La connaissance de vous-même, la détente intérieure, l'anxiété et la mauvaise conscience effacées, l'harmonie recréée, le sourire retrouvé vous redonneront envie de vivre et rétabliront avec votre enfant une relation juste qu'il sentira et qui le mènera vers la guérison.

La pratique du Yoga chez les asthmatiques adultes a des effets spectaculaires. La prise en charge de soi-même est un facteur essentiel de toute guérison. Si le médecin peut soigner un organe malade, il ne peut vivre à notre place. Guérir, c'est vouloir respirer, c'est vouloir vivre !

En crise, la réactivité bronchique apparaît déconcertante : une bronchoconstriction se révèle avec une forte chute du volume expiratoire.

Un travail précis sera proposé en Yoga au niveau des basses côtes et de l'expiration. Les exercices de manipulation de la cage seront répétés régulièrement et la malade pourra prévenir ses crises si elle les sent venir. Pendant les séances, l'accent sera mis sur l'expiration profonde qui procure une grande détente générale.

Les premiers temps, s'occuper de sa respiration peut être angoissant, mais le bien-être acquis, le plaisir de travailler soi-même sur sa maladie, de pouvoir diminuer les médicaments sur conseil médical, le fait de ne plus avoir aussi peur de la crise, de savoir que d'autres personnes ont guéri leur asthme et vivent détendues, libéreront des tensions et des peurs jugées bientôt vaines. La connaissance de nous-même, la construction de notre autonomie sont un facteur essentiel de guérison et de joie de vivre.

L'INFARCTUS

TOUTES les trente minutes quelqu'un meurt d'un infarctus en Europe ; en France, tous les quarts d'heure !

Aujourd'hui il tue deux fois plus de personnes que les grandes maladies additionnées. Si la femme ne mène pas une « vie d'homme », une seulement pour neuf hommes sera victime d'un infarctus.

Mais aujourd'hui nombreuses sont celles qui mènent précisément cette « vie d'homme » en plus de leur existence de femme, d'épouse, de mère. Si elles n'y prennent garde, bientôt le chiffre proportionnel va augmenter en flèche et le rapport s'inverser. Y prendre garde ne veut d'ailleurs pas dire changer de vie mais adapter son organisme, mieux se connaître, construire un équilibre.

Physiologie du cœur

Nous n'entrerons pas dans le détail du fonctionnement cardiaque mais deux points intéressent directement le Yoga : les contractions cardiaques et le tonus vasculaire périphérique.

Les contractions cardiaques ont lieu 60 à 70 fois par minute. La fibre cardiaque, engagée dans le fonctionnement des systoles ventriculaire et auriculaire, est excitable et conductible. Elle contient deux systèmes nerveux : le pneumogastrique qui ralentit le cœur et le sympathique qui l'accélère.

Le système vasculaire est formé des artères, des capillaires et des veines. L'artère peut se contracter alors que les capillaires représentent un réservoir.

Le système nerveux cardiaque se divise en deux :

— Les nerfs vaso-constricteurs. Ceux-ci dépendent du système sympathique. Nous avons vu lors du chapitre sur le stress l'impact du sympathique dans les décharges d'adrénaline en cas d'émotion.

— Les nerfs vaso-dilatateurs.

Physiologie des artères coronaires

La vie des coronaires nous intéresse particulièrement. Nous savons que le cœur est le plus grand consommateur d'oxygène avec le cerveau et que le débit coronaire doit s'adapter à la demande.

En dénervant le cœur on s'est aperçu que les artères possédaient un système de commande automatique inconnu.

Quand les artères coronaires se bloquent, c'est l'athérosclérose, maladie du vieillissement des artères en général. Des dépôts de cholestérol sur la paroi intérieure se calcifient et peu à peu l'artère se bouche.

Modalités évolutives dans le temps

— Quand les artères sont à demi bouchées, on le ressent mais cela peut ne pas évoluer.
— Lors d'un effort une douleur thoracique peut se manifester.
— Puis les crises apparaissent au lit. Elles durent quelques minutes. Si la crise est plus longue le territoire cardiaque se trouve en déficit d'oxygène et l'infarctus du myocarde peut se manifester.

L'angine de poitrine est liée à un appauvrissement en oxygène au niveau des coronaires. Elle se manifeste par une douleur thoracique qui se prolonge vers les mâchoires, le dos, le bras gauche et le petit doigt de la main. Souvent, quand la crise a cessé on ne voit plus rien. La circulation coronarienne est très délicate.

▪ RÉACTION A L'EFFORT

L'organisme qui fait un effort met en jeu tous les éléments de la fonction cardio-respiratoire.

Mais la consommation d'oxygène sera bien différente, pour un même effort, chez la femme qui ne pratique aucun sport, la marcheuse entraînée et l'athlète. La consommation d'oxygène sera de 1,5 à 7 fois plus élevée pour la première, de 8 à 10 fois pour la seconde alors qu'elle augmente de 25 fois chez la troisième. Notre organisme a donc la possibilité de passer d'une position d'équilibre de repos 1 à une position d'effort non maximale 25 fois plus grande. Ceci nécessite des échanges assez extraordinaires et explique comment un organisme soumis à la maladie résiste à cette maladie au-dessous de 25.

L'organisme qui fait un effort met en jeu tous les éléments de la fonction cardio-respiratoire. Un effort sera correct lorsque la fonction cardio-respiratoire présentera un ajustement tel que l'organisme n'en ressente aucune sensation désagréable.

▪ ADAPTATION DE L'ORGANISME

Comment l'organisme va-t-il adapter cet apport d'oxygène à l'effort ? Le rapport des besoins en oxygène du repos à l'effort peut passer brutalement de 200 ml à 1 500 ml. Les cellules doivent recevoir, dans les 30'', 1 500 ml. Dès que l'effort s'arrête il y a chute de la consommation d'oxygène, d'abord brutale puis lente. L'athlète qui a fourni un effort rapide aura besoin de dix minutes pour retrouver la consommation d'oxygène du repos. Pendant l'effort fourni par une femme, l'augmentation d'oxygène est progressive, et quand l'effort continue, la prise d'oxygène ne cesse d'augmenter. Il n'y a pas de plateau d'adaptation comme pour l'athlète et la valeur extrême atteinte est de loin supérieure aux 1 500 ml d'oxygène de l'athlète.

Les critères de tolérance ou non tolérance d'un effort sont donc dus à l'obtention rapide de consommation d'oxygène stable maintenue pendant de longues minutes. Le sujet entraîné requiert aussi une période d'adaptation mais rapide. Il pourra continuer son effort. Les cellules ont assuré l'énergie nécessaire avec une dette d'oxygène. Pour récupérer, elles vont prélever l'oxygène au niveau du sang artériel qui s'appauvrit en oxygène pendant l'effort.

La personne non entraînée, au fur et à mesure de l'effort, va de plus en plus s'appauvrir en oxygène et s'enrichir en gaz carbonique. D'où la crampe. Le point de côté est un mécanisme de crampe.

Nous avons trois certitudes :

— Tout effort demande une période d'adaptation et la personne non entraînée n'atteint jamais le régime stable.

— Pour un effort identique, la personne entraînée aura besoin de moins d'oxygène que celle qui ne fait aucun effort régulier.

— La personne entraînée se trouve en régime stable, en équilibre, avec un niveau d'oxygène moindre.

En cas d'effort, la personne non entraînée peut atteindre l'état pathologique de surmenage qui lui procure une défaillance. En effet, lorsque nous faisons des efforts de plus en plus importants, la consommation d'oxygène n'augmente pas indéfiniment. Au seuil maximal on peut continuer à réaliser des efforts d'intensité croissante, mais la consommation d'oxygène n'augmentant plus, les cellules travaillent dans des conditions pathologiques. D'autre part, il ne suffit pas que la consommation d'oxygène soit suffisante au niveau des alvéoles : les molécules doivent passer dans le sang et traverser la frontière alvéolo-capillaire pour se propager jusqu'aux cellules. Le cœur doit envoyer suffisamment de sang pour prendre en charge ces molécules d'oxygène, baigner toutes les cellules de l'organisme et se débarrasser du gaz carbonique. Cette fonction nécessite une augmentation du débit cardiaque, mais le cœur surmené s'adapte moins bien que la ventilation.

Apports du Yoga

Cette étude nous permet de comprendre l'importance du travail des postures au cours desquelles l'effort sera équilibré par une respiration régulière et approfondie.

Nous avons vu d'autre part qu'en cas d'effort l'organisme ne devait ressentir aucune sensation désagréable. Or, au cours des séances de Yoga, il est constamment rappelé à l'élève qu'elle doit respecter l'équilibre entre effort et détente. La technique du Yoga est particulièrement attentive à cet aspect et prépare les postures d'effort qui demandent l'obtention rapide de consommation d'oxygène. Avant les postures de dorsaux pratiquées couchées sur le ventre, en particulier, les exercices d'oxygénation rapide sont recommandés, ceux-ci procurent un supplément d'oxygène à l'hémoglobine du sang, l'effort s'en trouve allégé et les cellules pourrront récupérer rapidement en prélevant cet oxygène dans le sang.

L'entraînement régulier du Yoga diminuera chez l'adepte les besoins d'oxygène en cas d'effort et soulagera ainsi sa fonction cardio-respiratoire. Car le cœur souffre en cas d'insuffisance respiratoire et à la limite on peut craindre une atteinte cardiaque. L'organisme se met en situation d'économie. Pour augmenter le débit cardiaque il fait des efforts qui accentuent la fréquence et le muscle augmente de volume par paliers successifs. On peut s'adapter progressivement à l'effort supplémentaire et la pratique du Yoga conduira vers cette adaptation. Si le cœur est mieux musclé, la fréquence cardiaque pourra baisser car le cœur peut travailler en qualité et en tonicité.

Un certain effort sera bénéfique pour les coronaires. Pour augmenter le débit sanguin nous devons travailler dans des conditions de détente et non dans des conditions d'économie. Il y a un stade d'équilibre à trouver entre détente et effort. En effet, en état de détente le débit du sang dans le cerveau se trouve à son maximum. En celui d'effort, les viscères se vident de leur trop-plein de sang. Les réactions chimiques musculaires dégagent de la chaleur et le sang se débarrasse de son excès de température. Tant qu'il y a du muscle, il y a de l'espoir... et la fibre cardiaque est excitable et conductible.

Les coronaires peuvent aussi être rééduquées par le Yoga. Nous avons déjà parlé du *Jâlhandara Bandha*. Cette position de la tête et de la nuque compresse la région carotidienne et apporte une baisse de tension, uniquement lorsque la tension artérielle est trop élevée.

Les problèmes de coronaires sont dus bien sûr à l'âge mais aussi à l'hérédité, aux anomalies métaboliques (hypercholestérolémie, diabète, hypertension, erreurs de régime) et surtout à la sédentarité, au tabac, au surcroît des responsabilités et au stress dont nous avons déjà longuement parlé. Sous l'empire d'émotions, la tension artérielle monte et ce petit traumatisme répété finit par provoquer l'athérosclérose. Les crises sont angoissantes et le moral en pâtit.

La pratique du Yoga a une action certaine sur l'insuffisance coronarienne. Les exercices font descendre le taux de cholestérol et repoussent les risques de renouvellement des crises. Les vaisseaux cardiaques se rééduquent par des respirations et des exercices dosés de façon progressive. Ceux-ci offriront de nouvelles possibilités d'efforts.

La relaxation est recommandée aux coronariens. Elle sera accompagnée d'une prise de conscience et d'un développement de la respiration à tous ses niveaux. Peu à peu des postures qui demanderont plus d'effort seront proposées : l'Arc statique poumons pleins, ou dynamique en inspirant lorsqu'on prend la posture, puis la Sauterelle, et même la Salutation au Soleil guidée par une respiration juste afin de ne pas s'essouffler.

Pendant les premiers temps on évitera les rétentions, puis on pourra les inclure dans le rythme respiratoire sans les prolonger. Lorsque l'arrêt poumons vides devient agréable on peut y inclure l'*Uddiyana Bandha*. En effet, cet exercice renvoie dans le système veineux le sang qui stagne dans le ventre.

Une femme cardiaque a peur des crises et son angoisse représente un stimulus de stress. Le fait de se prendre en charge, de savoir qu'elle peut elle-même améliorer son état en pratiquant les exercices qui lui sont recommandés, entraînera rapidement l'élimination de cet état et son moral remontera en flèche.

Mais attention ! Le désir de l'effort ne doit jamais conduire à « oublier de respirer », ne serait-ce qu'un instant, car cela représente un réel danger. La gorge se ferme, le contenu abdominal se comprime en même temps que les poumons, la pression cardiaque augmente et la circulation sanguine vers le cœur et les poumons se freine. L'accident pourrait survenir en cas de coronaires très fragiles ou de menace d'infarctus. Il est donc très important d'apprendre à bien contrôler la respiration dans toutes les postures que l'on désire aborder. L'apnée inspiratoire en effort n'est pas sans danger : elle augmente la pression artérielle.

▪ LE CENTRE SUBTIL DU CŒUR

Puis, un peu plus tard, les exercices de contrôle du souffle seront proposés. Certains conduisent l'attention au niveau du centre énergétique du cœur, *Anahata Chakra*. Nous avons parfois remarqué des réactions inattendues en abordant pour la première fois un tel exercice avec des élèves : accélération respiratoire, souffle coupé, frissons dans le dos, légère douleur à la nuque, effets qui disparaissent d'ailleurs immédiatement. Ces réactions représentent des signes que nous ne pouvons négliger. Pourquoi l'attention portée au cœur nous secoue-t-elle ainsi ? Quel mystérieux lien lie donc notre cœur de chair et notre centre d'énergie cardiaque ? Le Maître Krishnamacharya de Madras enseignait à son élève Yvonne Millerand que le Chakra du cœur est le plus important de tous les Chakra. Le centre du cœur ne régirait-il pas tous nos centres d'énergie subtils ? Nous en reparlerons plus loin.

La seule maîtrise — et le Yoga nous y conduit — est peut-être de rester en lien avec le centre du cœur ; celle-ci nous permettra de vivre notre JE, de vivre notre NOUS. Se mettre en vibration avec le cœur nécessite de lâcher le mental et le lien se nouera au cœur de l'océan, au cœur de l'univers.

Visualisons le cœur de l'arbre et notre cœur, puis laissons-nous vibrer cœur à cœur dans la sérénité, la Paix, la Joie.

Le vieillissement

La ménopause

L'ÂGE « critique » a perdu son aspect menaçant : la femme moderne veut rester dynamique et soucieuse de son apparence. Elle sait que, après quelques malaises à surmonter, sa vie sexuelle peut reprendre, libérée de tout souci de contraception.

La ménopause n'est plus considérée comme « le commencement de la fin », mais comme le signal d'une série de mesures à prendre pour atténuer, voire supprimer les différents symptômes qui accompagnent les modifications glandulaires et hormonales : le risque d'obésité, le ralentissement du rythme cardiaque, migraines ou bouffées de chaleur.

C'est peut-être là que réside le nouveau danger : le choix des correctifs dépend de la prise de conscience que la femme réalise à cette époque de la vie. Si elle entretient la nostalgie de sa jeunesse, elle considérera l'arrêt de l'ovulation comme une maladie et la traitera comme telle. En cherchant à compenser artificiellement et massivement les sécrétions sexuelles, elle cherchera à refuser l'ordre naturel des choses avec autant de dommages pour son hygiène mentale que sa mère lorsqu'elle acceptait prématurément de vieillir.

Simuler la jeunesse, ce n'est pas forcément lutter contre le vieillissement : combat pitoyable de ces mères qui aspirent à être les sœurs aînées de leurs filles ! C'est un combat perdu d'avance.

Laissons les mesures exceptionnelles à celles dont la ménopause ne vient pas à son heure, qu'elle soit provoquée articiellement (ablation des glandes) ou prématurément (avant cinquante ans, il semblerait que les choses se passent moins bien qu'après).

En fait, si l'organisme est amené progressivement à un nouveau rythme, il n'y a pas de rupture brutale, et c'est ce qui se passe le plus souvent lorsque l'on n'attend pas « le retour d'âge » pour envisager des modifications dans son train de vie.

Le déclin des facultés intellectuelles : perte de mémoire, baisse des capacités de réflexion, de répartie, de continuité dans l'effort se trouve accentué autant par le refus de créer un climat de calme et d'équilibre que par le découragement et l'abandon.

En acceptant de modifier ses rythmes et de reconsidérer ses activités sans nostalgie, la femme avisée saura réaliser un climat précurseur où le changement aura sa place comme une nouveauté.

Libérée des contraintes de la contraception mais munie d'une nouvelle séduction, elle pourra vivre une deuxième lune de miel. Les différentes incommodités pourront être utilisées comme une autre façon de comprendre son corps et une nouvelle façon de l'utiliser.

Lors de notre réflexion sur le stress nous avons vu quel rôle jouaient les glandes endocrines sur l'affolement ou les baisses de régime de notre vitalité. Les signaux que nous envoie notre corps au moment de la ménopause nous donnent une occasion de mieux comprendre l'interrelation entre notre hygiène physique et ses composantes et notre hygiène mentale.

Il n'y a pas d'âge pour la sagesse, mais il faut convenir que, à l'âge où tout est plus difficile, on comprend plus facilement !

Apports du Yoga

On peut savoir que la posture de la Pince est susceptible de réduire les rondeurs abdominales, soulager la sciatique et aider le fonctionnement du foie et des reins, mais lorsque tout cela se signale à notre attention et que nous pratiquons avec la confiance et la mesure de l'expérience, nous sommes convaincues : cela valait le coup d'être tenté ; on est beaucoup mieux qu'avant et on recommencera !

On pourra donc trouver une application particulière des postures évoquées pour leur action sur les glandes endocrines au moment où elles fonctionnent avec moins de bonne volonté !

DANSER LE TROISIÈME AGE

PEUT-ON évaluer quand commence ce redouté troisième âge dont chacune sait que pour elle il viendra tôt ou tard ? Tant que la « forme » est là, peut-être n'y pense-t-on guère... il y a tant à faire ! La cinquantaine peut être pleine de vitalité mais les premières sensations de baisse de tonus donnent à réfléchir, invitent à faire le point. Des époques sont charnières dans la vie et chaque femme peut repérer à quels moments elles se sont situées. Notre propos veut s'arrêter à cette charnière d'où s'articulent jeunesse passée et vieillesse à venir.

Le refus de vieillir est latent chez beaucoup de femmes marquées par les stéréotypes et les canons de la « beauté séduisante » : elles n'imaginent pas que le charme et la beauté restent présents dans un regard illuminé par l'âme, et que ce regard ne conduira jamais à la solitude. Vieillir devient une aventure merveilleuse si cela veut dire se mettre en quête de son âme d'adulte.

Roger Garaudy invite à « danser sa vie », aujourd'hui le Yoga nous invite à danser notre troisième âge.

Ceux qui ont réalisé des questionnaires où apparaissait le mot vieillir se sont heurtés à des blocages, voire à des colères : la vieillesse, ça n'existe pas ! Bien. Alors précisons que le mot vieillir voudra dire « prendre un an de plus » et non décrépir. Mais alors mettons-nous au travail, car il est possible d'intervenir à différents niveaux pour bien vieillir.

COMPRENDRE CE QUI SE PASSE

NOUS omettrons ici volontairement les problèmes spécifiques ayant un rapport avec la ménopause et qui ont été envisagés lors du précédent chapitre de ce livre.

La fin de la croissance se situe vers l'âge de 18-21 ans, l'organisme ayant atteint la plénitude. Dès la fin de notre croissance staturale s'amorce la phase de décroissance de notre masse métabolique active. L'involution se poursuit de façon régulière, sans marquer d'accélération notable au moment de la ménopause. Parallèlement, l'involution fonctionnelle débute très tôt et se manifeste par une baisse des performances, mais toutes les fonctions ne subissent pas de la même façon l'effet de l'âge. Certaines, les fonctions intellectuelles par exemple, perdent de leur vitalité, même pendant la période dite de maturité, alors qu'aucune détérioration esthétique n'apparaît encore. D'une façon générale, les organes qui assurent l'équilibre de l'organisme et maintiennent la constance du milieu intérieur le feront avec une difficulté progressive.

Ce chapitre veut se limiter aux altérations physiologiques.

ALTÉRATION DE LA FONCTION LOCOMOTRICE

▪ LE SQUELETTE

Le squelette commence à se modifier dès la troisième décennie : la densité des os longs et des vertèbres diminue de façon linéaire. Une ostéoporose s'installe progressivement, l'irrigation des articulations se ralentit, l'arthrose cause une douleur qui contracture les muscles, les tendons s'atrophient et le jeu articulaire se limite peu à peu.

Rien ne vieillit aussi vite que la colonne cervicale. Le centre de gravité de la tête tombe en avant de l'articulation qui plie en provoquant des lésions. Il faut éviter de surmener cette région et la protéger.

Les lésions des vertèbres dorsales ne sont pas graves mais celles des vertèbres lombaires qui portent le poids du corps sont plus sérieuses.

Le genou est une articulation superficielle donc délicate, sensible à l'humidité et à la sécheresse. Elle supporte le corps dont la statique est le plus souvent déviée et souffre en flexion.

Les chevilles sont une bonne articulation mais les torsions devront être progressives car elles peuvent être douloureuses.

▪ LES MUSCLES

Au niveau musculaire la souplesse diminue et la force d'extension est la plus touchée : la rapidité et la coordination des mouvements s'en trouveront altérées. Le vieillissement de la force musculaire sera d'autant plus rapide que l'activité physique aura été plus restreinte pendant l'enfance et la vie professionnelle. Chez l'adulte, l'absence d'activité physique ne fait qu'accentuer le vieillissement de l'appareil locomoteur. L'immobilisme entraîne l'ankylose articulaire, une involution musculaire, une diminution de la cénesthésie thoracique et abdominale et son corollaire respiratoire.

▪ LES NERFS

Un autre facteur, le trouble de l'alimentation des nerfs en oxygène, ne permettra plus la rapidité de déplacement de l'influx nerveux. Il semble donc que la cause de l'involution motrice soit d'abord d'ordre neurologique, et en définitive d'ordre respiratoire. Or, la capacité respiratoire à 65 ans se trouve diminée de 60 % par rapport à celle d'une personne de 30 ans.

Apports du Yoga

Comment le Yoga peut-il intervenir au cours de ces altérations ?

Selon une progression étudiée soigneusement, grâce à des exercices pratiqués régulièrement, sans surmenage et sous le contrôle de la respiration, la pratique pourra ralentir les phénomènes d'ostéoporose et entretenir une souplesse articulaire. Un entraînement en douceur et des assouplissements dosés des muscles périarticulaires et de leurs tendons tendront à stabiliser les phénomènes de développement d'arthrose. Les postures proposées, engageant les cinq positions de la colonne vertébrale — axe du corps dont dépendent notre maintien et notre équilibre — la garderont souple et forte.

Nous n'aurons pas à craindre ce travail de la colonne vertébrale dans la mesure où l'enseignant sera averti des problèmes de chacune. Des postures peuvent être proposées en position allongée sur le dos, assise, debout. Les postures « enroulées » luttent contre les tassements ; les postures d'ouverture, amenées par des mouvements légers et progressifs, assouplissent les articulations. Les flexions se travailleront jambes fléchies afin de ne pas faire souffrir les vertèbres lombaires. Un effort demandé aux muscles abdominaux aidera au maintien de l'épine dorsale. La bascule avant-arrière du bassin débloquera l'articulation cocco-fémorale. Les vertèbres cervicales, source de bien des douleurs et vertiges causés en particulier par le développement de l'arthrose et par les déplacements dus au blocage des trapèzes, seront remises en service grâce à de légers mouvements de la nuque et une activité nouvelle des muscles du haut du dos.

Au niveau musculaire, les mouvements et postures remédieront à l'inactivité par une activité fonctionnelle d'importance capitale pour la conservation des fonctions de l'appareil neuro-musculaire. Les muscles crispés, progressivement étirés et mieux irrigués, verront s'effacer la douleur provoquée par la contracture. Ils retrouveront souplesse et tonicité et les insertions musculaires sur l'ossature seront ainsi protégées. A la rigidité fera place une souplesse qui peut se retrouver et se conserver jusqu'à un âge avancé. Le secret : l'élongation de muscles décontracturés sous l'effet de la respiration et de tractions lentes et progressives.

L'état fonctionnel du système nerveux et du système cardio-respiratoire pourra être amélioré par un travail de régularisation et d'approfondissement de la respiration.

ALTÉRATION DE L'APPAREIL RESPIRATOIRE

CHEZ la plupart des personnes la respiration devient très tôt superficielle. Outre l'effet des tensions psychiques, la cage thoracique se défend, en diminuant ses échanges, contre l'air pollué des villes. Alors le sang ne se débarrasse plus des toxines qui l'encombrent et se répandent dans les organes.

- **Au niveau mécanique**, la masse pulmonaire et les muscles respiratoires thoraciques s'atrophient, le diaphragme s'amincit et se rétrécit, la cage devient de plus en plus étroite.

- **Au niveau bio-chimique** sur les poumons, l'élasticité des alvéoles et bronchioles diminue, les sécrétions augmentent et les conduits peuvent se fermer. L'entraînement respiratoire est indispensable pour éviter ces risques : l'insuffisance prédispose à l'emphysème, aux bronchites chroniques, au surmenage cardiaque.

Apports du Yoga

La respiration profonde installe un mécanisme auto-régulateur qui force à respirer plus profondément, à contrôler et aider les mouvements du diaphragme, à contracter les abdominaux sollicités pour remonter le diaphragme à l'expir. La respiration calme et contrôlée recharge en énergie.

En cas de bronchite, d'asthme, d'emphysème, d'obésité, l'allongement de l'expiration améliorera l'élasticité des poumons et de la cage, facilitera l'évacuation du mucus, procurant un réel soulagement.

ALTÉRATION DE L'APPAREIL CIRCULATOIRE

LA circulation sanguine subit aussi des modifications progressives. On relève notamment une augmentation de la pression artérielle, une diminution du débit cardiaque, de l'élasticité des vaisseaux provoquant stases et varices.

Parfois des dépôts de cholestérol se forment sur la paroi intérieure et la calcification progressive bouche les artères. L'athérosclérose, maladie du vieillissement des artères en général, provoque une diminution de l'activité des coronaires. Nous en avons déjà longuement parlé lors du chapitre concernant l'infarctus.

Apports du Yoga

La respiration régularisée et contrôlée accélère le courant sanguin et facilite la circulation périphérique. Les résistances à vaincre au moment de l'ondée systolique seront moins importantes, le ventricule se videra plus facilement et le travail du cœur s'en trouvera allégé. En particulier, en cas d'insuffisance cardiaque où la stagnation veineuse accroît le travail de la pompe cardiaque, l'aide fonctionnelle des muscles et de la ventilation pulmonaire régulièrement exercés sera utile.

On notera l'importance de certaines postures et en particulier des postures inversées pour accélérer le débit sanguin. Mais les personnes souffrant d'hypertension artérielle prendront soin de ne pas lever les bras plus haut que les épaules et de ne pas fléchir leur buste au-dessous du niveau des hanches. Elles éviteront de prolonger les apnées poumons pleins afin de ne pas augmenter la pression sur le système circulatoire. Les personnes hypotendues, par contre, éviteront les temps de rétention poumons vides.

Fig. 48

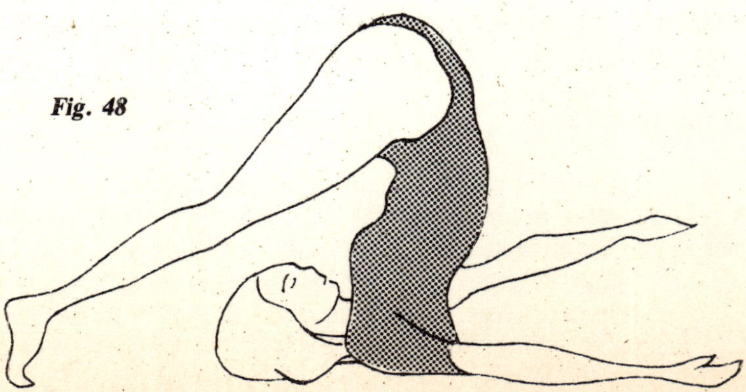

ALTÉRATION DE L'APPAREIL NEUROLOGIQUE

ATTENTION ! Toutes celles qui, ayant terminé leurs études, ont laissé leur cerveau s'endormir, préparent leur sclérose intellectuelle et une régression cérébrale. En particulier s'altèrent les qualités d'attention et de concentration, et la mémoire à court terme se perd.

Il ne faut pas oublier que dès 20 ans le nombre des neurones cérébraux diminue, le débit sanguin cérébral se réduit, donc aussi la consommation d'oxygène par le cerveau.

Le vieillissement précoce de certains récepteurs sensoriels intervient. A partir de la troisième décennie se manifestent la sénescence olfactive, la diminution du pouvoir d'accommodation du cristallin et la difficulté d'adaptation aux faibles éclairements, la sénescence auditive, une baisse de la sensibilité des récepteurs tactiles de la peau, le ralentissement de la vitesse maximale de conduction des nerfs moteurs.

Triple apport du Yoga :

▪ RETARDER LE VIEILLISSEMENT

Les exercices d'assouplissement des doigts et les postures d'orteils rentrés et sortis apporteront une réelle détente générale. Les pieds sont un microcosme. Trop serrés dans les chaussures, ils ne permettent pas la libre circulation de l'énergie alors que tous les points d'acupuncture situés sous les pieds attendent d'être stimulés et que les orteils réclament d'être mis en mouvement. Une élève nous a affirmé : « Depuis que je travaille mes pieds, je dors beaucoup mieux. »

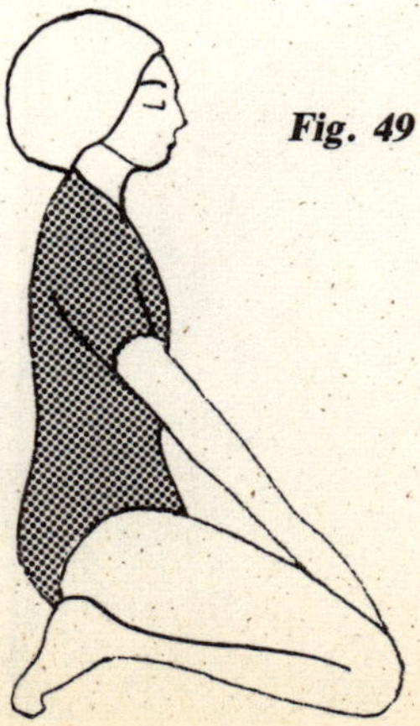

Fig. 49

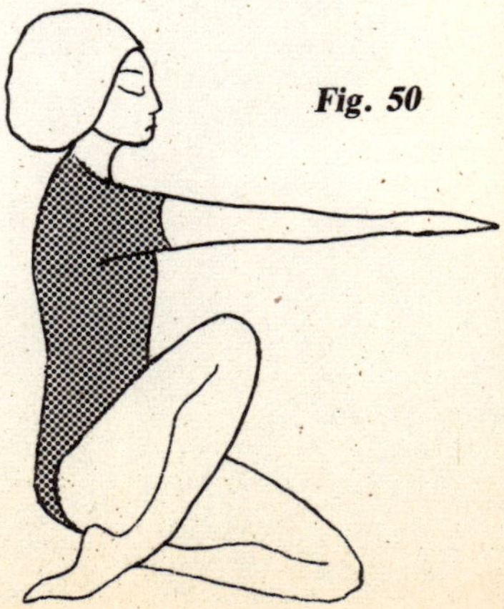

Fig. 50

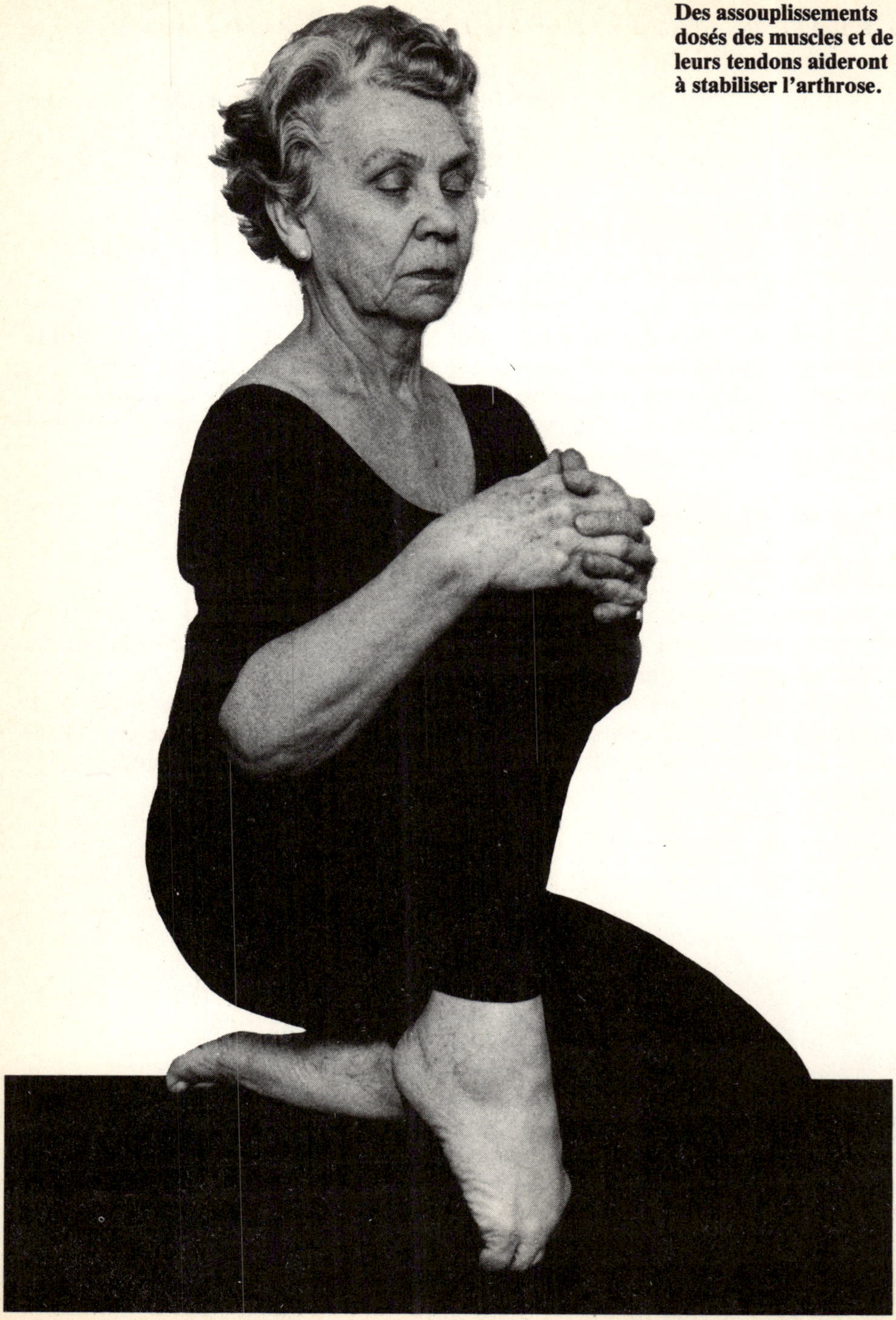

Fig. 51

Des assouplissements dosés des muscles et de leurs tendons aideront à stabiliser l'arthrose.

La pratique du Yoga fait appel constamment à la qualité d'attention par des prises de conscience progressives à travers des sensations éveillées par le travail des postures, celles-ci engageant tout le jeu articulaire et musculaire. Simultanément, ces prises de conscience font appel à la concentration et révèlent une difficulté majeure pour la plupart : la dispersion. Mais le Yoga maintient l'attention en éveil en la dirigeant vers les sensations, il calme les agitations de la mémoire en ralentissant les échanges respiratoires et en abaissant la tension nerveuse, augmentant ainsi le capital énergétique. Le fonctionnement du système nerveux autonome, qui dépend du capital énergétique fourni par la respiration, s'améliore.

Les *Bandha*, terme sanskrit qui signifie *attacher, verrouiller*, seront particulièrement recommandés aux personnes d'âge avancé car leur effet est profond. La tradition indienne nous assure qu'ils procurent santé, force et longévité !

L'*Uddiyana Bandha*, ou fausse respiration, agit d'abord sur l'abdomen, la cage thoracique et les poumons. Les personnes âgées deviennent sédentaires et leurs organes abdominaux, défavorisés par une respiration haute et superficielle, ne profitent plus du brassage procuré par les mouvements du diaphragme. Alors des stases sanguines se créent qui ralentissent la circulation et la vitalité générale en est affectée. L'impact en est ressenti au niveau de la digestion, de l'assimilation, de l'élimination.

L'*Uddiyana Bandha* vide l'estomac des sucs digestifs résiduels, influence les glandes, décongestionne le foie et le pancréas ainsi que le système génito-urinaire, vivifie les reins, tonifie les glandes surrénales. Ajoutons aussi qu'il lutte contre l'aérophagie en activant l'évacuation de l'air.

Nous savons d'autre part que le centre nerveux du plexus solaire joue un rôle important dans la régulation des fonctions abdominales et que son action se propage dans tout le système nerveux. L'*Uddiyana Bandha* aura encore le mérite d'agir sur le pneumogastrique et de procurer un meilleur équilibre neuro-végétatif tout en contrôlant l'activité parfois excessive du système sympathique.

L'effet de l'*Uddiyana Bandha* se répercutant de façon très profonde, le professeur devra être prévenu de toute affection abdominale comme la colite ou l'appendicite chronique. Par ailleurs, si cet exercice procure une douleur, il ne devra pas être pratiqué. Par contre il peut contribuer au relâchement d'adhérences.

Le *Jâlandhara Bandha* implique le cou et la colonne cervicale en la redressant. Si le dos est arrondi et la nuque très cambrée, on le pratiquera d'abord allongée sur le dos. On tente d'amener la nuque aussi à plat que possible sans souffrir, en tirant doucement le menton vers le sternum. Très vite la respiration se trouve facilitée.

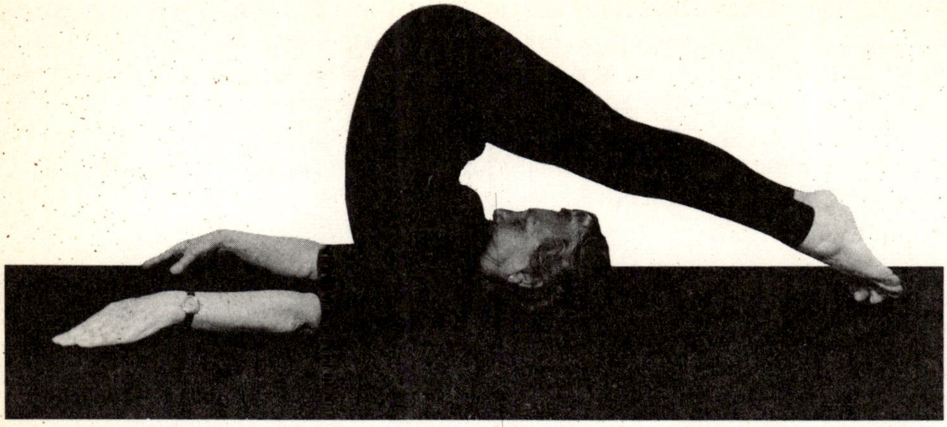

Fig. 52

Garder la colonne vertébrale forte et souple...
... même après soixante-dix ans.

Le *Mula Bandha*, conditionné par l'*Ashvini Mudra*, étirement interne du rectum, engage la totalité du périnée. Ce verrouillage, couramment pratiqué pendant l'*Uddiyana Bandha*, agit sur la base musculaire du corps qui soutient tous les viscères. Les descentes d'organes sont fréquentes lorsqu'on avance en âge. L'*Uddiyana* et le *Mula Bandha* sont particulièrement recommandés lorsque ces faiblesses se manifestent. Mais n'attendons pas ces troubles ! Pratiquons les *Bandha*, même s'ils nous demandent un réel effort.

▪ SE REVITALISER

Faut-il insister sur l'effet anti-dépresseur du travail en groupe lorsque la solitude, les chagrins, les soucis moraux et matériels jalonnent la vie ? Échanger un ressenti, s'ouvrir ensemble à une vision nouvelle de notre vie coopéreront à maintenir le tonus.

Une recommandation cependant s'impose. Nous venons au Yoga avec notre organisme, notre passé, nos difficultés propres, nos structures psychiques. Ceci implique que l'esprit de compétition, en Yoga, n'a aucun sens, envers les autres et envers soi-même. Si nous avons fait cette démarche vers le Yoga dans un but thérapeutique, laissons là notre difficulté physiologique pour chercher à construire une nouvelle Geneviève, une nouvelle Simone. Alors seulement nous pourrons découvrir autre chose.

L'élève en Yoga, même si elle a commencé à pratiquer vers la cinquantaine ou plus tard, découvrira que l'effort la préserve de l'ankylose physique et psychique : elle acquiert une connaissance et une maîtrise d'elle-même qui l'aideront à rester centrée au lieu de se disperser, à être plus confiante en elle, à rester calme et détendue en toute circonstance. Le bien-être qu'elle découvrira l'aidera à épanouir sa personnalité. Garder de la vitalité à un âge où l'organisme perd de sa vigueur est un bien inappréciable.

▪ L'ÉTAT DE DÉTENTE

L'état de détente acquis pendant le contrôle de la respiration en posture permet le relâchement de tensions qui favorise une progression. L'exercice, au lieu de fatiguer l'organisme, le revitalise. L'effort deviendra un plaisir. Et quel plaisir de se sentir dans son corps, détendue, de marcher mieux pour se promener et non de se traîner par ennui, de monter l'escalier sans essoufflement, d'acquérir une meilleure résistance à la fatigue, un sommeil plus calme, une satisfaction personnelle de l'effort entrepris ! Et pourquoi pas ?... la joie de se sentir exister pour soi-même !

Alors, si la vieillesse vient à son heure, avec son involution physique, la décrépitude, elle, ne trouvera jamais place. La pratique du Yoga sera agréable, cherchant à équilibrer effort et détente, et jamais exécutée comme une contrainte dont le but unique serait de garder le corps en bonne santé et d'éviter les attaques de la maladie.

Vers l'an 2000, un tiers de la population française appartiendra au troisième âge, disent les statistiques, la France se trouvant en tête des pays à population la plus âgée (plus de soixante ans). Lutter contre la décrépitude, retarder le vieillissement permettront à cette tranche d'âge de rester « riche ».

Chaque jour qui passe, au lieu d'être considéré comme un jour de moins à vivre, sera reçu comme une possibilité d'acquérir un peu plus de conscience de soi-même, un peu plus d'être, et pourquoi pas de découvrir un nouveau bonheur !

> ***Extrait de la lettre de Thérèse, une élève de 83 ans :*** **Je pense que vous aimerez savoir tout le bien-être que je reçois du Yoga par vos soins. Je crois être votre élève la plus âgée. Je suis chaque semaine plus persuadée, depuis six ans que je pratique, que si je vais relativement bien, gardant une grande partie de l'activité de ma jeunesse, le Yoga en est la cause. Chaque semaine j'éprouve une détente nerveuse suivie d'un excellent sommeil dû à la détente de tous mes membres. Mon médecin me conseille de pratiquer le Yoga seule un peu chaque jour. Je m'y astreins et j'en ressens le bienfait au niveau de ma circulation sanguine. Merci.**

Les familles de postures et leur résonance

Familles	Caractéristiques	Résonance
FLEXIONS	Plier, assouplir, relâcher, essorer le tissu musculaire, respiratoire, les viscères. Nettoyer le terrain.	Purifier, faire le vide, se rendre disponible.
EXTENSIONS	Étirer, dilater, aérer, tonifier. Enrichir le terrain.	S'ouvrir. Accueillir des forces nouvelles.
TORSIONS	Conjuguer flexions et extensions, détente et tonification, ressentir l'alternance. Labourer le terrain.	Sentir et stimuler le mouvement de l'énergie.
ÉQUILIBRES	Consolider l'expression de la détente, de la vitalité et du souffle. Progresser dans l'immobilité. Ensemencer le terrain.	Approcher la maîtrise, développer la qualité d'attention, la réceptivité.
POSTURES INVERSÉES	Fortifier, contrarier l'orientation habituelle. Irriguer le terrain.	Avoir confiance. Lâcher les sécurités.
POSTURES DE MÉDITATION	Atteindre la paix avec son corps dans une attitude immobile, sans somnolence, dynamique, sans contrainte. Regarder le grain qui lève.	Vivre l'arrêt sans angoisse, devenir apte à voir et sentir ce qui nous reste inconnu.

FLEXIONS

▪ YOGA MUDRA

Le sceau du Yoga

Fig. 53

Cette posture concrétise l'état d'esprit du Yoga. Posture de détente, elle paraît simple, et pourtant des difficultés peuvent se révéler dans les genoux et les chevilles.

L'attitude d'abandon et de confiance qu'elle requiert n'est pas spontanée pour toutes les femmes. Aussi, les résistances physiques, comme les résistances mentales, pourront-elles être apprivoisées par des aménagements :

— Atténuer les pressions sur les articulations et se mettre en confiance en prenant appui sur les bras.

— Progressivement, le corps et le mental pourront ressentir la vraie signification de la posture, s'abandonner, et n'avoir plus besoin de repousser le sol avec les mains *(fig. 54).*

Fig. 55

Aboutir à la posture c'est reconnaître le sceau que le Yoga imprime en nous : croire que l'être humain fait partie intégrante de la terre et qu'il est un chaînon irremplaçable de l'univers.

Fig. 53

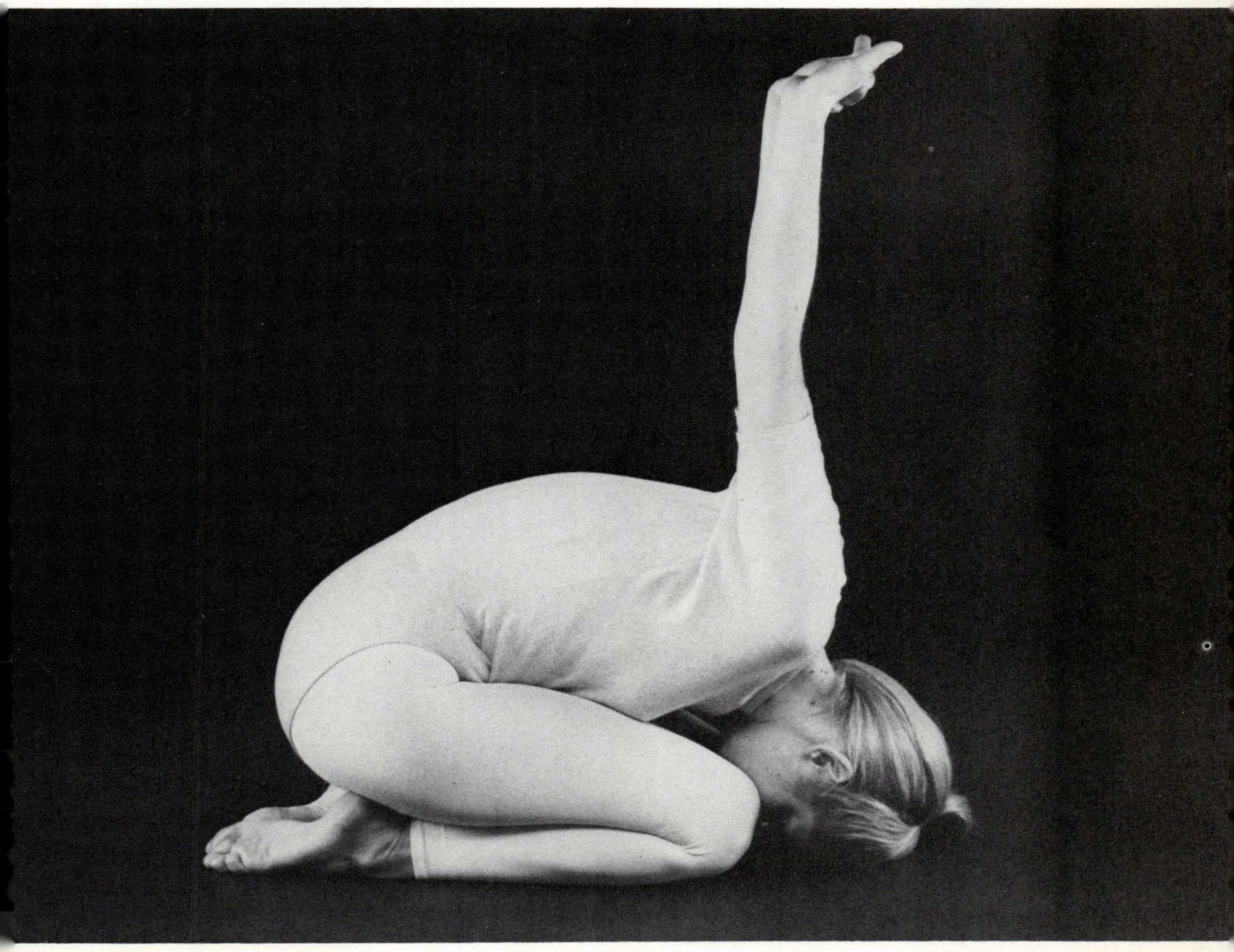

Fig. 54

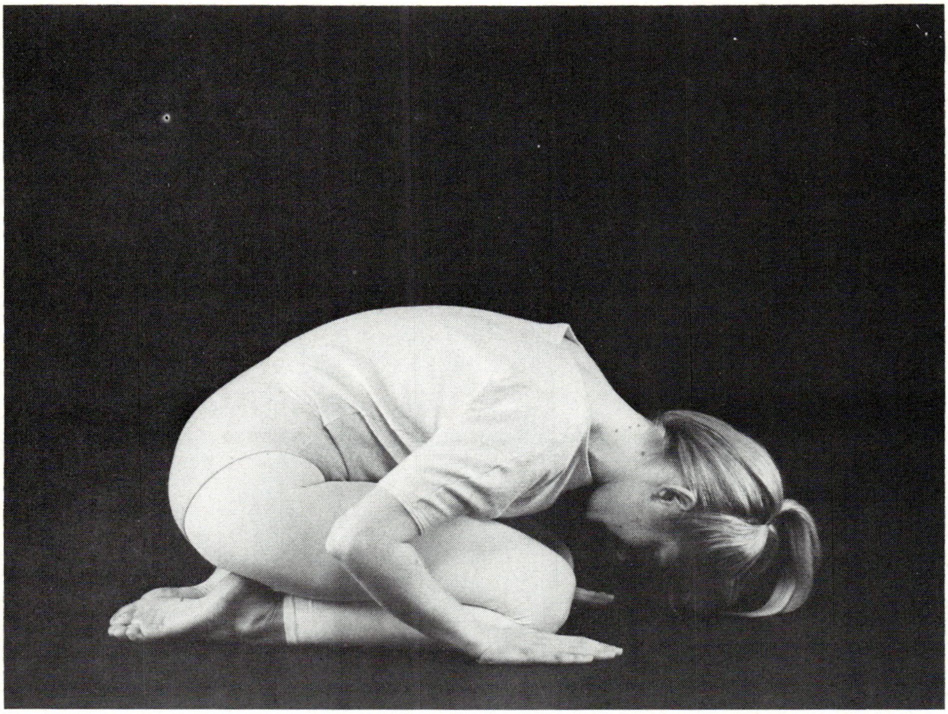

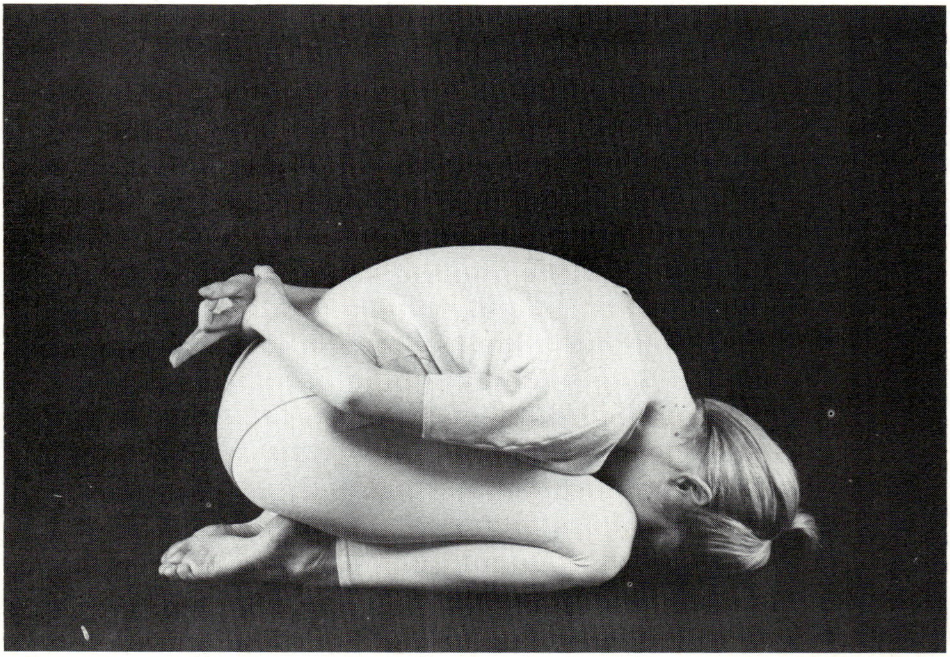

Fig. 55

▪ LA PINCE

La Pince nous permet de vivre la complémentarité entre l'exercice de la volonté et celui du lâcher-prise.

• Faire *(fig. 56)*
Préparer le dos. La poussée des mains sur le sol redresse le dos et permet de soulager les disques du poids des vertèbres.

• Ajuster *(fig. 57)*
L'étirement acquis est maintenu et complété par une progression en avant dirigée par l'appui des doigts.

• Laisser faire *(fig. 58)*
Lorsque les mains peuvent atteindre les pieds, la volonté laisse la place à l'abandon et la pesanteur relaye l'effort.

Fig. 56

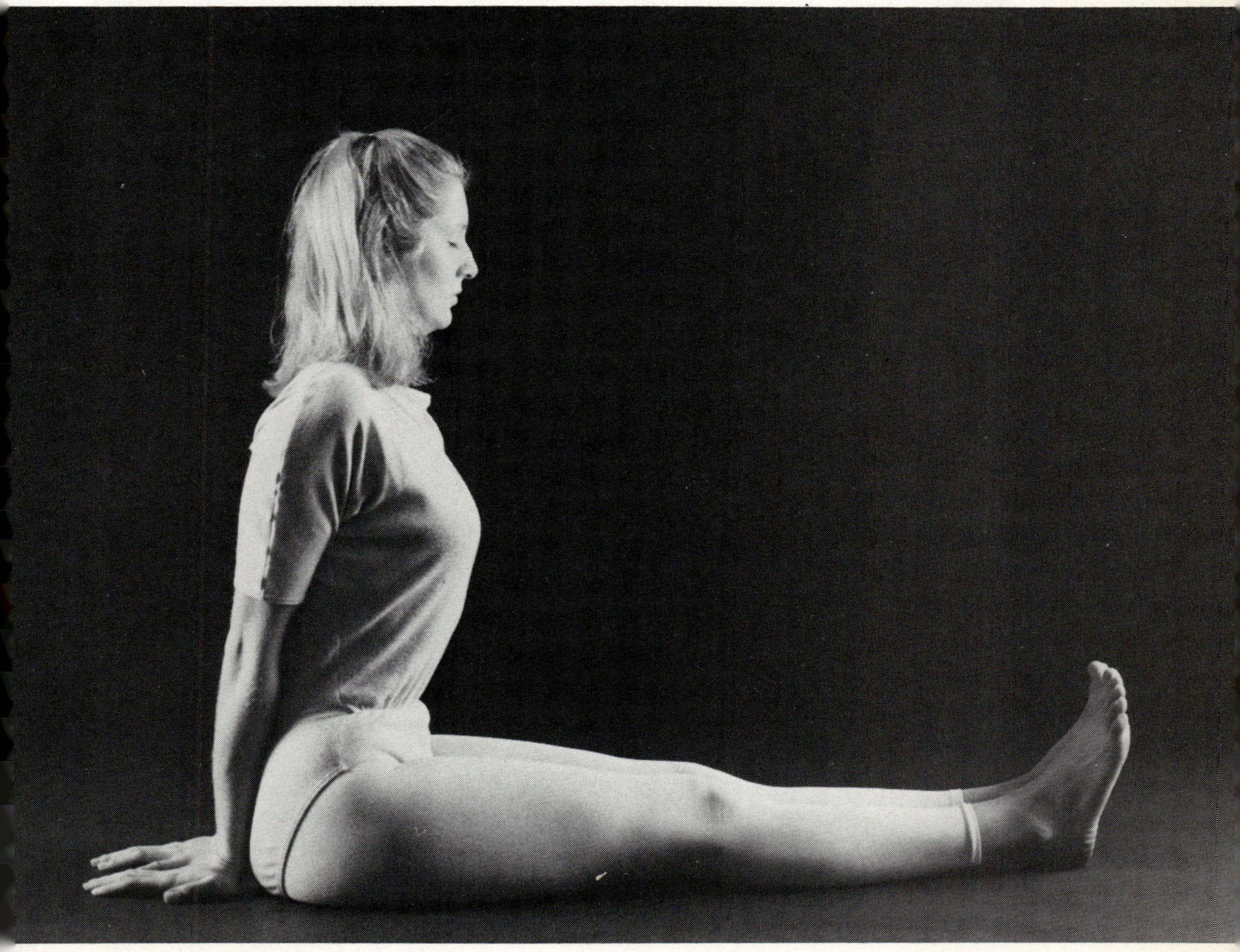

Fig. 57

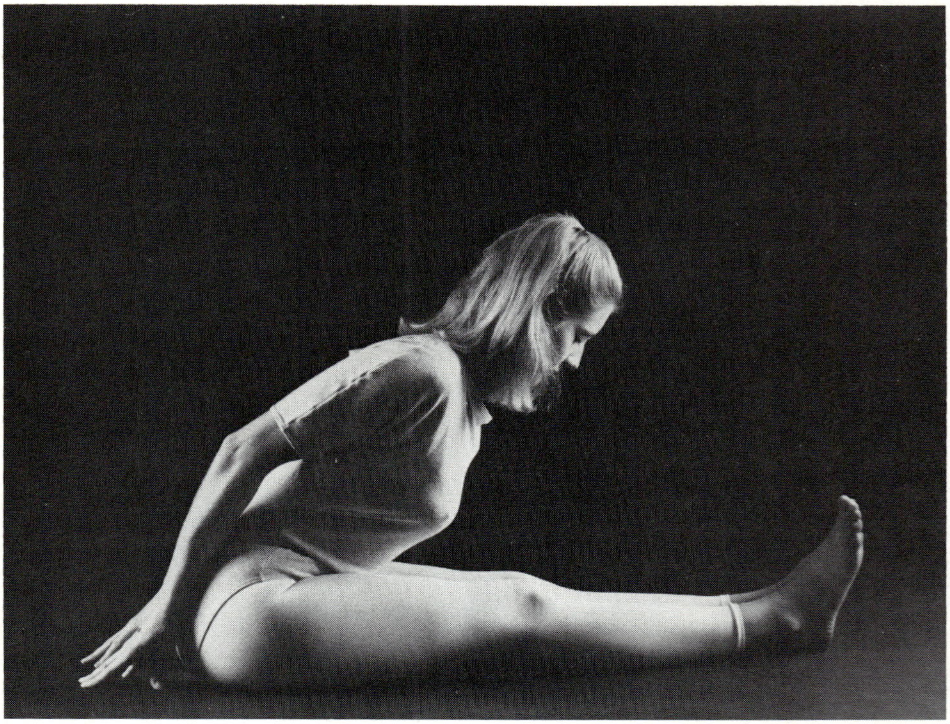

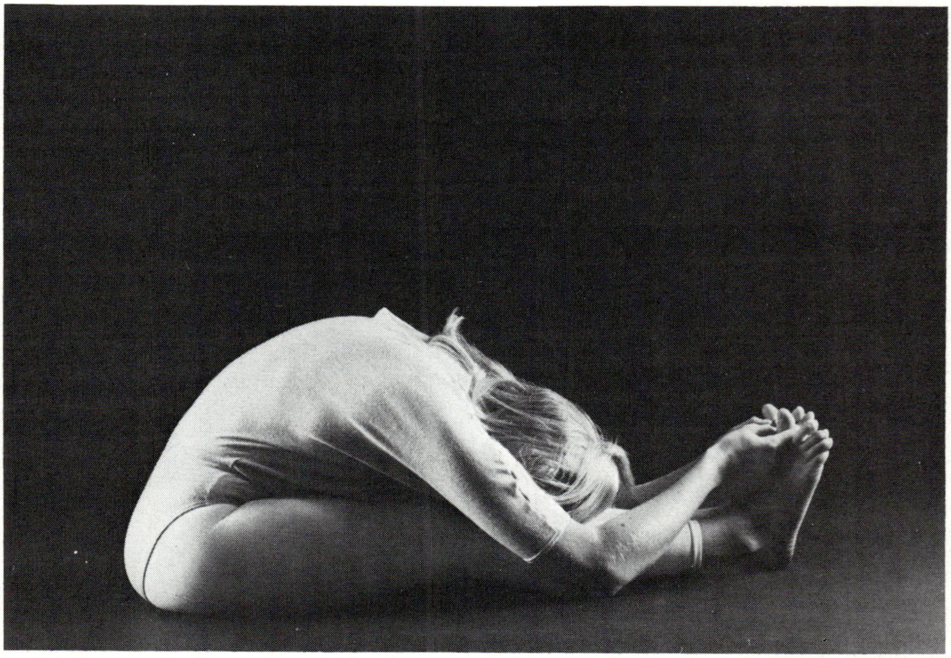

Fig. 58

▪ LE FŒTUS

Dans la position enroulée, retrouver une attitude sans angoisse, où le dos n'est plus une carapace rigide mais l'axe autour duquel l'être se construit.

• S'aider *(fig. 59)*
La sangle permet aux mains de progresser lentement vers la tête en arrondissant le dos. L'élève peut déjà ressentir les effets du geste sans se sentir exclue de la posture.
Quand les doigts ont pu se croiser derrière la tête, sans tension ni traction, en parfaite sécurité, l'être pourra renaître à soi-même *(fig. 60 et 61).*

Fig. 59

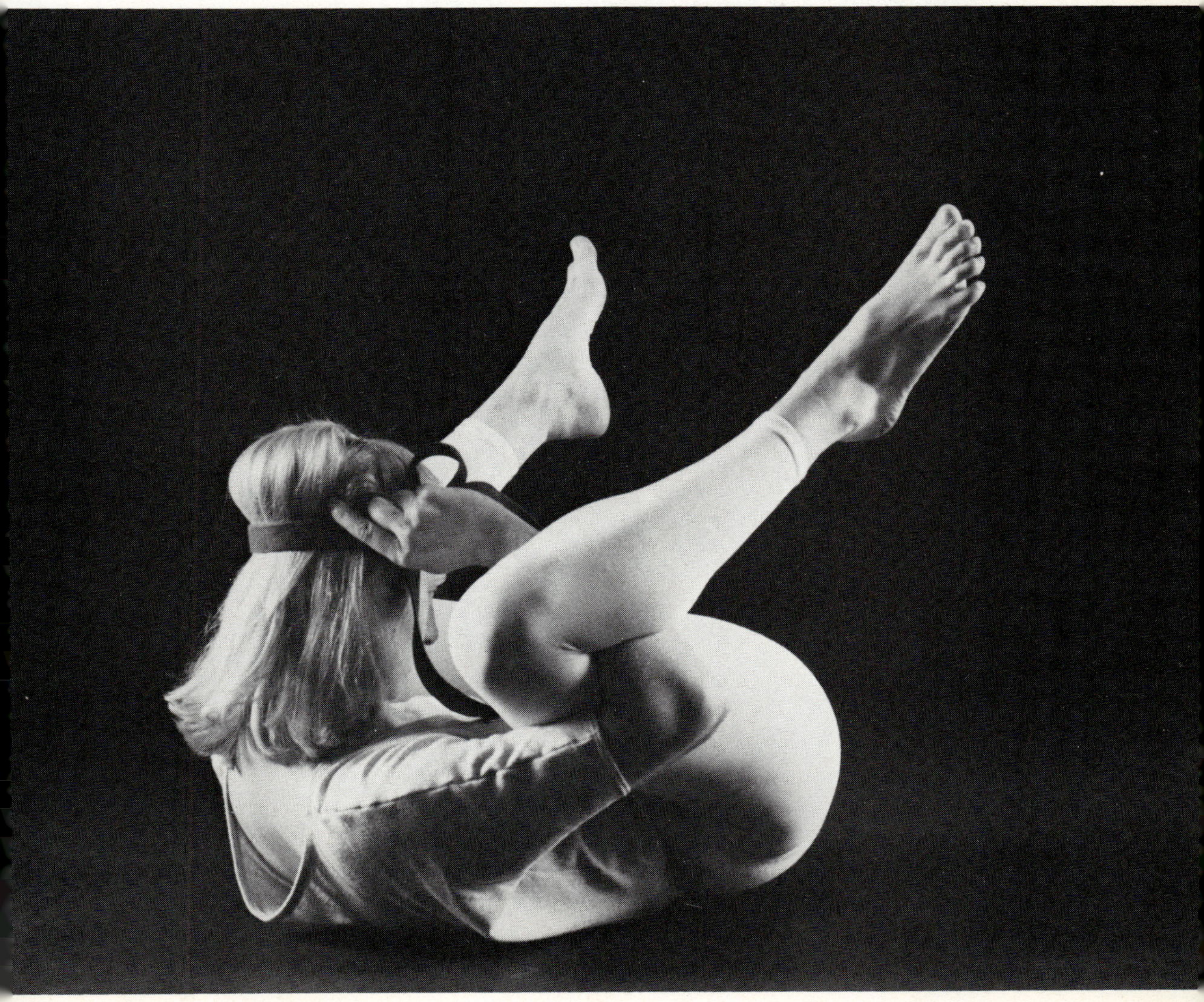

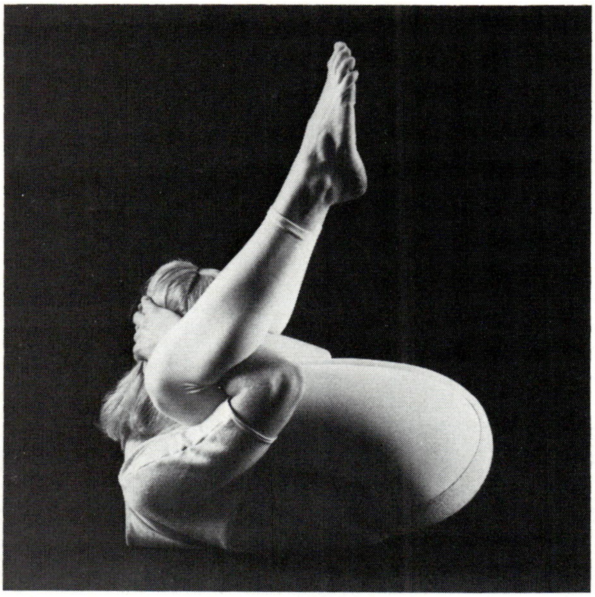

Fig. 60

Fig. 61

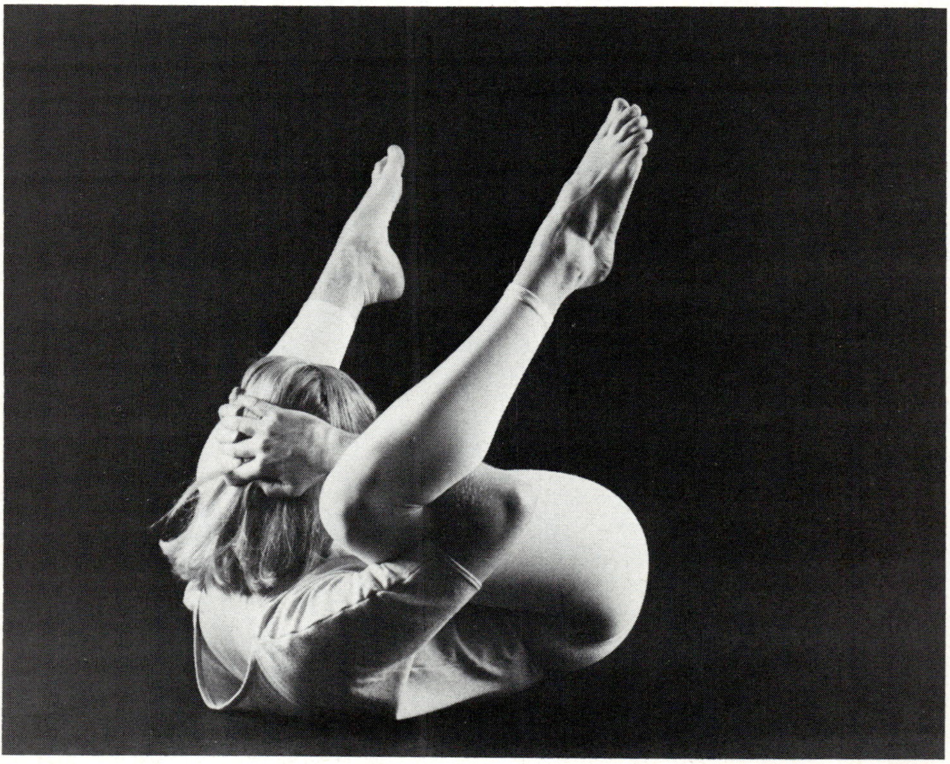

▪ LE TRIANGLE

Le Triangle réalise la jonction entre l'homme, la Terre et le Ciel. Il exprime également les trois dimensions de notre conscience : éveil, connaissance, félicité *(fig. 62)*.
Dans la variante en flexion latérale on peut adopter une position intermédiaire pour préparer le mouvement.
On devra contrôler les trois critères d'exactitude : socle, point fixe, point mobile. Le socle est l'élément articulo-osseux adapté au sol (ici : pieds et chevilles). Dans la flexion vers la droite, le point fixe est la hanche gauche et le point mobile la main droite *(fig. 63)*.

▪ PADA HASTA ASANA

« Tête, mains et pieds réunis »

Fig. 64
Le Yoga nous invite à cheminer vers la Sagesse en reliant en nous l'humain et le divin : deux pôles que l'on peut figurer par les pieds et les mains.
En position d'approche, l'élève pourra fléchir légèrement les genoux.

Fig. 62

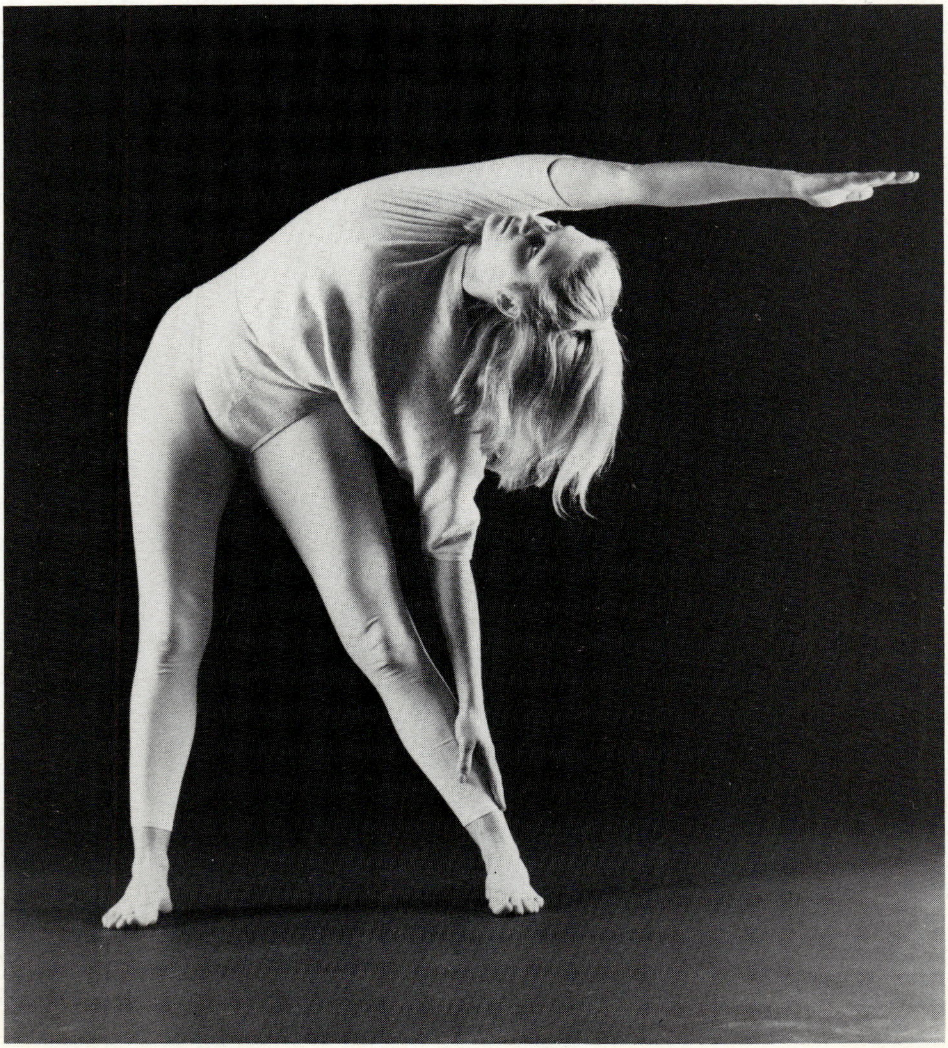

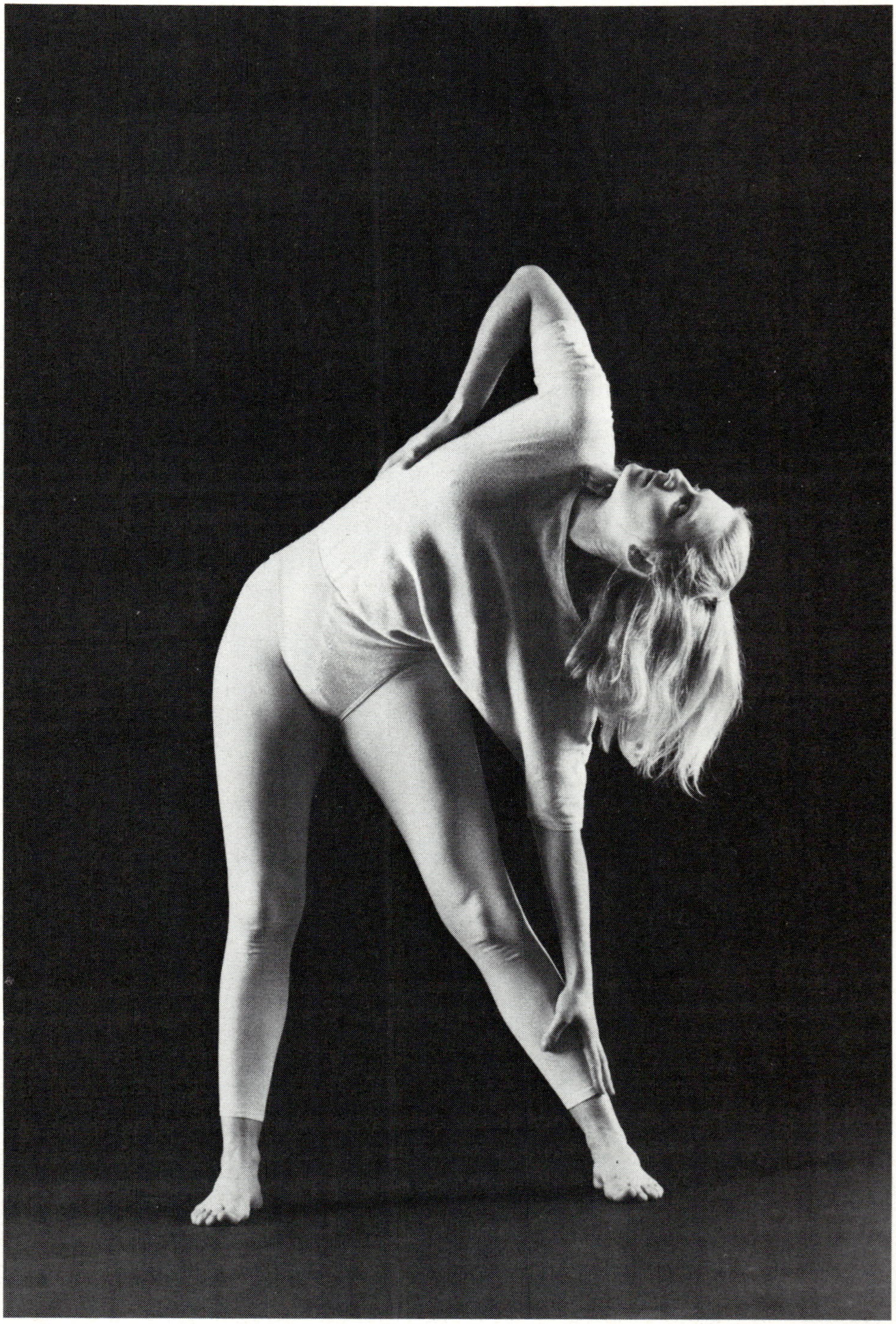

Fig. 63

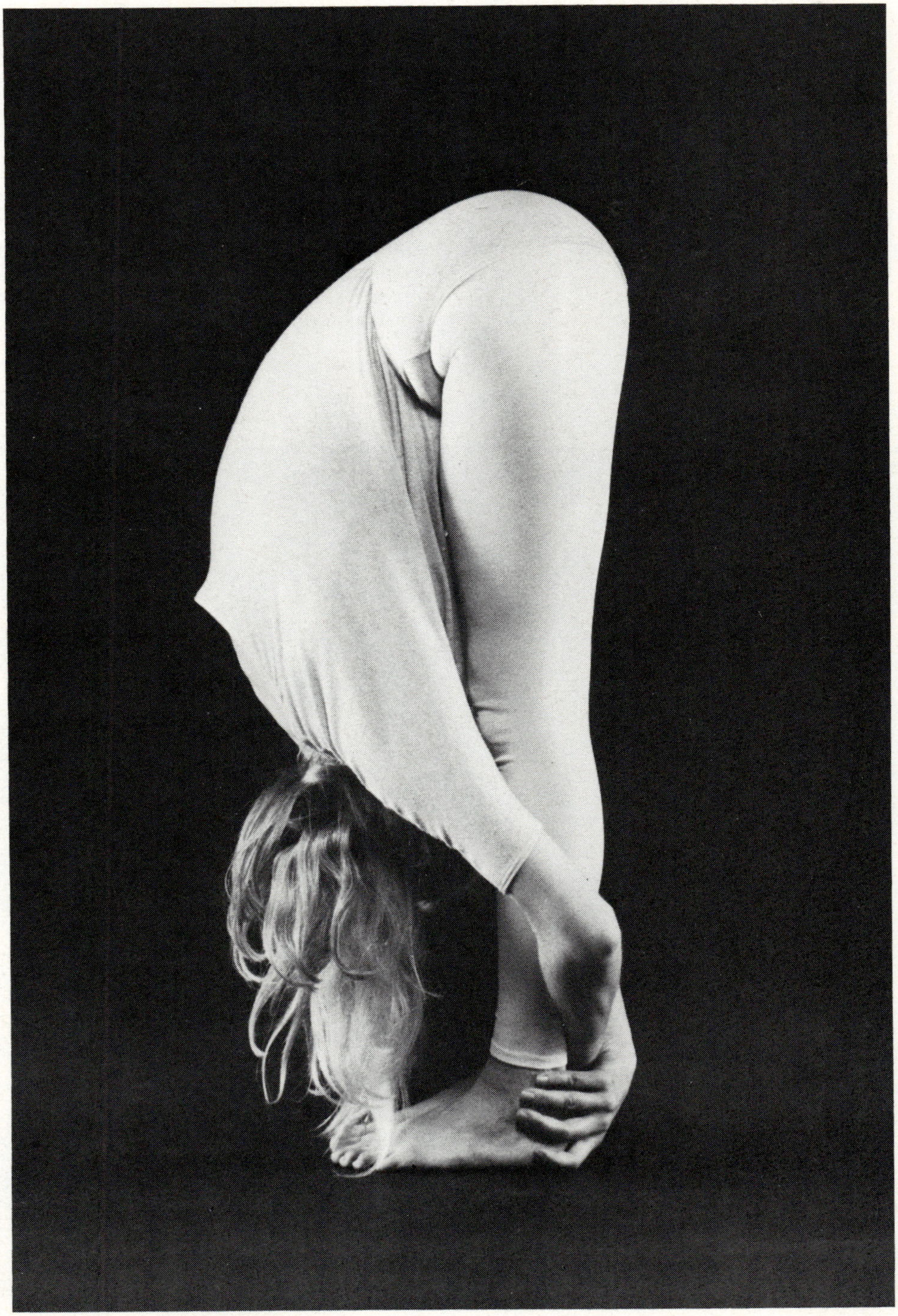

Fig. 64

EXTENSIONS

▪ L'HIRONDELLE INDIENNE

Fig. 65

La position des mains en *Namasté*, salut hindou dans le dos, permet une pression sur l'épine dorsale qui libère l'énergie et débride le sommet des poumons.

▪ LE SALUT ASSIS

Fig. 66, 67 et 68

Saluer l'énergie cosmique c'est se présenter à elle et s'ouvrir pour l'accueillir.

Dans la posture de préparation *(fig. 68)*, les poings posés sur l'occiput permettent de creuser le dos et d'ouvrir le thorax, les jambes éventuellement fléchies.

Fig. 65

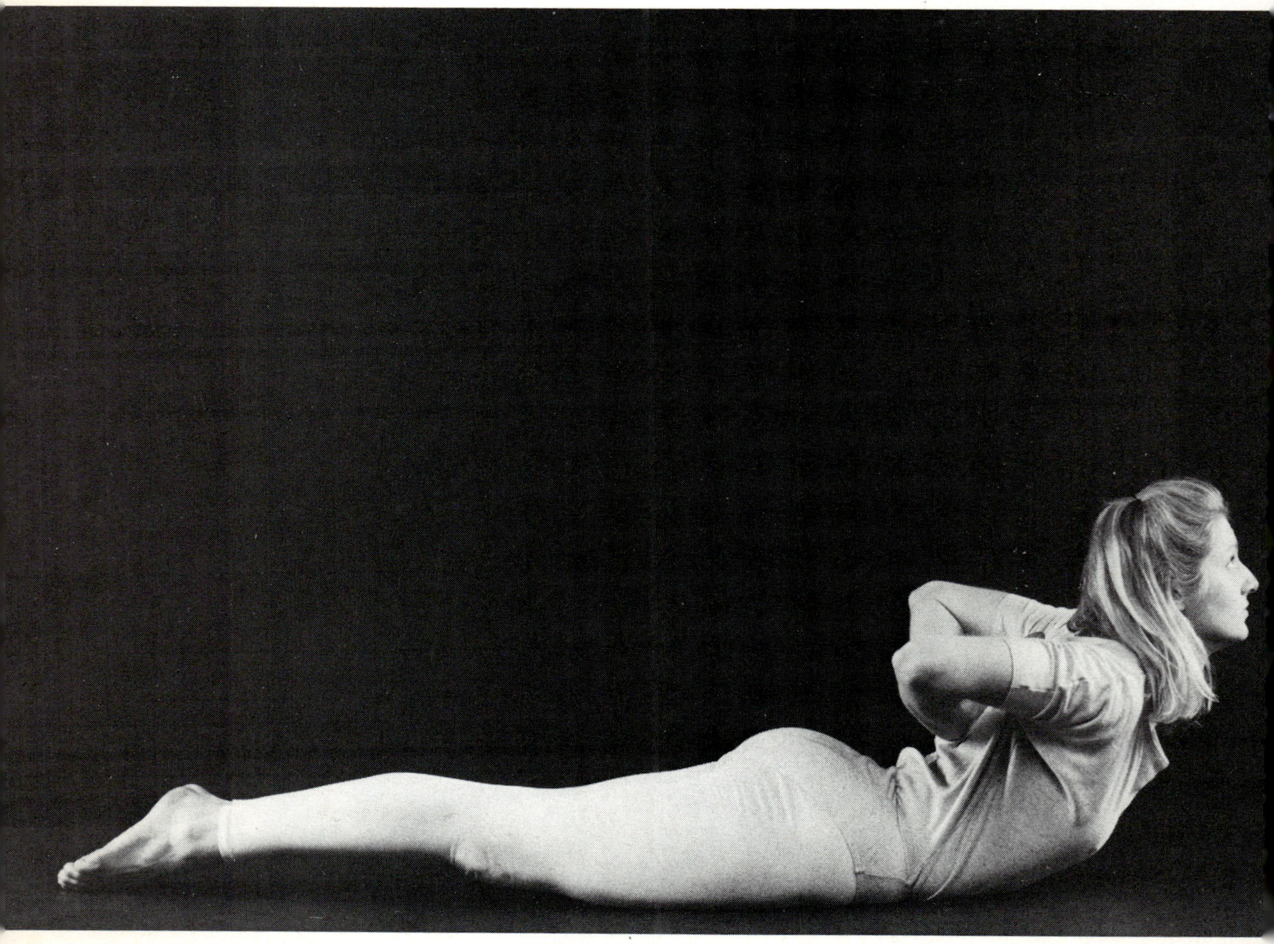

Fig. 66

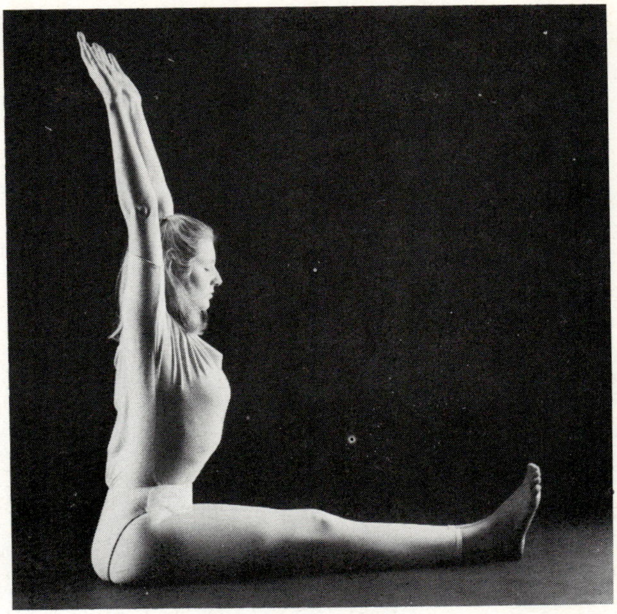

Fig. 67

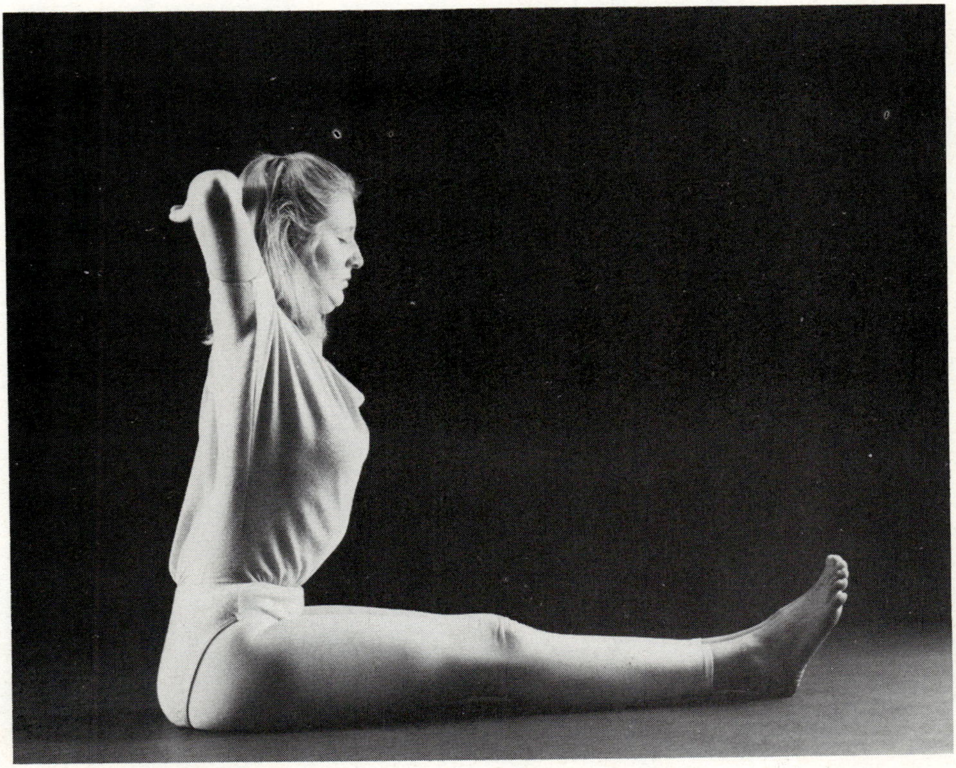

Fig. 68

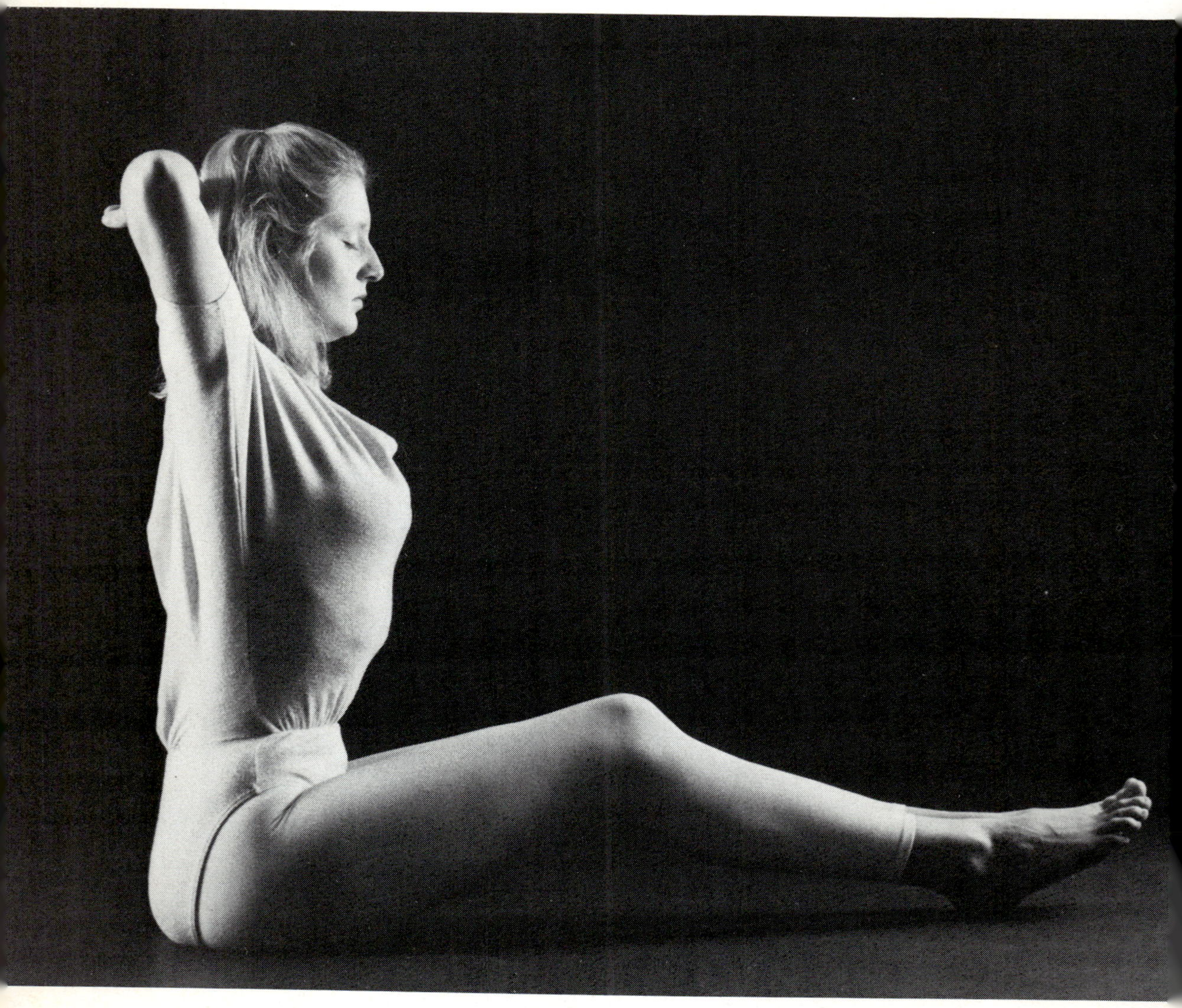

▪ LA GRANDE FENTE

Fig. 69, 70 et 71
En progressant on prend son élan vers une attitude de dévotion ouverte, vers un *Oui* inconditionnel.

Fig. 69

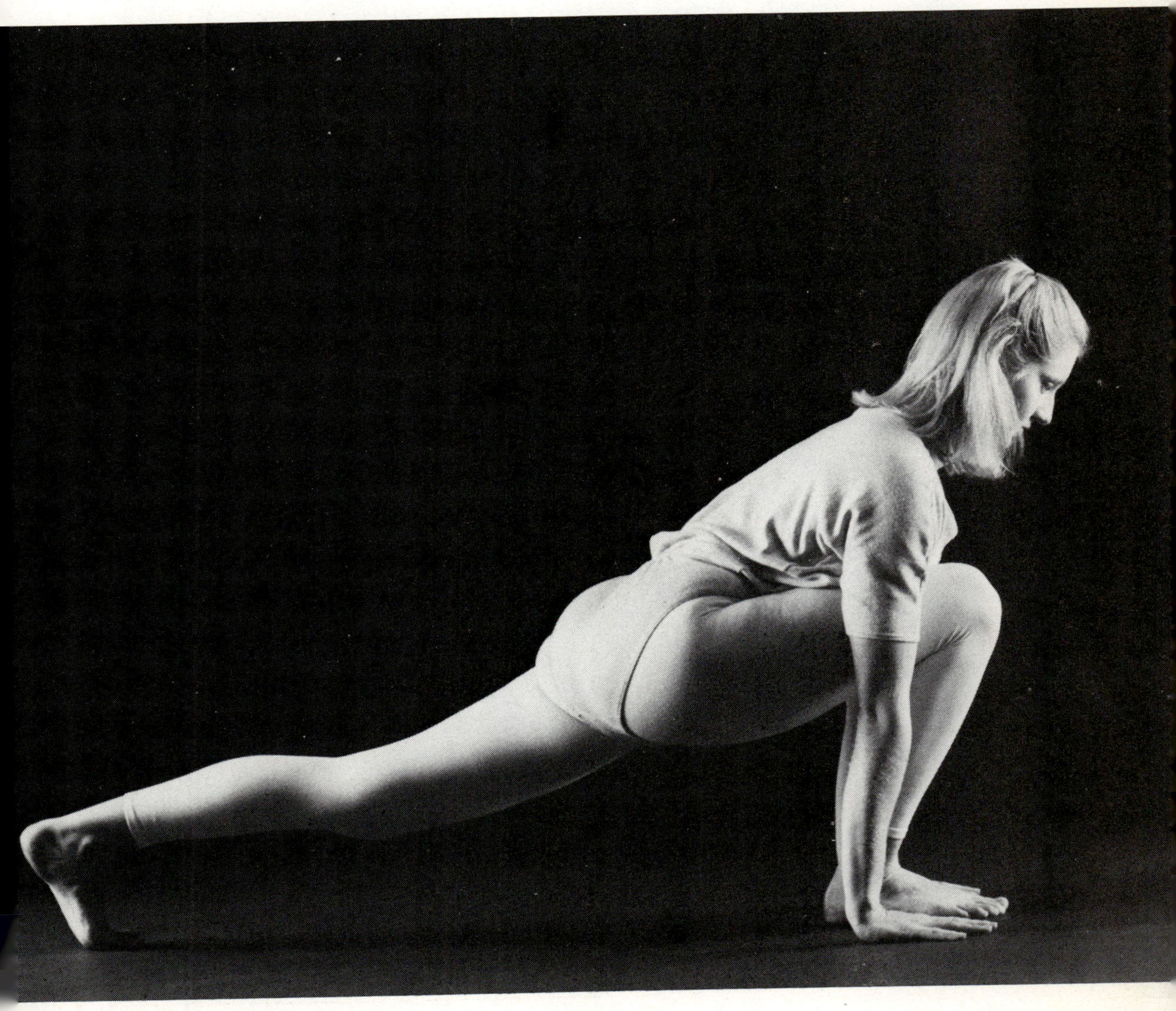

Fig. 70

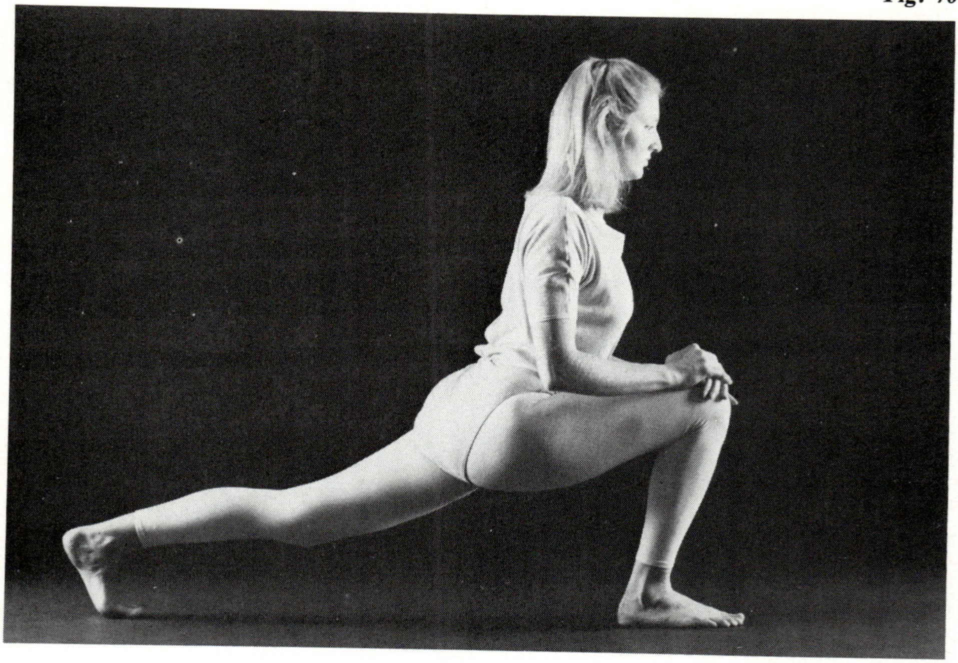

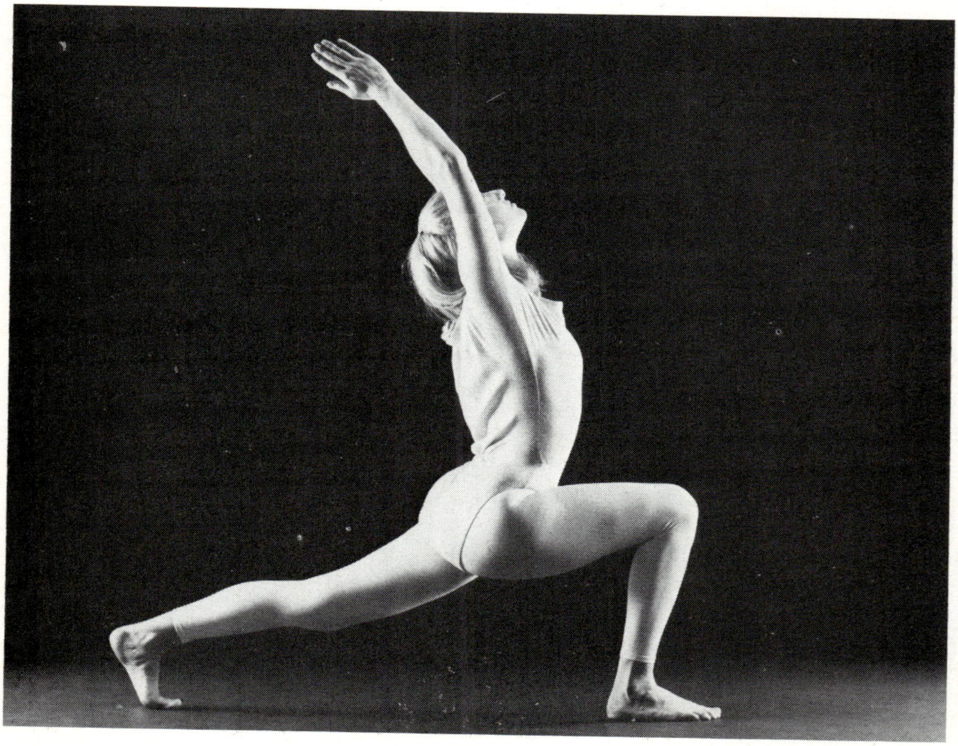

Fig. 71

TORSIONS

Les torsions en agissant sur chaque vertèbre, stimulent les différents niveaux du système nerveux et éveillent la circulation subtile de l'énergie.

▪ LE CROCODILE A PLAT VENTRE

Fig. 72
La partie supérieure de la colonne se trouve ici plus particulièrement concernée. Les sens : vue, ouïe, odorat, goût sont stimulés.

▪ TORSION ASSISE

Fig. 73 et 74
L'impact particulier de cette posture se situe au niveau abdominal et dénoue le plexus solaire.
La posture d'approche devra respecter les points de surveillance : le socle (bassin, jambe droite), le point fixe (fesse droite), l'élément mobile (la ligne des épaules).

▪ TRIANGLE EN TORSION DEBOUT

Fig. 75
La colonne entière est engagée dans cette posture, et plus particulièrement le bas du dos, sollicitant ainsi l'élan vital.

Fig. 72

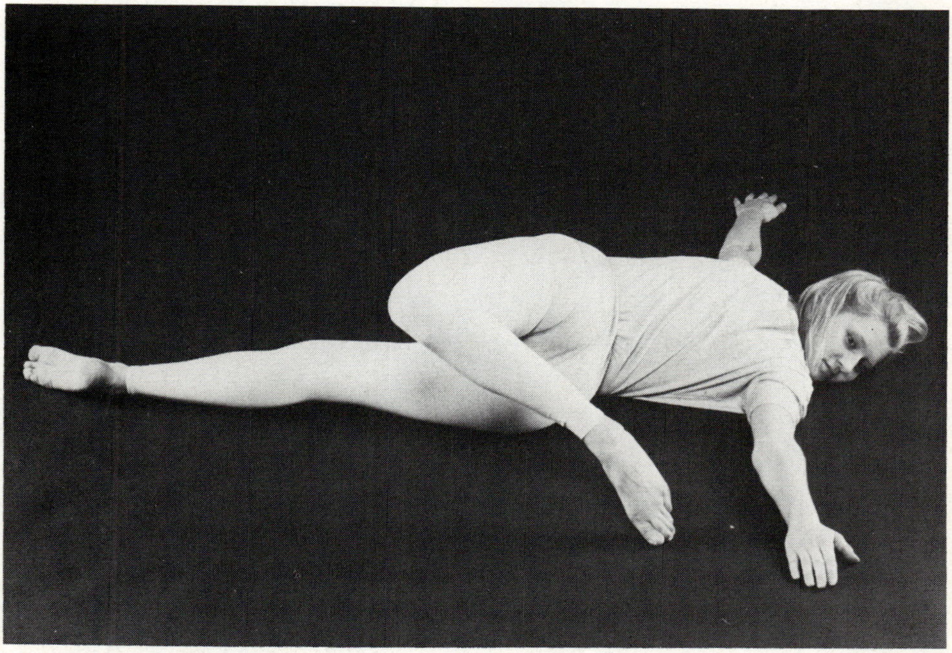

Fig. 73

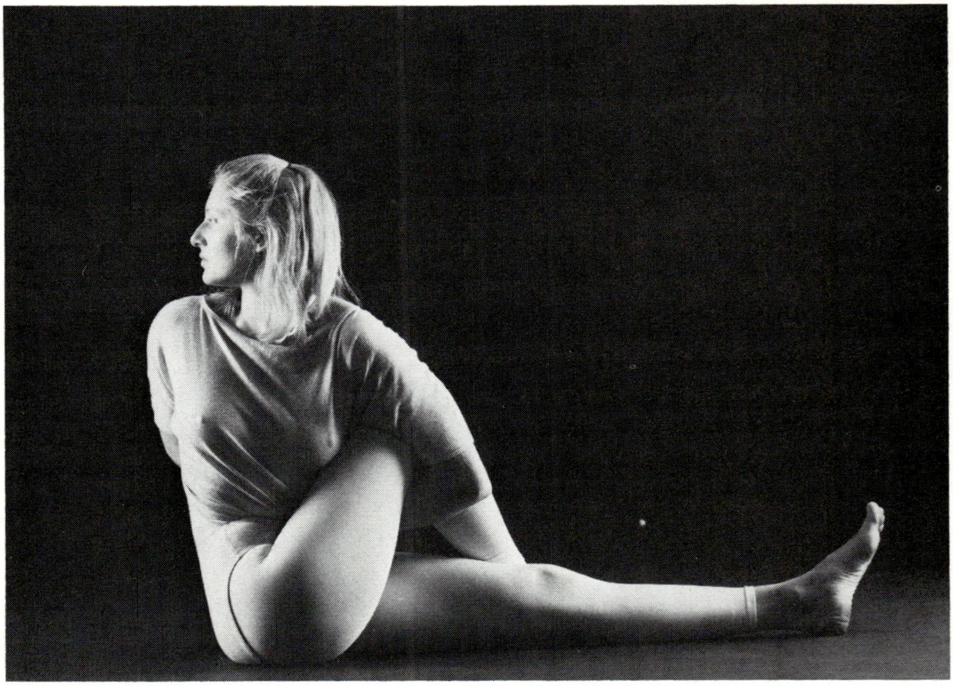

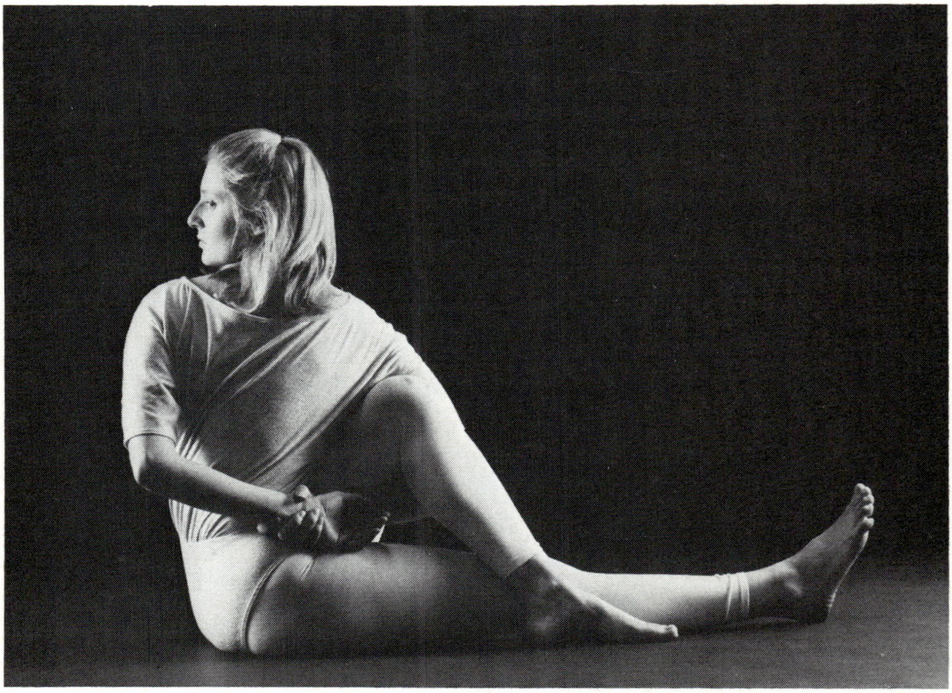

Fig. 74

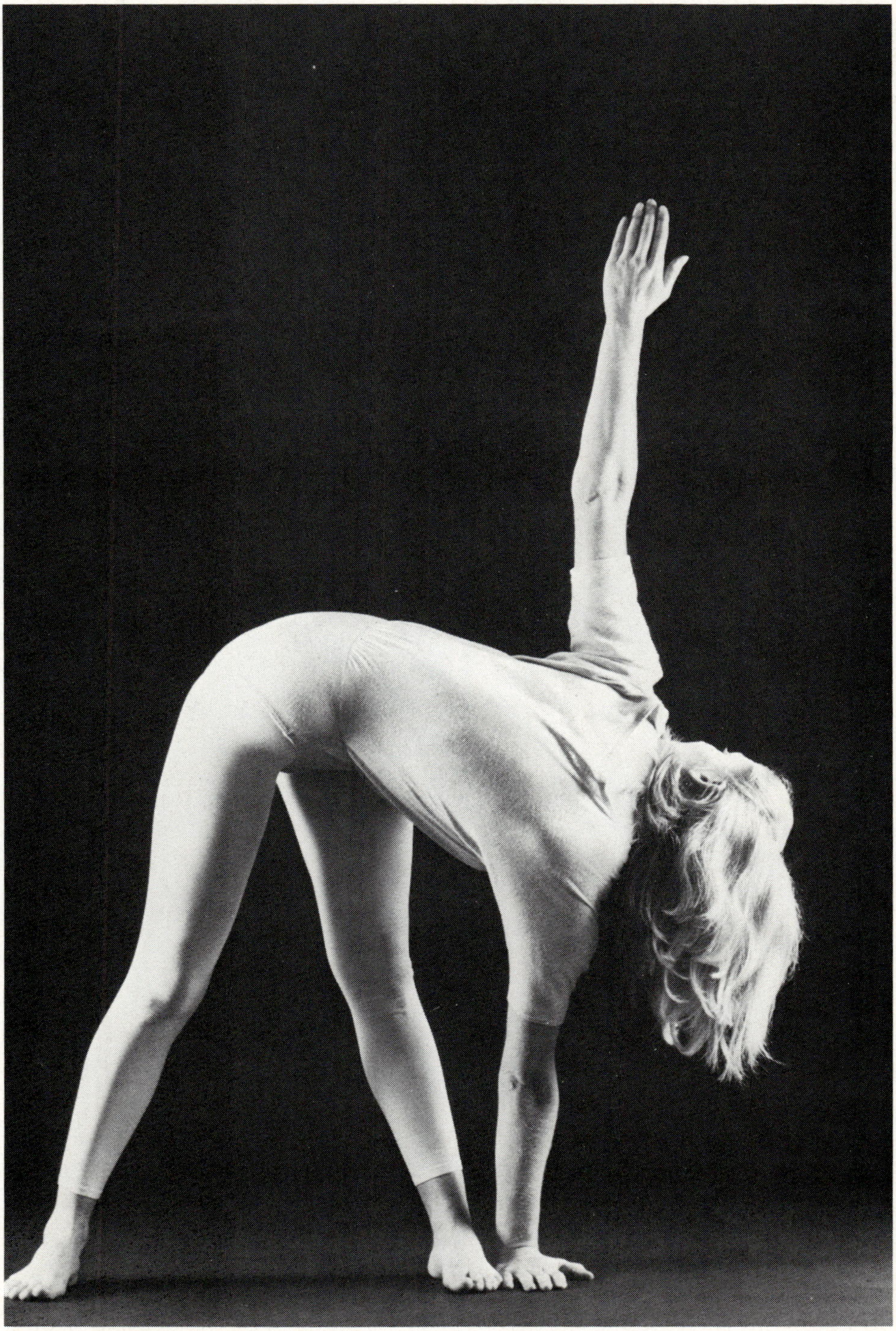

Fig. 75

ÉQUILIBRES

Les postures d'équilibre nécessitent fermeté, détente, attention soutenue, toutes qualités qui reflètent la maîtrise de soi.

▪ DEMI-PINCE DEBOUT

Fig. 76
La posture d'approche permet de prendre conscience de la superposition efficace des niveaux de la colonne.
La posture aboutie *(fig. 77)*, totalement dépliée, sans vaciller, implique souplesse et vitalité contenue.

▪ LE SAUT

Fig. 78
Fermeté et stabilité acquises, cette posture permet d'entrer dans une dimension dynamique de l'être humain prêt à poser des actes, prêt à sauter dans l'inconnu avec confiance.

Fig. 79
La posture de préparation mûrit l'intention et élève le regard.

▪ LA DEMI-LUNE au sol

Fig. 80
La consciense puise l'énergie dans le centre et la projette vers les extrémités : pôles terrestre et céleste du corps humain.

Fig. 81
La posture d'approche, avec la main au sol, apprend à affermir le centre et à trouver appui sur la terre pour s'élever.

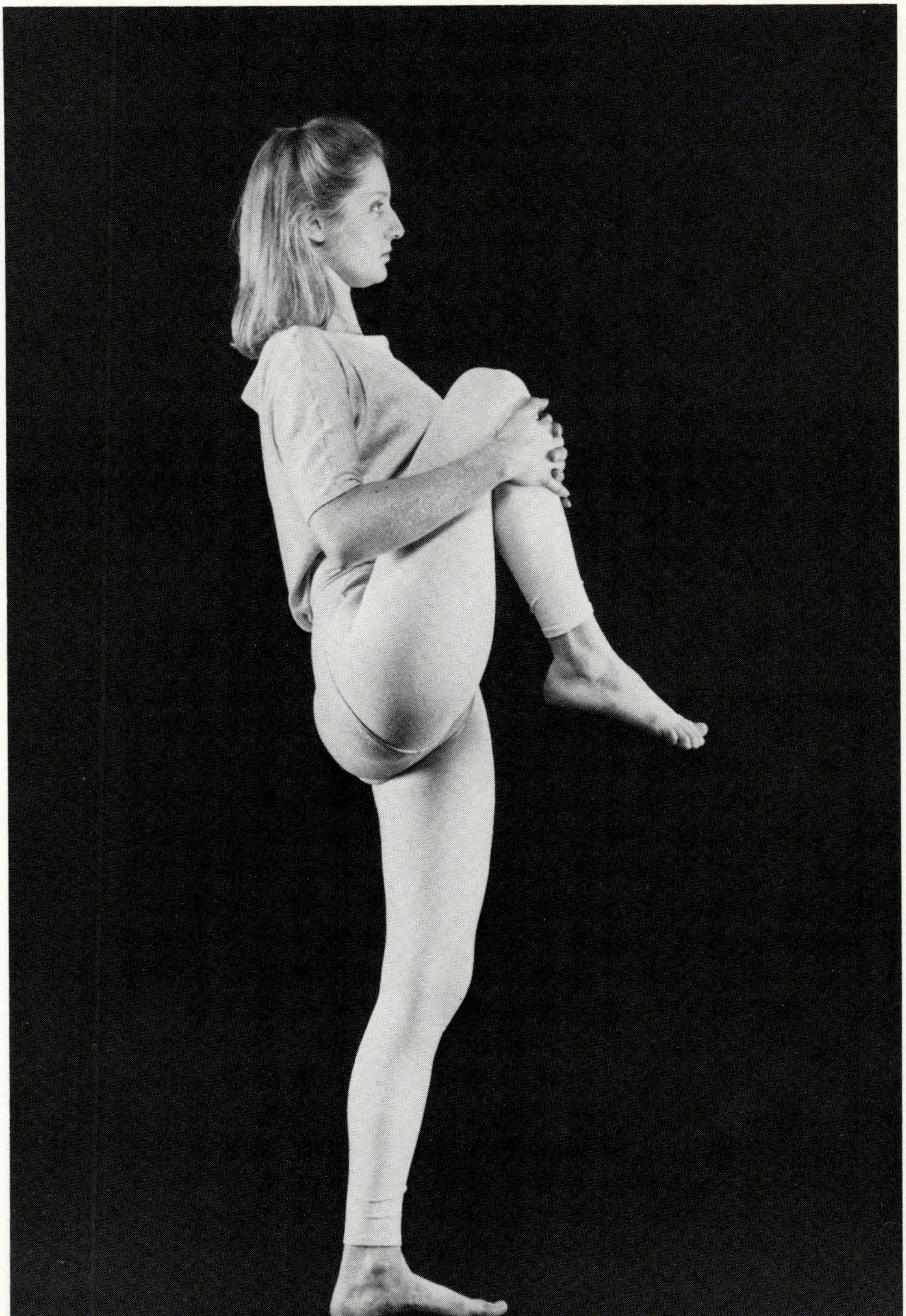

Fig. 76

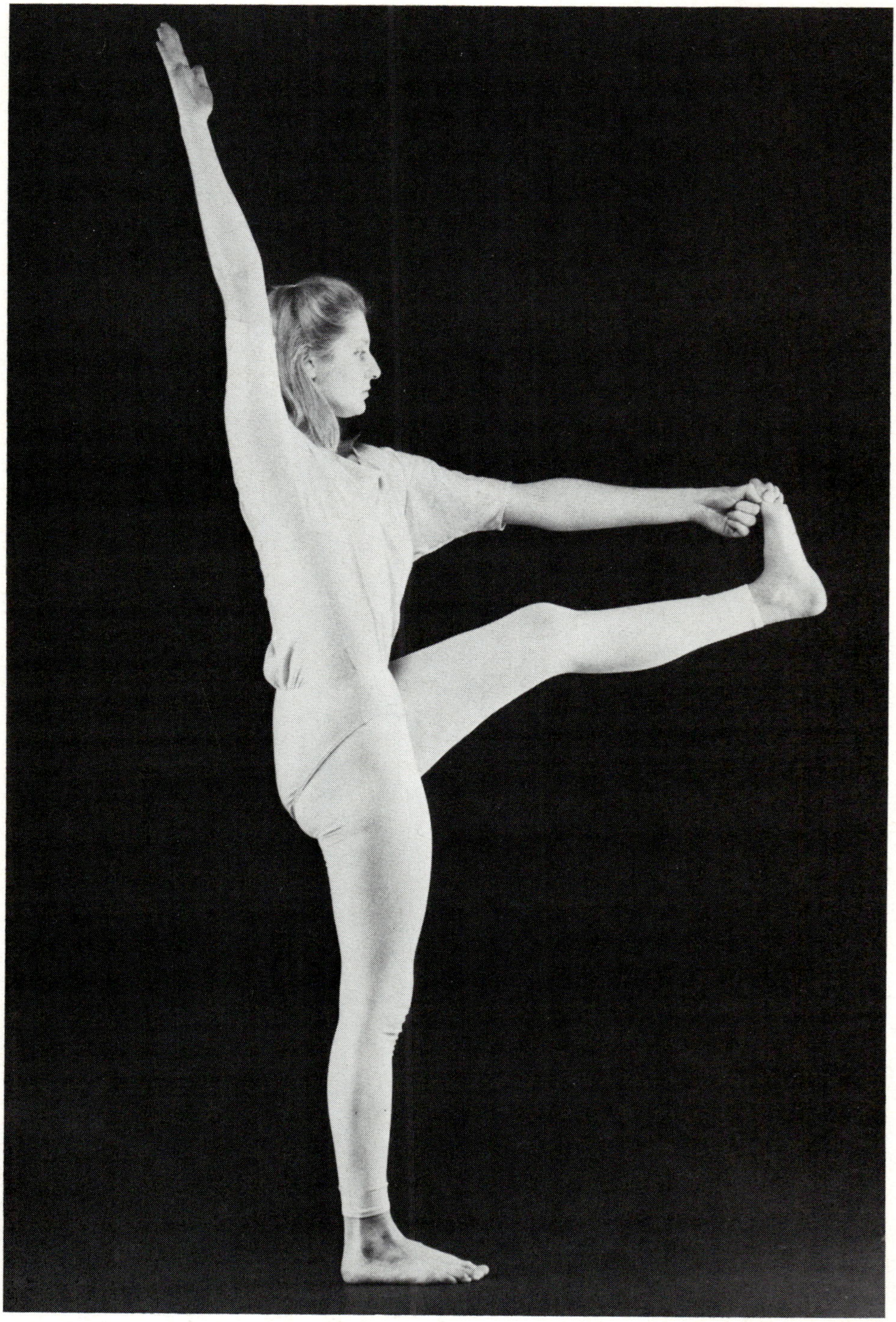

Fig. 77

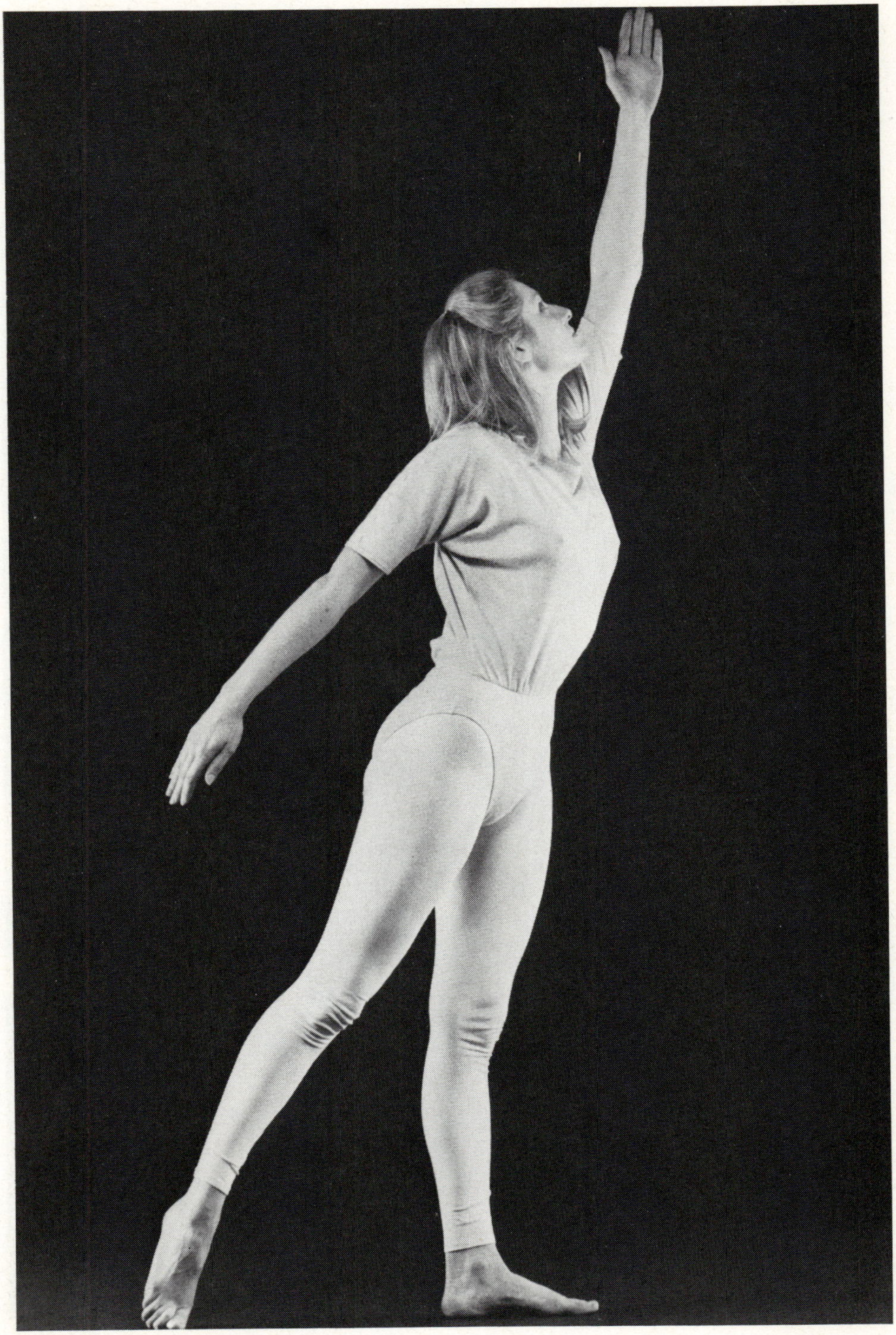

Fig. 78

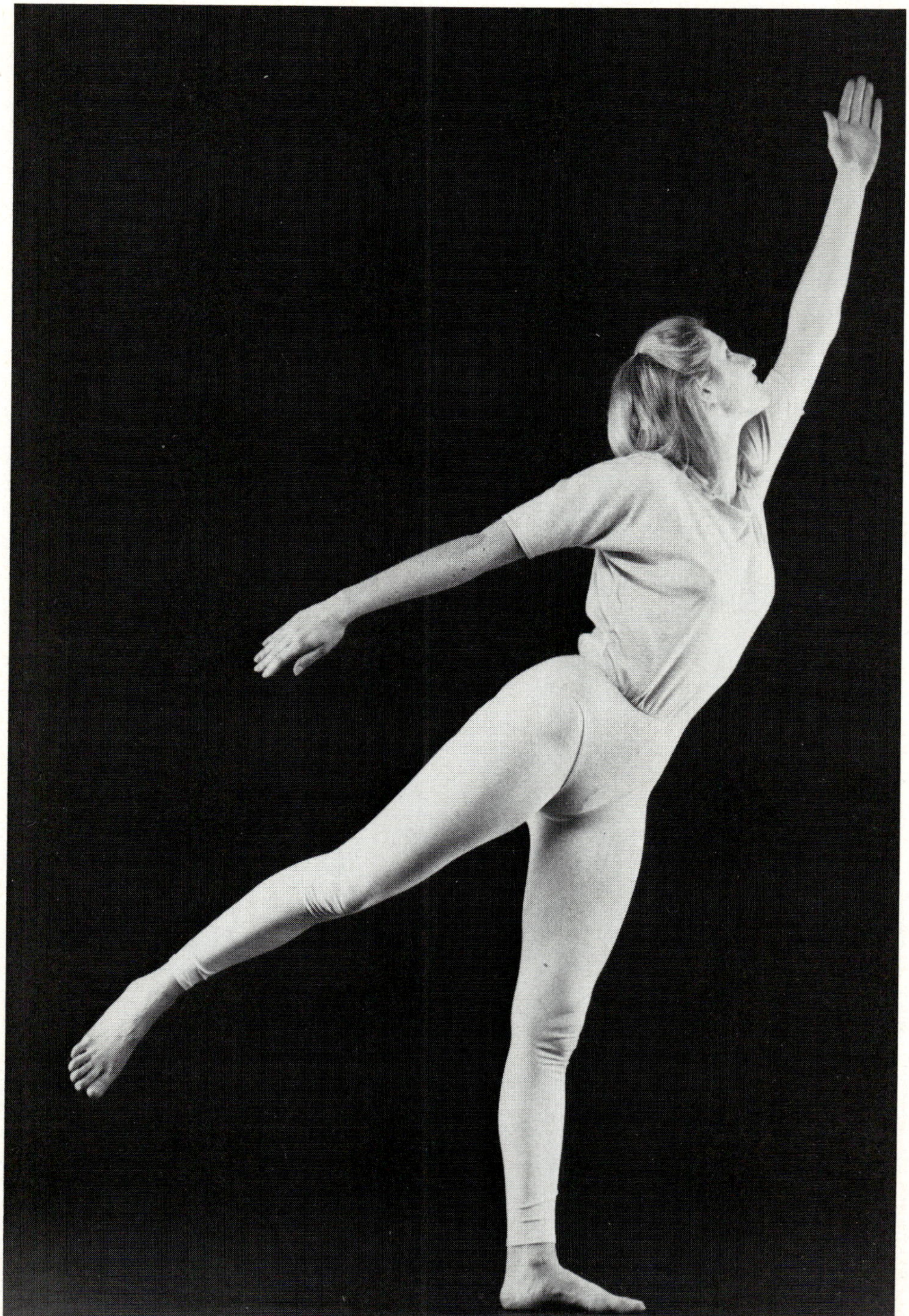

Fig. 79

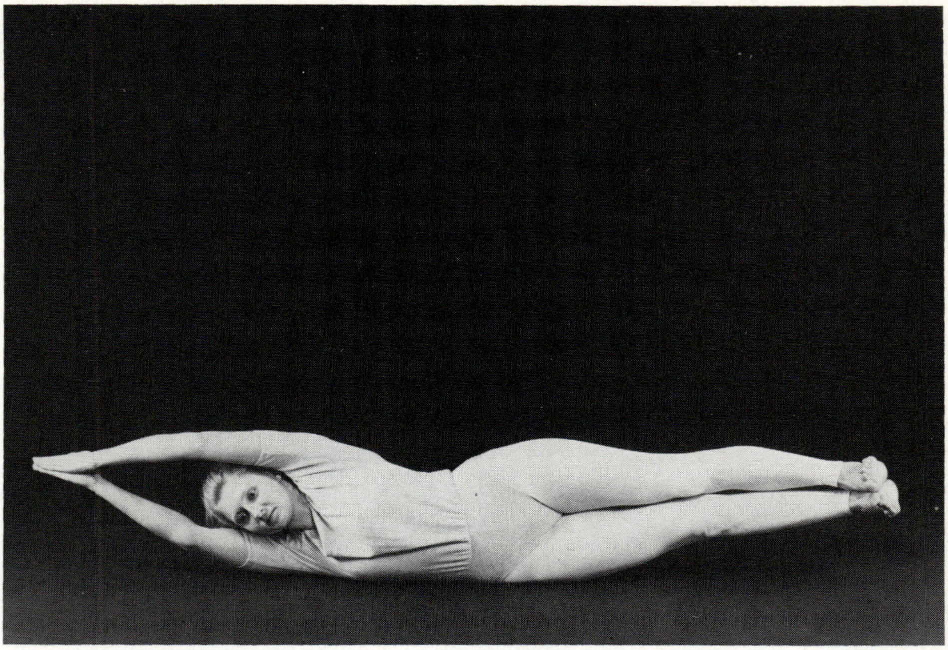

Fig. 80

Fig. 81

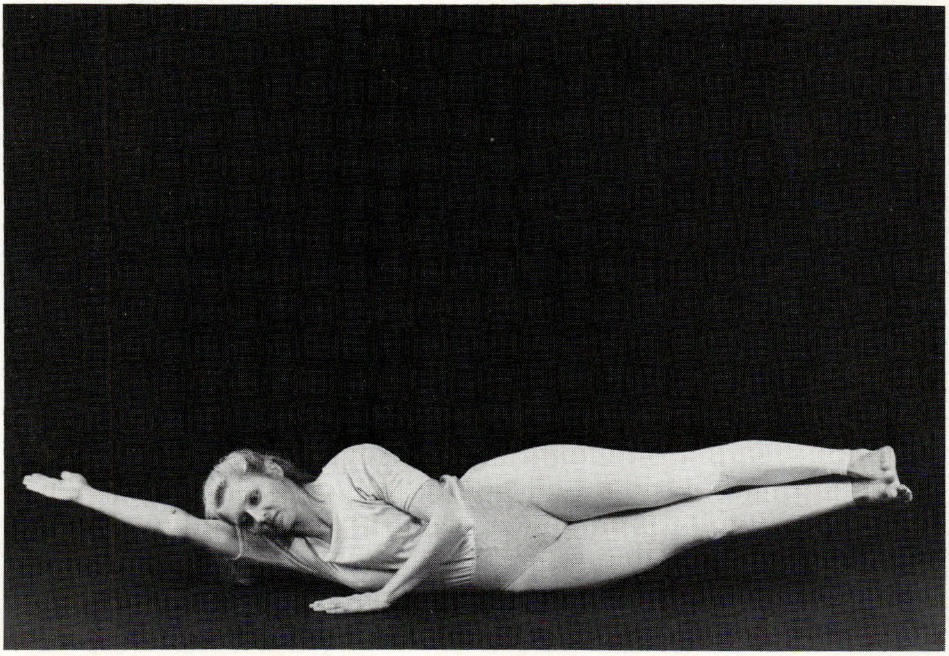

POSTURES INVERSÉES

▪ LE FŒTUS sur la tête

Fig. 82 et 83
Inverser les pôles sollicite leur réactivité. La force qui se développe à cette occasion alimente la confiance.

Fig. 82

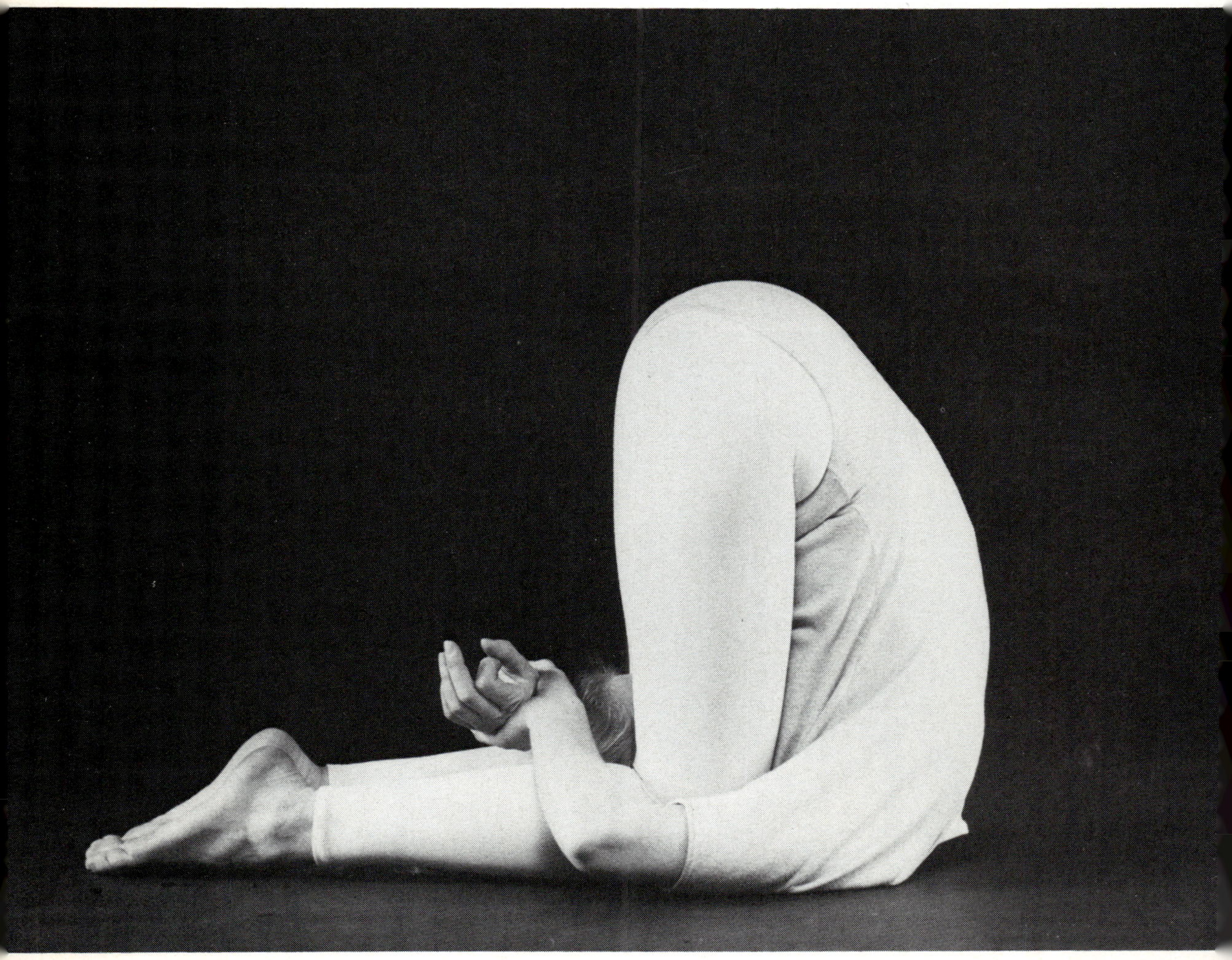

Fig. 83

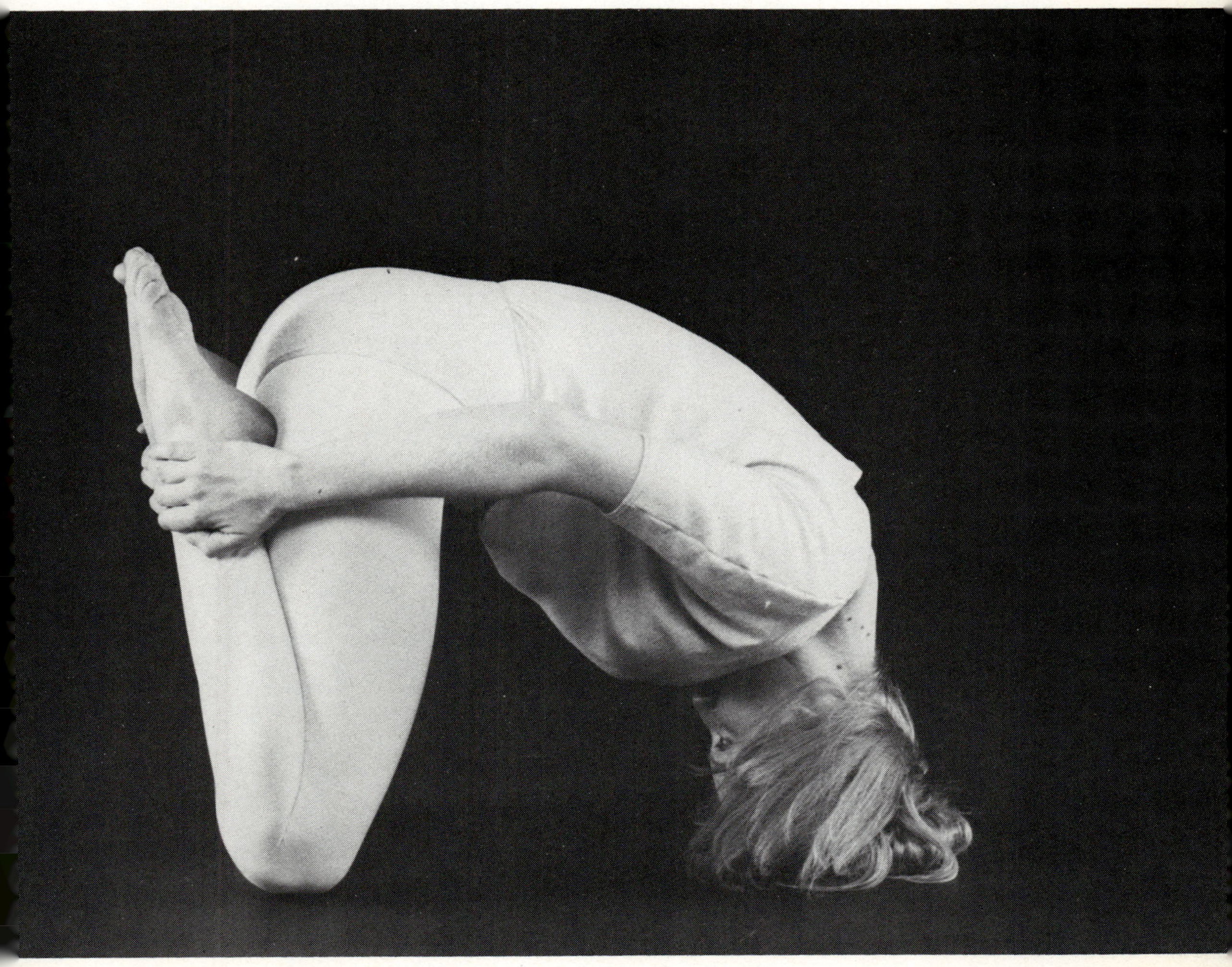

POSTURES DE MÉDITATION

▪ Posture en LOTUS *(fig. 84 et 85)*

Vivre la paix avec son corps.
La fleur du lotus semble flotter à la surface du lac. En fait, elle émerge d'un long parcours souterrain et aquatique : les racines plongent dans le sol, la tige se fraye un chemin à travers l'eau avant que la fleur ne s'épanouisse dans l'air.
L'immobilité, fruit d'un long travail, fait accéder à la méditation, activité suprême de l'être.

Fig. 86
Posture un peu plus facile : le DEMI LOTUS

Posture en « POSITION PARFAITE » *(fig. 87)*
Ue autre façon d'être en paix.

Posture ASSISE AVEC COUSSIN

S'aider, afin que les genoux atteignent le sol *(fig. 88)*.

▪ LES MUDRA DES MAINS

Jnana mudra (fig. 89)

L'index représente l'individu, le pouce représente le cosmos.
Pouce et index reliés : je reconnais mon intégration à l'univers.
Paumes fermées : j'inspire, je reçois.
Paumes ouvertes : j'expire, je donne.

Mudra de la conque (fig. 90)

Le poing fermé sur le pouce, contenu dans l'autre main.
Mudra emprunté au Baratanathyam.

Main gauche en *Jnana mudra*, main droite sur le genou, les doigts touchent le sol *(fig. 91)*.

Fig. 84

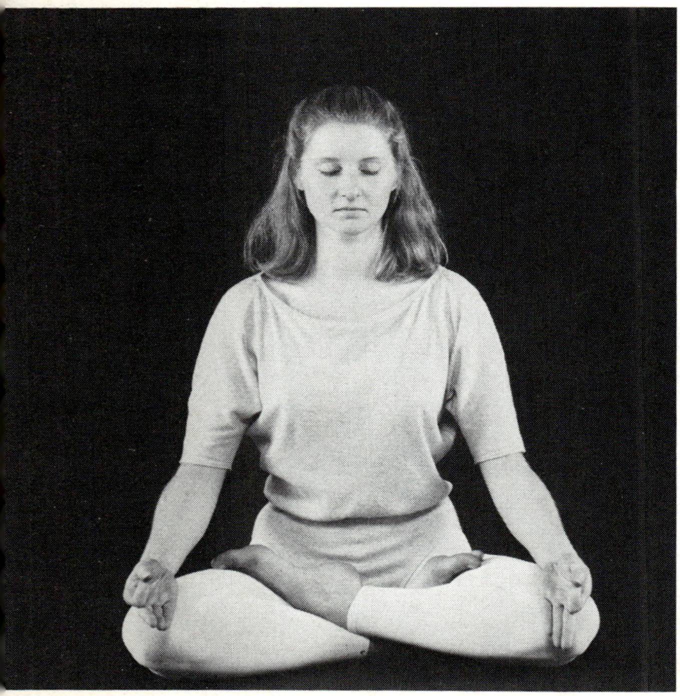

Fig. 85

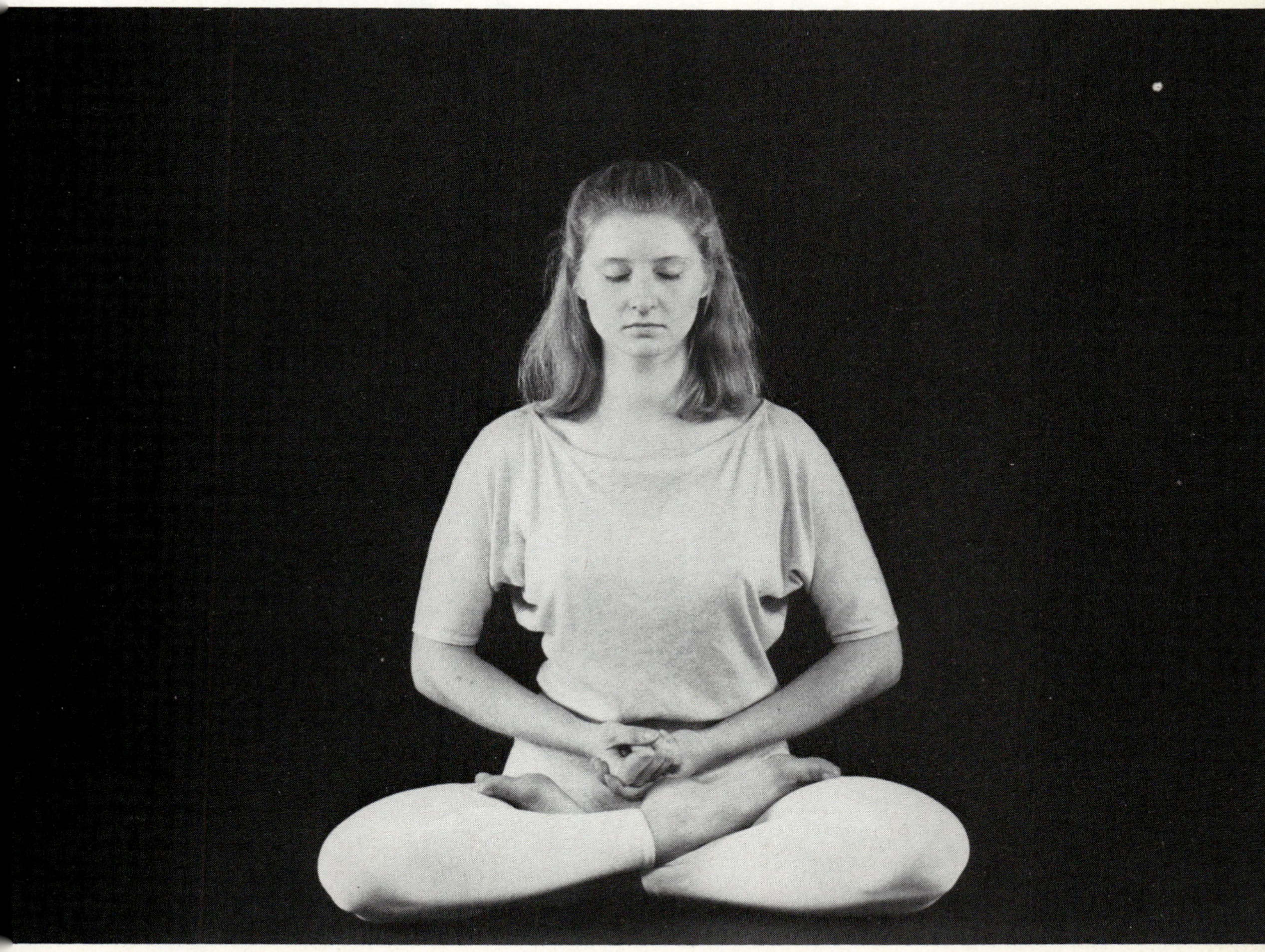

Fig. 86

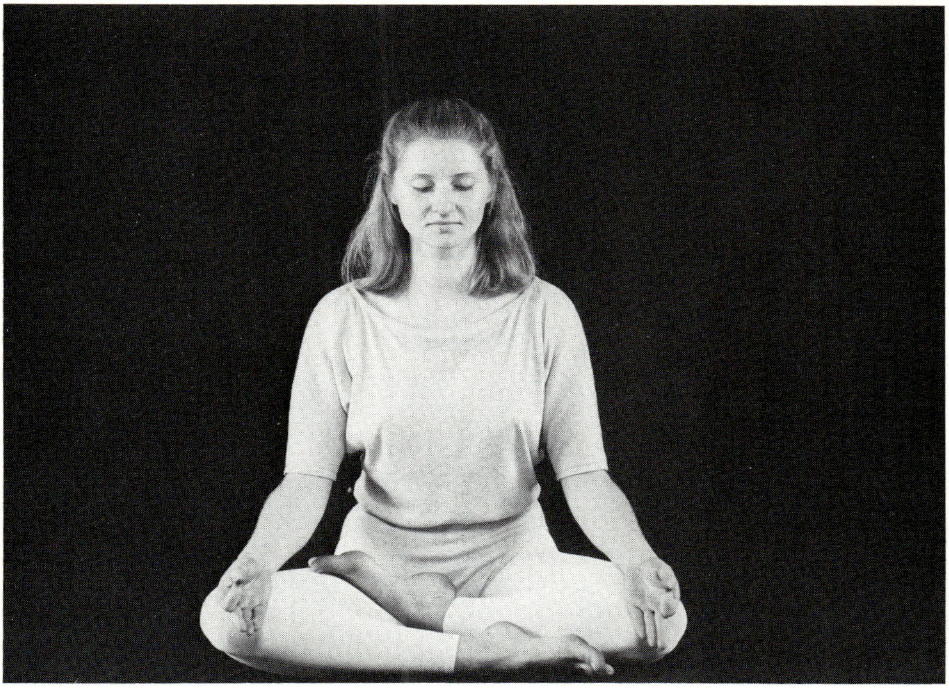

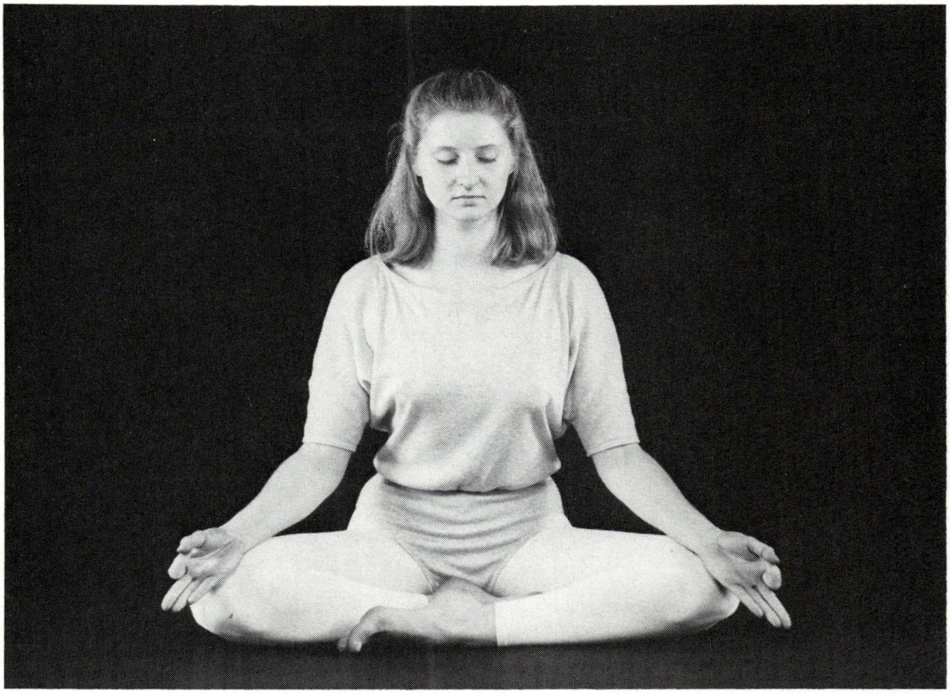

Fig. 87

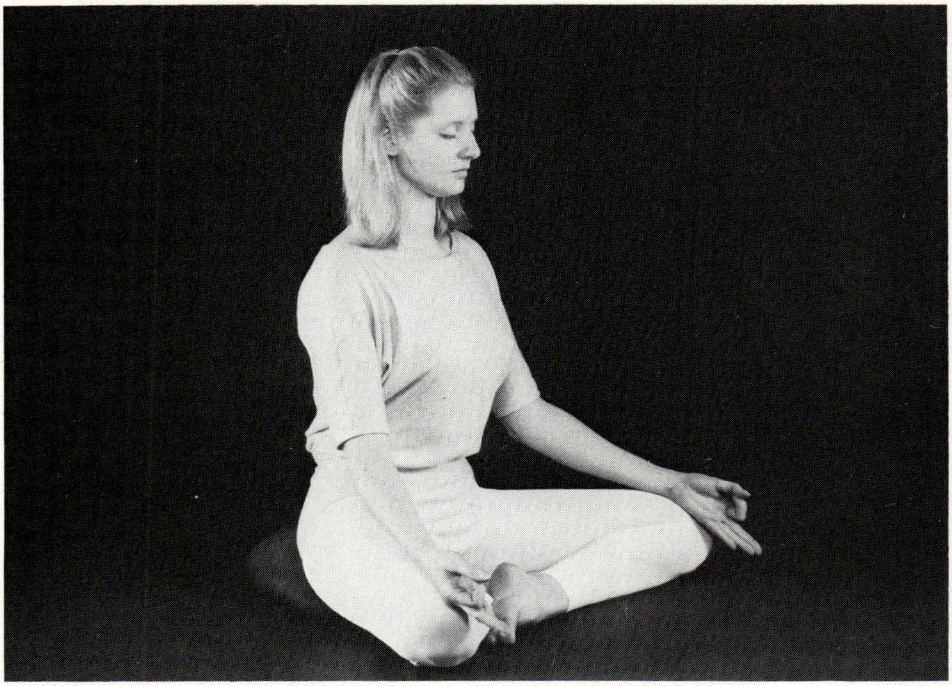

Fig. 88

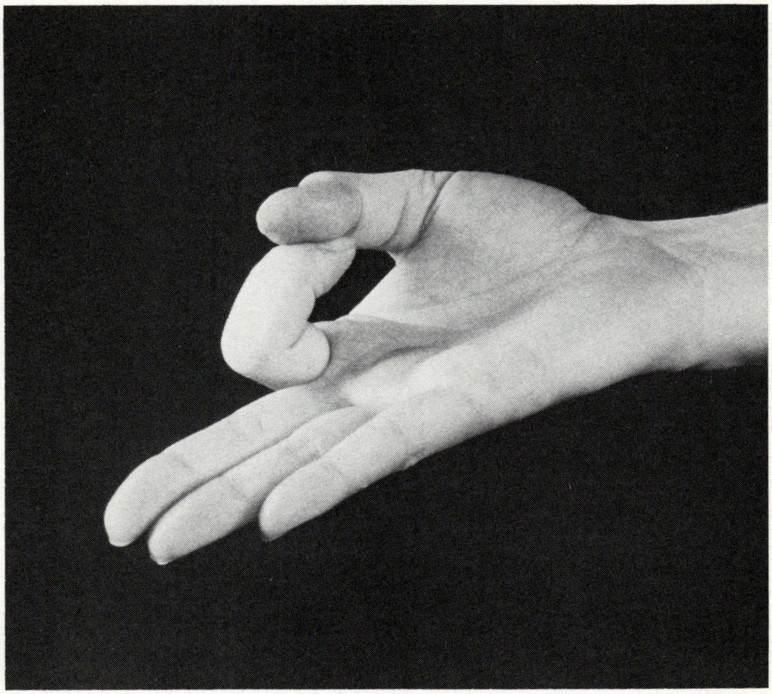

Fig. 89

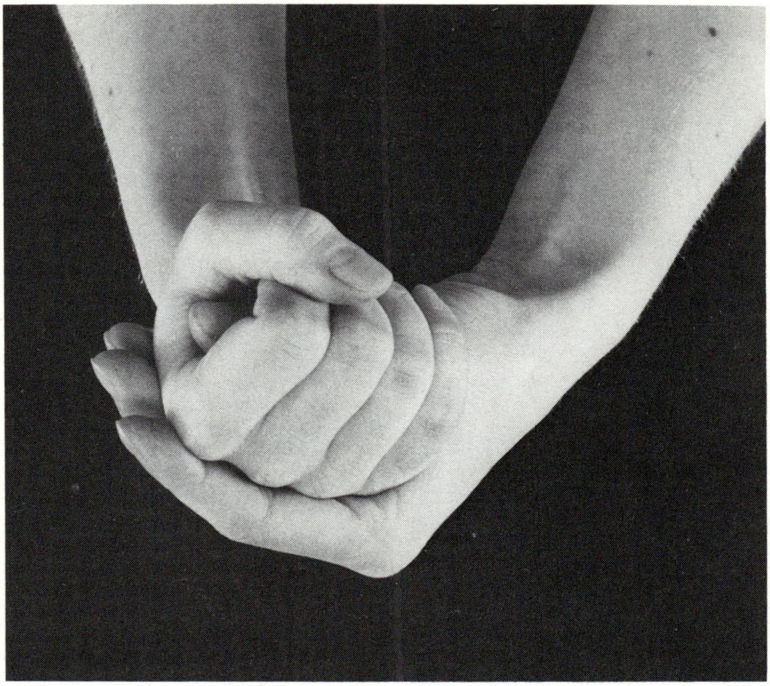

Fig. 90

Fig. 91

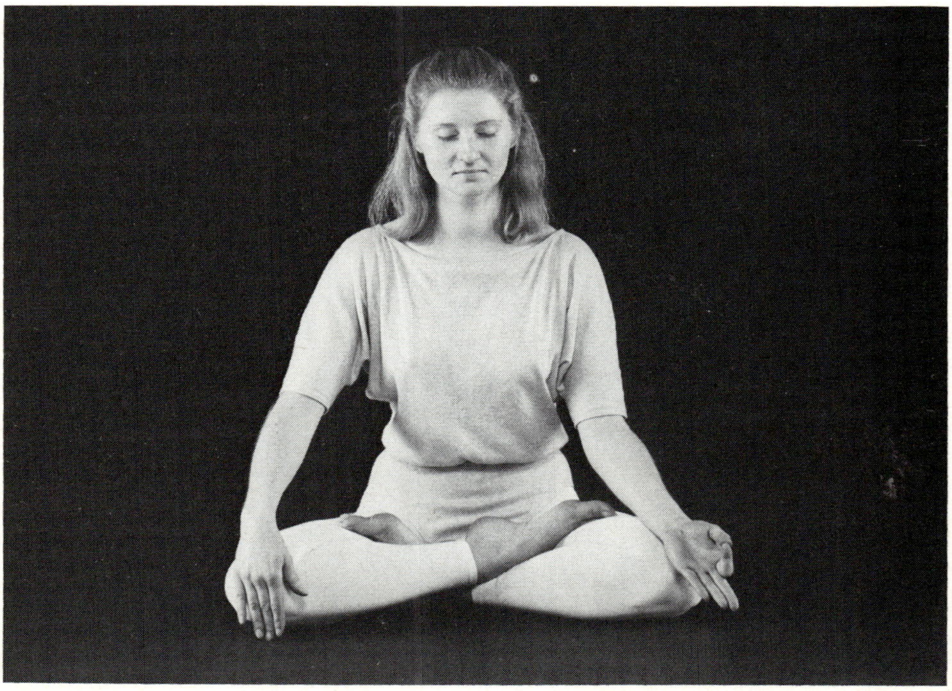

3.
LES MUTATIONS SOCIALES

La solitude

RETROUVER son centre, apprendre à s'isoler, résister à la mécanisation, autant d'acquisitions que la femme contemporaine cherche à découvrir ou à consolider avec la pratique du Yoga. Est-ce un passeport pour la solitude ? Y a-t-il un danger de se surprotéger, de s'éloigner du groupe pour faire son salut tout seul par peur de s'affaiblir, de se mettre en marge pour s'économiser, pendant que les autres s'abîment dans la lutte pour la vie ?

En fait, la pratique nous fait apercevoir toutes les facettes de la solitude, ses dangers et sa force, et met en évidence ceci : c'est une réalité et en même temps une illusion.

La solitude est une réalité

CHACUNE perçoit que le chemin à parcourir au cours de sa vie est une affaire bien personnelle : il y a des choses que personne ne pourra faire à notre place, pas plus que nous ne pourrons intervenir à la place des autres au-delà de certaines limites, si grand soit notre désir de les aider.

C'est une évidence qui nous est sans cesse rappelée avec la pratique des postures, dans le dialogue avec notre corps : personne ne peut nous donner ou nous vendre la santé si nous ne nous sentons pas suffisamment concernées au point de nous considérer comme seules responsables : l'aide que nous apportent toutes sortes de spécialistes est précieuse, mais personne ne peut nous sauver malgré nous.

La solitude est le sort de chaque être humain, qu'il vive seul ou très entouré. La femme célibataire ou la mère de famille peuvent ressentir au même titre la solitude : ce n'est pas affaire d'environnement social.

Il fut un temps où la femme « seule », célibataire ou veuve, ressentait lourdement les pressions de la société qui la maintenait isolée. Les coutumes lui refusaient la tolérance de faire certaines choses sans être accompagnée d'un homme : faire un voyage, aller au restaurant, au café ou au cinéma. Si elle le faisait, elle s'exposait à une réprobation latente qui pouvait s'exprimer par de l'ironie, à moins qu'on n'interprète son attitude comme une provocation.

Nous n'en sommes plus là bien sûr, mais beaucoup de femmes seules gardent encore un sentiment d'insécurité — tout à fait indépendant de l'appréhension de l'agression ou du vol — et n'arrivent pas à se faire à l'idée qu'elles pourraient se suffire à elles-mêmes.

Les plus jeunes choisissent ou organisent leur célibat, mais parmi leurs aînées, il en est beaucoup qui le vivent comme une souffrance. C'est d'ailleurs parmi elles que se sont révélées certaines vocations pour la pratique du Yoga. Attirées par une discipline où aucun critère d'admission n'était imposé, tout ce qui parlait d'intégration parlait à leur cœur. Certaines ont même pris leurs premières « vraies » vacances à l'occasion d'un séminaire : les clubs de vacances les intimidaient, le séminaire de Yoga leur révélait la vie de groupe.

La femme mariée ou mère vit sa propre solitude. Quand elle découvre qu'elle est enceinte — quelle que soit la tendresse de son compagnon — elle a cette certitude : personne ne pourra la relayer dans l'accomplissement de ce travail qui s'opère en elle. Elle est mise, matériellement, devant une responsabilité dont personne ne la déchargera : dépositaire d'une partie de l'œuvre créatrice de la nature, elle ne pourra s'y soustraire qu'en s'opposant à ses lois.

Quel que soit son statut, la femme est seule devant ses choix, sa façon d'assumer son destin, son style de relations avec les autres.

La pratique du Yoga renforce cette perception ; en nous invitant à trouver l'autonomie, elle nous invite aussi à ne pas situer notre action sur un plan de dépendance, mais sur un plan de relation.

Si, dans une séance de Yoga quelqu'un, à côté de nous, montre quelque peine à exécuter une posture, ce ne sera pas une raison pour calquer notre attitude sur la sienne et lui reprocher de bâcler notre propre posture. Chacune a son propre problème à résoudre ; ce n'est pas de l'indifférence, c'est reconnaître à chacun sa qualité d'individu.

A celles qui peuvent craindre que la pratique du Yoga les enferme sur elles-mêmes, les rende plus sensibles aux angoisses de la vie moderne, les fragilise et leur donne envie d'éviter les contacts en rejetant la responsabilité de tout ce qui ne va pas sur les autres, nous répondrons ceci :

Justement ! la possibilité de savoir s'isoler quand il le faut permet de regrouper et de développer ses forces. On se donne ainsi une chance de mieux affronter la foule, le bruit, la vitesse, la lutte pour la vie et de ne plus en avoir peur. De les affronter juste ce qu'il faut, c'est-à-dire de ne pas « en rajouter », pas plus que de prendre la fuite.

Être autonome, ce n'est pas être marginal, mais savoir renforcer son climat intérieur pour dépendre le moins possible du climat extérieur, et même espérer le modifier par son comportement.

LA SOLITUDE EST UNE ILLUSION

LE Yoga nous apprend à considérer chaque être comme une conscience, en dehors des actes et des apparences : ce ne sont que des circonstances de l'existence qui ne suffisent pas à le définir.

Ainsi, chaque individu est considéré dans un contexte qui dépasse les institutions.

Dépasser les institutions, ce n'est pas pour autant les nier : elles existent comme des repères de l'action. Étudiante, célibataire, mère de famille, femme au foyer ou au travail, chacune exprime son individualité, donc sa façon de vivre sa solitude, dans un champ d'action différent.

C'est d'ailleurs probablement le signe le plus évident de la mutation sociale que nous vivons : la reconnaissance de chaque individu comme une conscience, équivalente à n'importe quelle autre conscience, quel que soit le rôle qu'il ait à jouer, quelle que soit son origine culturelle ou sociale.

Ainsi, chaque niveau de conscience assume la part d'existence qui lui est impartie, et si la notion de hiérarchie s'estompe, la notion de responsabilité individuelle devrait se rehausser pour aboutir à une perception vécue de l'interaction des consciences et des rôles.

Le droit à la différence ne supprime pas la présence de l'autre, au contraire : on dit bien couramment que la liberté de chacun s'arrête là où commence celle des autres !

L'enseignement du Yoga nous rappelle en permanence que nous sommes « reliées », tel que l'exprime le mot sanskrit. Reliées à nos contemporains, reliées à notre héritage génétique et culturel, reliées à la nature, reliées aux forces qui agissent sur nous.

La femme qui pratique le Yoga pourra percevoir cela de façon très sensorielle : elle perçoit mieux l'unité dans la différence, et la différence dans l'unité en expérimentant par exemple une posture sur plusieurs séances : elle n'éprouve jamais tout à fait la même chose, ressent chaque fois une nuance, et pourtant, c'est toujours elle... et c'est toujours la posture. Ainsi va la vie, pour soi, pour les autres.

ÊTRE SEULE C'EST ÊTRE AVEC...

LES malades de solitude souffrent d'une autre maladie : la dissolution dans la foule. C'est un refuge lorsqu'on se sent incapable d'être seule. Toujours occupée, toujours avec quelqu'un ! La relation à soi-même et aux autres se trouve alors faussée : on remplit un vide et le moment de la séparation est vécu comme un drame.

Accepter d'être seule c'est vivre son autonomie. Car être seule signifie que nous avons construit notre unité à partir de nos éléments constitutifs propres, ce qui nous rend libre par rapport aux autres et permet la relation vraie.

Alors nous découvrons que la solitude n'existe pas, parce que nous sommes « dedans » en unité avec tous. La solitude n'existe plus lorsque nous avons compris que personne ne peut faire le pas à notre place, et lorsque nous ne sommes plus dépendante des autres pour faire ce pas.

Le Yoga sera l'école de la relation juste à nous-même et aux autres.

La vie à plusieurs

PROFESSIONNELLE, familiale ou sociale, la vie s'expérimente donc toujours à plusieurs, et le désir de respecter l'individu nous engage à déjouer le piège de l'attachement possessif qui ne reconnaît l'autre qu'à travers le rôle qu'il joue vis-à-vis de nous. Dire : mon mari, mon enfant ne devient plus qu'un raccourci du langage pour exprimer : l'homme dont je suis l'épouse, l'enfant dont je suis la mère. Mari et enfant ne sont donc pas ainsi des acquisitions, des attributs d'un statut social, mais des consciences auxquelles nous sommes reliées plus particulièrement.

Tout change... On le dit, on le voit. Les changements dans la société ont bouleversé les manières de vivre, mais les manières de penser ont du mal à bouger.

Comment s'y retrouvent la femme et la féminité dans les institutions en mouvement ?

L'institution familiale

ELLE n'est plus ce qu'elle était. Elle s'est transformée progressivement. La femme se trouve souvent chef de famille. On parle des droits de l'enfant.

Et puis, l'école, les moyens d'information, les associations culturelles et sportives ont empiété sur les enseignements moraux ou les principes d'éducation transmis par les parents.

Nous avons connu des femmes que la pratique du Yoga a aidées à mieux vivre et comprendre ces transformations de l'équilibre familial. Certaines sont arrivées dans un état de désarroi total, affolées par le naufrage de leur autorité, anxieuses de comprendre ce qui « leur » arrivait. Elles venaient retrouver le calme pour reprendre les choses en mains, et elles ont découvert peu à peu une nouvelle façon de regarder les individus et les choses.

Beaucoup ont pu renouer le dialogue avec leurs enfants — parfois drogués ou fugueurs — parce qu'elles avaient pu réinvestir leur énergie dans une autre relation avec eux. Toutes ont pris conscience que leur foyer devait devenir un lieu de rencontre où pouvaient se réaliser de nouvelles conceptions humaines, parfois assez différentes des schémas qu'elles avaient tracés.

LE DIALOGUE

C'EST un terme à la mode, mais chaque acte de la vie quotidienne peut être un dialogue affectif. Les femmes le savent depuis toujours : les tâches qu'elles exécutent pour leurs proches sont une manière de dire sans paroles un amour attentif.

Mais cet amour peut devenir pesant si elles projettent sur leurs enfants leurs propres schémas de réussite, les conduisant au succès selon leurs critères, pour une satisfaction selon « leur » mérite.

Apports du Yoga

La pratique du Yoga révèle l'individu à lui-même, et lui révèle la valeur de « l'autre ». S'accepter tel que l'on est, c'est aussi accepter l'autre avec ses différences.

Dans une discipline où chacun peut ajuster ses possibilités à son désir de progrès, où la réussite ne se mesure pas en terme de compétition mais d'épanouissement, et d'où personne n'est exclu, on comprend que la communication peut être un dialogue et non un affrontement stérile. Car, lorsqu'il y a affrontement, cela devient une façon de tirer une leçon de l'existence, et non pas d'affirmer son pouvoir.

Cette découverte est vraiment salvatrice pour la femme : elle se sent une charnière, un lien entre tradition et modernité. Instruite des leçons du passé, mais consciente de celles du présent, elle investit ses forces pour que le lien ne se rompe pas.

Qu'elle soit mère ou qu'elle ne le soit pas, en elle demeure cette fonction de conciliatrice qui participe à la continuité de l'espèce.

UNE PLACE AU SOLEIL

LE soleil est là pour tout le monde. Qui saurait s'en passer ?

Aussi, comment peut-on accepter de faire de l'ombre à quelqu'un ou d'être soi-même l'ombre de quelqu'un ?

Un aspect très positif du désir de nombreuses femmes de travailler « à l'extérieur » pour se valoriser, aura été de valoriser le travail lui-même. Alors qu'il est presque toujours ressenti comme une corvée, il a été, dans ce cas précis, un espoir de promotion, la possibilité d'accéder à des tâches reconnues, évolutives, enrichissantes économiquement et intellectuellement.

Par là même, les femmes ont fait aussi dépasser l'idée qu'elles n'étaient faites que pour des tâches requérant le dévouement, l'abnégation, la dextérité, la patience, bref, des tâches monotones, astreignantes, ou ne requérant aucune mobilité ou aucune force musculaire.

Elles ont réussi à faire évoluer la notion de tâches dites « féminines », et à faire admettre que le travail féminin avait droit à des aménagements ; qu'il n'avait pas seulement à se calquer sur le travail de l'homme.

Elles ont ainsi invité la société à bouger, à repenser certaines visions des choses.

LA VIE ASSOCIATIVE

CELLE-CI a été l'occasion pour les femmes de faire éclore leurs aspirations. Oser formuler leurs souhaits à des personnes de rencontre, trouver un écho les ont confortées dans l'idée qu'il y avait des actions possibles et que quelque chose de juste, de constructif pouvait surgir d'elles.

Des organismes comme « Les heures d'amitié » ou les « Accueils » dans les communes ont créé un lien, une convivialité, avant de donner naissance à des organisations culturelles, des services d'entraide. Les associations de parents, d'handicapés sont souvent animées et en tout cas largement fréquentées par des femmes. Certaines ont découvert et confirmé une vocation politique, municipale ou nationale dans ce creuset.

La vie associative a porté ses fruits et sème encore : on voit actuellement les émigrés se regrouper pour exprimer et faire évoluer les problèmes qui restent encore à résoudre : la polygamie, l'analphabétisation, leur décalage social qui ne préoccupait pas outre mesure leur environnement culturel.

Des élèves nous ont affirmé que la confiance en elles acquise par le Yoga, la découverte de la possibilité d'échanger, de se comprendre, de s'exprimer sans se sentir jugées, les avaient aidées à prendre une part active dans des associations de Yoga ou d'activités variées.

VIVE LE TRAVAIL, VIVE LA VACANCE !

AVOIR rétabli le travail dans sa qualité de révélateur de l'ingéniosité, de fructification du savoir-faire, c'est bien, mais encore faut-il qu'il puisse rester valorisant.

Prendre le temps de cultiver la connaissance de soi est le contrepoids nécessaire pour pouvoir porter ses efforts sur les tâches permettant d'affirmer ses valeurs individuelles.

Bien sûr, on ne peut pas toujours choisir — et les périodes de chômage le font cruellement sentir — mais alors, il faut d'autant plus savoir rythmer son activité physique, son activité mentale et ses ambitions pour rendre acceptable la part de corvée que comporte, de toute façon et à différents titres, toute situation de travail, si tel est le choix que nous avons fait.

Il faut dire aussi que les progrès technologiques semblent aller plus vite que ne s'acquièrent les qualifications, et qu'il faut garder la possibilité et le goût de s'informer et de progresser.

Il est vital que chacune conserve devant toute situation une attitude de responsabilité, et non pas de dépendance ou d'assistance.

Il y aura toujours des tâches sans prestige social, ennuyeuses ou fatigantes, et il faudra toujours que quelqu'un les exécute. Que celui-là — ou celle-là — soit consentant et conscient reste primordial : non pas pour se soumettre avec résignation, mais pour reconnaître la nécessité et l'utilité des tâches obscures, et montrer qu'elles ont droit au respect et à une reconnaissance particulière.

Et si le Yoga aide à aplanir les conflits en réduisant les tensions, et en désacralisant la compétition, ce n'est pas une astuce pour endormir l'être humain et l'asservir plus sûrement à un système quelconque, c'est tout au contraire un atout pour lui rappeler en permanence sa dignité, son unicité, le caractère irremplaçable de sa présence.

Il ne saurait être non plus une activité de nantie, un luxe d'oisive ou de snob, ni du chiqué pour « parisienne » comme le suggère la chanson.

YOGA POUR TOUTES !

AUSSI, un souci constant chez les formateurs d'enseignants est-il d'accueillir des candidats de tous horizons, capables de transmettre, selon leur sensibilité, un enseignement universel aux personnes qui se sentiront en affinité avec eux.

La sélection se fait ainsi selon des critères où le passé universitaire ou intellectuel compte moins que le potentiel de compréhension, d'équilibre et de communication.

Les enseignants de Yoga sont ainsi des personnes — et en grand nombre des femmes — très dissemblables, et tant mieux !

Le Yoga est ouvert à toutes.

C'est un grand pas vers une communication large, où érudites et simplettes sont accueillies avec autant de sympathie. Car chacune a sa voie à découvrir.

Un chemin de portée universelle doit s'exprimer par toutes sortes de paroles, rayonner sur toutes sortes de visages, parce que l'être veille en chacun.

LA MAIN TENDUE

AVOIR ET ÊTRE PEUVENT-ILS COHABITER ?

LORSQUE nous sommes entrées à l'école, les premiers verbes que nous avons appris à décliner conjointement, souvenez-vous, étaient : avoir et être. Deux verbes qui se complètent ? Deux verbes qui s'affrontent ? Font-ils parfois bon ménage ? L'Inde semble les opposer. Le Maître Krishnamacharya de Madras adressait aux participants du congrès européen du Yoga à Zinal ce message : « Le Yoga, c'est connaître qui je suis et ce que je suis. » Le Maître emploie le verbe être mais le verbe avoir reste absent. Un « mantra » hindou, en langue sanskrite, exprime comme une prière : « Du non-être à l'être fais-moi aller ! »

▪ AVOIR

Et pourtant, dès notre naissance nous possédons et nous commençons à construire ce moi qui nous permettra d'être reconnue citoyenne de la Terre. En venant au monde, déjà nous « avons » un nom, une famille, un domicile, un acte de naissance, une nationalité, des objets, peut-être une religion, sûrement une éducation contraignante — c'est nécessaire — puis plus tard des diplômes, une situation, peut-être une maison, un mari, des enfants. Tout cela est bien.

Nous avons aussi une mémoire qui nous entretient dans notre vécu, nos joies, nos peines, nos déceptions, nos regrets. Notre pensée acquiert des structures, puise sans cesse dans notre mémoire sans que nous le voulions. Elle guette ses instants d'arrêt et se précipite, faisant remonter en surface ce qui la peuple et régulièrement ce qui la tourmente.

Notre pensée, instrument merveilleux lorsqu'elle se met au service de notre intelligence, explique, raisonne, compare, résout. Mais si nous ne la contrôlons pas, elle se laisse facilement manipuler par les attaques sournoises d'un psychisme conditionné par notre conception erronée du bonheur : le bonheur d'avoir.

▪ L'ÉGO

Il est toujours délicat d'employer les concepts d'égo, moi, je, soi car les diverses traditions leur donnent un sens différent. Ici, nous situerons dans l'égo tous les mécanismes, les systèmes, les schémas d'évolution que nous avons construits autour de nos avoirs pour nous donner l'impression d'exister.

Nous pourrions dire que nous nous construisons un « par-être » qui nous éloigne de notre être inné et qui nous oblige à paraître. Mais lorsque nous ne sommes pas dans notre être, nous voulons paraître être... Que tout cela est compliqué !

Autour de l'avoir reçu, promis, désiré, se construit peu à peu l'égo qui s'éloigne de ses perceptions d'enfant, qui ne voit plus le Réel qu'à travers un verre déformant. L'égo se forme qui ramène tout à lui et pour défendre sa survie il accumule de l'avoir. Cela le rassure. De l'égo naît la vanité « j'ai plus », l'envie « j'ai moins ». La peur de perdre accentue la possessivité, le besoin de posséder, de garder et ainsi de se sécuriser. La possessivité donne naissance aux frustrations, à la jalousie. Y a-t-il une spécificité de l'égo féminin ? Ne nous donne-t-on pas assez d'importance ? Et voilà que nous agressons l'autre, nous enflons ce que nous avons réalisé. C'est moi qui ai fait ceci, qui suis allée là... On m'a encensée... J'ai gagné... J'avais raison... On me prend ma place... Quelle place ?

Malheureusement (!) lorsqu'on donne de l'importance aux choses que l'on fait, les choses deviennent lourdes ; et si nous nous donnons de l'importance, nous devenons lourdes nous-mêmes ! Quel poids portent alors nos pauvres pieds !

Mais l'égo se sent continuellement menacé parce qu'il est le résultat d'une construction éphémère, parce qu'il ne prend pas sa source dans l'essence de notre être. Trop bien adapté, il revendique et se justifie. Il occupe une place qui ne lui revient pas, d'autant plus de place qu'il a peur de la perdre et la peur rend craintif. Parfois il prend toute la place, barrant résolument le passage à tout appel qui vient de l'intérieur. L'égo se rebelle, construit ses défenses, ces résistances qui ne sont qu'un *refus d'être.*

D'ailleurs, on a peur des résistances. Dans la pratique du Yoga, lorsque nous ressentons les appels de l'être, nous prenons conscience en même temps des résistances qui se manifestent. N'y touchons pas. Sachons seulement qu'elles sont là. Ne commençons pas la bagarre : nous nous mettrions en dualité contre nous-même.

Travaillons plutôt à renforcer ce qui ne résiste pas, ce qui EST. Une résistance est un refus d'être. Si « j'y suis », bientôt il n'y aura plus de résistances. Elles n'auront plus leur place. Et après tout, nos résistances font partie de notre potentiel ! Sinon nous nous défendrions de quoi ? Nos résistances sont révélatrices de ce potentiel. Transformées, elles deviendront créativité.

Mais ne laissons pas notre égo occuper notre champ de conscience : il nous ferait vivre dans le conflit, dans la confusion. Tant que l'appel de notre être ne s'est pas manifesté assez fortement, nous nous identifions à notre égo car

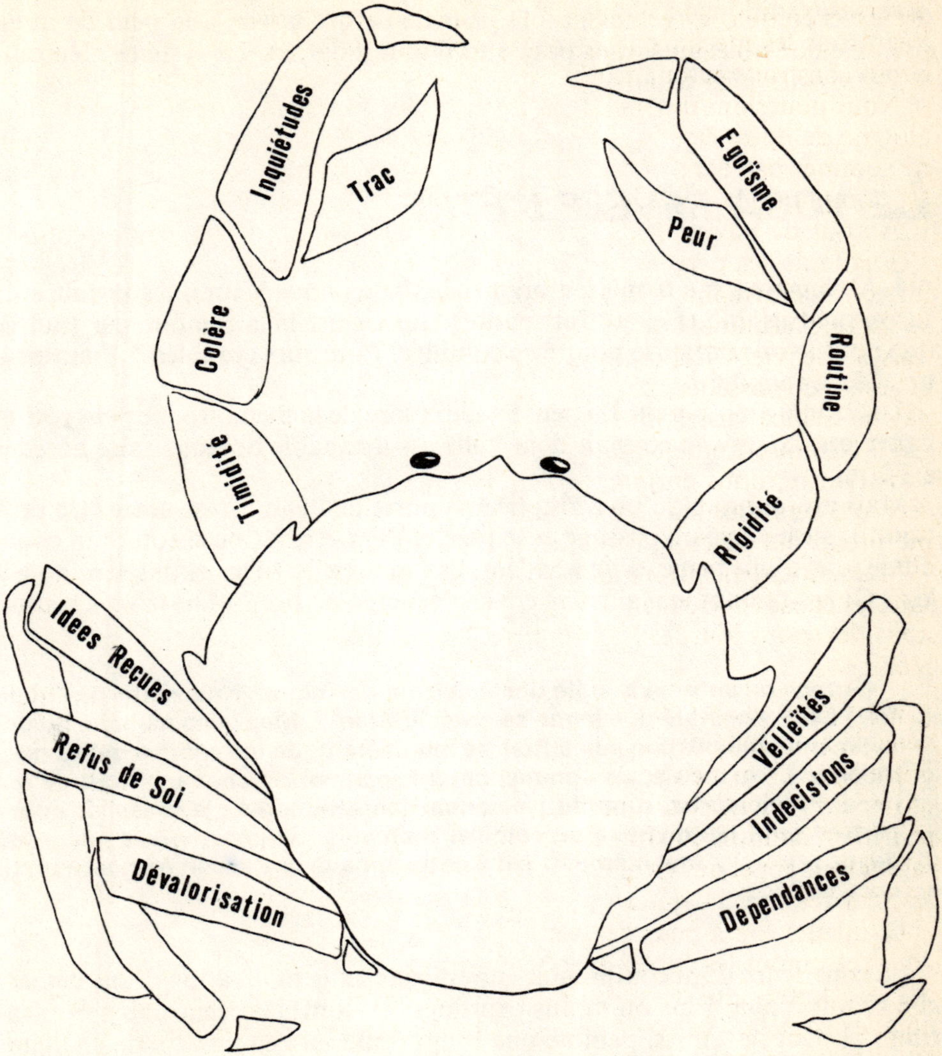

Fig. 92
Notre carapace.

il sait nous imposer sa conception du bonheur en recherchant tout ce qui concourt à sa satisfaction, lui permet de s'affirmer, d'occuper la place. Alors toute déconvenue nous jette dans le regret, l'ennui, la peur. La peur de perdre nous conduit directement à la peur de perdre la vie, à la peur de mourir... Ce que nous amassons pour survivre fait défaut. Le système s'écroule et l'angoisse nous tenaille.

LE YOGA RÉVÈLE L'ÊTRE

LA sécurité a été trop bien organisée. Nous nous y sommes installée de façon confortable et le confort endort. La vie est bien remplie par tout ce que nous avons organisé pour être comblée. Pourquoi comblée ? Y aurait-il un vide à remplir ?

Le chemin s'obscurcit. La pensée, tributaire de la mémoire, ne peut reconnaître que ce qu'elle connaît déjà : elle est incapable de nous faire accéder à l'être.

Mais un jour quelqu'un a frappé à la porte de l'égo. C'est notre être profond. Il s'est frayé un passage et se révèle. Peut-être à l'occasion d'un choc, d'une joie, d'une peine, d'un accident. Qui m'appelle ? Qui es-tu qui m'appelles ? Qui es-tu dont je n'ai guère envie d'écouter la voix ? Mais la voix insiste.

Simone raconte : **A la suite d'un accident de voiture, à ma sortie de l'hôpital, j'avais constaté que je me sentais différente. Mes besoins, mes préoccupations, ma relation aux autres se modifièrent. Je me sentais moins conditionnée, plus vraie. Je commençai à supprimer de chez moi tout ce qui me semblait inutile, superflu ; je donnai des vêtements ; je cessai de courir partout pour me distraire ou combler mon vide. Je découvris la nécessité de me retrouver moi-même. C'est à cette époque que je commençai à pratiquer le Yoga.**

La conscience d'un conflit intérieur est souvent la motivation d'une démarche vers le Yoga. Plus ou moins exprimés ces conflits créent une perturbation qui peut devenir si pénible que l'on décide un beau matin de chercher à « s'en sortir ». On craint la psychanalyse ; on en connaît les limites et parfois les ratages dans son entourage.

Une élève est venue un jour nous trouver après quelques mois de pratique du Yoga et nous dit : « Avant de commencer le Yoga je me posais la question : pyschanalyse ou Yoga ? » Une amie qui pratiquait le Yoga lui a proposé : « Viens avec moi à la séance de lundi soir ! Tu décideras après. » Elle est venue. Il y a peu de temps nous avons reçu cette lettre d'elle que nous donnons ici dans son intégralité.

Annie, mai 1984 : « Posez les pieds sur le sol, comme si vous vouliez vous y enraciner. Fermez les yeux et observez ! » Ce furent les premières paroles de mon professeur, lors de mon premier cours. Elles restent gravées dans les mémoires, celle de l'intellect et celle de mon corps en raison de la surprise causée par les sensations physiques reçues en cet instant et de la délivrance vécue. Je me souviens avoir pensé : c'est là !... Enfin je vais m'arrêter : j'ai trouvé ce que je cherchais. J'ai ressenti l'immense fatigue qui pesait sur mes épaules, mon déséquilibre. J'ai vu la nuit dans la tête, mais également la petite lueur au fond, et j'ai eu la certitude que j'étais en marche vers elle. Je n'avais plus qu'à suivre le chemin que m'indiquait mon corps.

C'était en octobre 1981. Depuis un an je vivais dans le cauchemar pour diverses raisons. Je ne vivais plus, je travaillais... pour oublier. Depuis plusieurs mois je me sentais couler dans la dépression et j'envisageais, sans m'y résoudre vraiment, de faire une psychanalyse. Néanmoins, malgré mon état, il me restait la lucidité de l'imperfection de cette thérapie. Je ressentais confusément qu'il me manquerait quelque chose d'essentiel sans arriver à discerner ce dont il s'agissait. Pourtant, quels signaux avais-je reçus de mon corps depuis un an : plexus douloureux, gastrite, pancréatite, vésicule bloquée ! Mais le brouillard était trop opaque et je ne voyais rien. D'ailleurs comment aurais-je pu comprendre puisqu'à cette époque je n'avais pas vraiment de corps, n'en ayant aucune conscience !

Lorsqu'une amie m'a parlé du séminaire de Yoga qu'elle avait fait avec toi, l'idée m'est venue que peut-être cela pourrait m'aider de suivre tes cours. Ma décision de pratiquer le Yoga fut motivée par le besoin d'un remède à ma souffrance intérieure. J'étais exténuée de lutter contre moi-même et ceux qui m'aimaient à cette époque s'épuisaient en vain à me maintenir la tête hors de l'eau. A ma décision se mêlaient un peu de curiosité et une vague intuition que j'allais faire à travers le Yoga une découverte.

Je te l'ai déjà dit, je le répète encore et je ne le dirai jamais assez : lorsque j'ai posé mes pieds dans cette salle, j'ai compris que j'avais fini de chercher, de me chercher. Ce que j'avais perdu depuis plusieurs années c'était la conscience intérieure de mon corps, ainsi que son langage. Toi et moi connaissons bien le chemin parcouru en presque trois ans : tous ces déblocages physiques successifs qui débloquaient aussi ma tête, jusqu'à faire remonter de mon inconscient des événements si profondément enfouis ; toutes ces prises de conscience !... Souviens-toi comme ce fut difficile à certains moments, lorsque mon entourage m'accusait de folie, alors que c'est avant que j'étais en déséquilibre et que mon désir de vivre se réduisait de plus en plus.

La femme rayonnante — le mot n'est pas trop fort — que je suis maintenant, ma nouvelle vie si riche, ma joie de vivre actuelle sont l'aboutissement de ce travail fait avec toi, si présente et si effacée à la fois, me permettant de comprendre que tout était en moi. Les germes de bien d'autres choses y sont aussi. Je les sens pousser ; je les attends dans le calme et je reste attentive aux signes que m'envoie mon corps. J'ai appris avec toi l'attente, la patience, la déculpabilité. J'ai compris que je ne peux donner aux autres que ce que je suis et que mieux je serai mieux je donnerai. Je suis heureuse que cette lettre me donne l'opportunité de te révéler quelque chose qu'il ne m'était pas possible de te dire car le moment n'en était pas venu : en jan-

vier et en février de cette année, pendant ces mois où je ne suis pas venue à tes cours, j'ai voulu vérifier par curiosité intellectuelle si le choix que j'avais fait entre Yoga et psychanalyse était le « bon choix ». Une telle démarche de ma part semble à peine croyable. Mais j'accepte ce qui peut apparaître comme un retour en arrière car, depuis mes dernières séances de Yoga, j'ai compris qu'il s'agissait d'une « porte à passer ». J'ai donc suivi quelques séances de psychothérapie. Quelle dérision ! Quel morcellement ! Vraiment, cela ne pouvait pas me convenir. Toute cette énergie placée dans la tête, ignorant le reste du corps ! Tu as vu dans quel état tu m'as récupérée après. Sans comprendre pourquoi, j'étais redevenue un chat écorché, le plexus solaire bloqué de nouveau... et justement dans une période où j'avais quelques problèmes qui ne sont d'ailleurs que les problèmes que chacun rencontre parfois dans sa vie.

Tu sais, depuis que je suis revenue, non seulement je vais mieux, les choses s'arrangent parce que j'ai l'énergie suffisante pour en comprendre le sens, mais surtout, depuis la dernière séance j'ai compris que la porte à passer est que le Yoga ne doit plus être vécu par moi comme une thérapie : le chemin qui m'est proposé est celui du développement et de la réalisation. En résumé : j'étais en ruines ; j'ai reconstruit avec ton aide ; il me reste à croître et embellir pour redistribuer aux autres. Maintenant je vois des fleurs sur le chemin.

P.S. : Si l'expression de ce vécu peut aider d'autres personnes, je tiens à ajouter que d'être allée trois fois en séminaire de Yoga m'a fait progresser plus rapidement. Je pense que déjà le désir d'y aller et la décision prise, malgré toutes les bonnes raisons qui peuvent empêcher cette décision (travail, entourage, manque de temps ou d'argent) sont les premières traces visibles du progrès et le début de l'affirmation d'un amour de soi-même qui doit être confirmé. Cet amour de soi ne doit pas être vu comme une manifestation égoïste mais toujours dans l'optique du Yoga : se trouver bien pour mieux donner.

L'ÊTRE : UN VOLCAN QUI SOMMEILLE

PEU à peu la conscience des choses se modifie. Lorsque l'être se révèle, l'avoir ne nous satisfait plus, une rencontre nous secoue, un mot entendu nous poursuit, peut-être un long arrêt imprévu — comme dans le cas de Simone — nous donne-t-il une autre vision de notre vie. Vivre n'apparaît plus comme cette somme d'avoirs qui ne délivre pas la plénitude mais le vide. Nous sentons que ce vide ne sera jamais comblé, qu'une autre nourriture est nécessaire à notre esprit. Même les livres deviennent un remplissage. La poésie, peut-être, peut encore nous parler. Nous pressentons en nous des richesses enfouies que nous n'avons jamais pris le temps de découvrir, de faire fructifier.

Comme il est difficile de nous avouer que nous vivions en dehors de nous-même, répondant sans cesse à ces appels de l'extérieur qui nous dissimulaient notre être profond ! Peut-être ne savions-nous même pas qu'il se trouvait là, disposé à attendre le moment de jaillir.

La façon dont les choses se révèlent à nous peuvent parfois se comparer aux secousses du volcan. Le volcan éteint est une montagne comme une autre, mais tout à coup il se réveille et son langage émane du plus profond de son être. L'éruption bouscule les couches superficielles, les vieilles structures du sol. Rien ne résiste à sa puissance ; sa vie intérieure impose un rythme. La lave incandescente issue de son centre brûle tout. Elle est riche et fécondante : elle va s'exprimer.

Oui, notre être profond, tel un volcan, se manifeste à son heure, et lorsque la pression intérieure arrache les parois de notre « par-être », notre « paraître » s'effrite, nos systèmes, nos schémas d'évolution se craquèlent. Notre propre importance devient relative, nos comparaisons futiles.

Tout d'abord un sourd chaos se manifeste, mais nous comprenons que le chaos est nécessaire pour nous inviter à trouver l'Ordre. Acculée devant tant de désordre, il faut retrouver notre direction. Quelle direction ? Celle que notre être va nous indiquer, celle de notre essence.

La voie nous est longtemps restée cachée par tant de broussailles ! Mais le Yoga nous offre un bon sécateur. Que d'épines aussi pour nous égratigner ! Que d'efforts pour avancer dans cet épais taillis qui nous cache la lumière ! Mais quelle joie de découvrir que le chemin était bien là devant nous, dissimulé mais tracé par un Ordre conçu d'éternité. C'était là et nous ne le savions pas !

UNE PLANTE QUI PEUT GRANDIR

LE moment est venu de couper les orties pour donner de l'air à la plante qui veut grandir. C'est l'être qui choisit les plantes à couper, qui pressent la direction du chemin, qui dose l'effort, qui s'émerveille de ses découvertes et se nourrit de joie, de beauté, d'amour. C'est l'être qui nous ouvre à une autre dimension.

Si nous vivons et acceptons notre essence en profondeur, nous serons de moins en moins dans le « paraître en fonction de... ». De quoi d'ailleurs ?... Le Je n'est pas fonction de... Le Soi, l'être est inné.

La progression dans la connaissance de soi mène la femme vers son autonomie. Cela nécessite de nous accepter avec nos zones d'ombre. Mais en devenant authentique, il ne sera plus nécessaire de faire des efforts désespérés pour paraître ce qu'on n'est pas. C'est si reposant d'être soi-même... et cela rend la joie de vivre.

L'être « vivant » ne se conforme plus à l'attente des autres et ose être lui-même dans ses ressources, ses exigences vis-à-vis de sa propre attente. La vie se déroule au présent. Bien sûr il faut du courage pour montrer au jour sa vérité, s'ouvrir à l'intégralité de son expérience, s'assumer. Mais quel bien-être de sentir les vieilles peurs lâcher, de se sentir être...

L'ÉCLAT DE L'INSTANT

CE qui se révèle ne peut se traduire en termes d'avoir. « C'est. » Comme la fleur est lorsqu'elle ouvre ses pétales au matin pour recevoir la lumière et se refermer le soir pour protéger son pistil. Protégeons de la nuit ce que nous sommes de plus fragile. Protégeons la flamme de la tempête, protégeons notre félicité des attraits des avoirs compensateurs.

L'être a sa façon propre de se manifester. Il surgit dans l'instant, de façon spontanée, dans l'éclat des regards de ceux qui s'aiment, dans la joie qui jaillit comme un torrent des yeux d'une mère sur le ventre de laquelle on vient de déposer son nouveau-né. L'être se révèle dans l'instant et ne se laisse pas emprisonner. Il ne prévoit pas, n'organise pas. Il éclaire notre regard ou se cache si l'égo veut dominer. L'être ne nous appartient pas ; il nous a été confié comme une plante que nous devons soigner, arroser, faire fructifier. Nous pouvons nous nourrir de ses fruits, nous pouvons les offrir, jamais les conserver.

Nous ne pouvons pas vouloir être car l'être ne répond pas aux appels de la volonté. Croyons-nous le saisir, il n'est déjà plus là. L'être est un état, non une construction de notre pensée. Si nous sommes épanouies, les autres le sentent, si nous jouons un rôle, nous ne sommes pas crédibles.

Faire sourdre l'être c'est décaper, c'est débroussailler, c'est tailler afin que la source apparaisse, afin que l'eau de vie puisse couler et arroser nos racines. Ainsi pourront croître les graines de notre champ spirituel, car les racines de l'être sont là, en chacune de nous.

Le Yoga, patiemment, nous permettra d'accéder à la conscience d'être, et l'être qui se révélera saura sécréter son art de vivre, son environnement. Nous serons mues de l'intérieur. L'avoir ne sera plus une entrave à l'être car il se tiendra à sa place, ne cherchera plus à combler le vide : il donnera ces petits bonheurs de chaque jour non méprisables, permettra de goûter les joies d'une maison accueillante, d'un repas partagé, de la découverte d'autres lieux, d'autres cieux.

L'être nous apprend à avoir non pour dominer mais pour découvrir une dimension plus vaste aux choses qui nous entourent, nous incite à une relation à travers laquelle les choses ne sauraient plus nous appartenir.

LE DEVENIR

LE Yoga est le chemin de notre conscience d'être en nous révélant ce que nous sommes. Le devenir de notre être est placé sous notre responsabilité. Nous pouvons dire oui mais nous pouvons dire non si les exigences de l'avoir obscurcissent notre regard intérieur.

Revenons encore une fois aux bienfaits de l'arrêt.

L'arrêt nous situe en face de nous-même, ce nous-même que nous croyons peut-être connaître mais dont en réalité nous ignorons l'essentiel : la profondeur, la richesse, l'essence mais aussi les zones d'ombre. L'arrêt nous extrait des circuits courants, de la distraction, de notre système habituel de pensée qui nous maintient dans le connu, nous fait fuir dans le passé, dans le futur. Calmons notre pensée, détendons notre corps et nous nous retrouverons dans le présent. Dans l'instant les perceptions s'affinent, la relation s'instaure avec une zone de nous-même que nous n'étions pas habituée à explorer, que nous n'avions peut-être pas envie de reconnaître.

Qui de nous, pendant le temps de détente qui suit un travail intense du corps en Yoga, n'a jamais découvert ce silence mental pendant lequel on se sent légère, on n'a besoin de rien, on ne désire rien. Instant de plénitude. Instant où l'être tient toute la place. Comme l'oiseau qui chante au réveil, comme la fleur qui ouvre sa corolle, celle qui vit cet instant sait que tout lui est donné, qu'il n'est plus nécessaire de vouloir. Son être rayonne de toute la lumière qui l'inonde.

La Paix est proche pour elle et pour le monde.

Lorsque l'appel s'est fait entendre, lorsque nous avons pressenti que l'arrêt s'imposait, le chemin est commencé.

Mais attention ! L'arrêt n'est pas le chemin. Il est un moyen sur le chemin. L'arrêt nous révélera, le moment venu, que l'être est appelé à poser des actes, à se recréer, à recréer le monde. Chacune découvrira où et comment, car le chemin est unique et nul ne peut l'entrevoir à notre place.

Être à soi, être au monde requiert une perception accrue qui passera inévitablement par le stade du dépouillement. Le Yoga nous aidera à laisser tomber nos vieux vêtements, nos lunettes de myope. Lorsque nos yeux seront ouverts, notre place nous sera montrée.

Nous ne choisissons pas notre place : elle se présente à nous sans nous être imposée car nous sommes un être libre.

L'être en nous ne dépend de personne, d'aucune obligation, d'aucune idéologie. Il n'a rien à accepter ou à refuser : il reconnaît. Reconnaître c'est découvrir le sens de notre vie. Être consciente de ce qui est révèle notre profondeur où se tient la source de notre Bonheur.

RECEVOIR - DONNER

POURQUOI réunir ces deux verbes ?

Depuis que nous sommes enfant, on nous a appris à donner. Mais quand nous a-t-on enseigné à recevoir ? Pourtant ces deux mouvements sont inséparables, et ils sont inscrits dans l'univers, créant le rythme du monde.

Regardons le cycle de l'eau. L'eau tombe en pluie. Aspirée par le feu du soleil, elle reviendra abreuver notre terre.

Nous sommes reliés énergétiquement à l'univers comme le cordon ombilical nous reliait à notre mère.

Lors d'un séminaire de Yoga à Belle-Isle-en-Mer, une élève est partie le soir marcher sur la côte sauvage. Elle est rentrée tard dans la nuit. « J'ai marché, marché longtemps, nous dit-elle ; j'avançais dans les étoiles, j'étais une étoile. »

Oui, nous sommes reliés à l'univers. Nous recevons, et nous donnons ce que nous avons reçu. Celles qui pratiquent les massages énergétiques le savent d'expérience. Si nous nous contentons de recevoir, nous explosons. Si nous voulons donner sans accepter de recevoir, nous nous vidons. Lorsque nous travaillons notre potentiel énergétique, nous constatons que l'équilibre se rompt facilement et qu'une vigilance est constamment requise.

Recevoir n'est pas prendre. Recevoir nécessite une disposition d'accueil. L'Indien salue en ouvrant légèrement ses mains jointes pour dire : « Que puis-je recevoir de vous ? » Merveilleux acte d'accueil qui n'attend rien de déterminé, merveilleux acte d'humilité qui ne situe pas au-dessus de l'autre. Accueillir c'est être capable de se taire pour laisser venir, d'ouvrir les mains en parfaite confiance, car la manne est prête pour ceux qui la désirent. Et cette manne offerte, cette nourriture matérielle est le signe d'une autre nourriture.

Non, accueillir n'est pas prendre. Prendre c'est retenir pour soi. En état d'accueil on sait déjà que l'on partage ce qui nous est donné, que l'on reçoit pour donner à nouveau. On n'a pas le temps de s'attacher, de retenir, de tésauriser. Quel allégement !

Dans cet esprit, prendre c'est voler. Un Sutra de Patanjali ordonne : « Tu ne voleras pas ! » Le Yoga nous apprend à vivre une posture dans l'esprit de non-possessivité, de non-vouloir. Vivre le Yoga c'est déjà accepter de ne pas violenter notre corps qui a son langage et nous apprend à l'entendre. Si nous demandons à notre corps plus qu'il ne peut donner, en forçant, en tirant à nous en couper le souffle, nous volons à la nature ce que nous ne sommes pas prêtes à recevoir. La posture se vit dans le « recevoir » et non dans le « prendre ». C'est la détente acquise à travers la respiration et le non-vouloir qui permettra de recevoir la progression comme un cadeau.

Certaines postures sont dites « ouvertes », d'autres « fermées ». Si nous restons attentive à notre ressenti pendant ces postures, nous nous apercevrons que nous restons volontiers dans les unes alors que nous écourtons les autres. Si nous acceptons mal la posture ouverte, celle-ci nous aidera peu à peu à ouvrir notre être au monde, nous incitera à donner.

La posture fermée nous aidera à nous centrer sur notre être profond, comme un réceptacle prêt à recevoir.

L'égalité construite entre inspir (recevoir) et expir (donner) sera un point important de cet équilibre. Inspir : je reçois du monde. Je guide ce don vers mon centre. Cela renforce mes richesses. Expir : je redonne au monde.

Le « non-vouloir prendre » nous donne le sens du temps des choses, des évolutions. L'évolution est lente comme celle des saisons. Alors nous acquérons la patience, une patience qui respecte le rythme de la vie en soi et en les autres.

Le rythme de la vie est lent, mais ô paradoxe ! le rythme du temps s'accélère. Il n'est plus temps de sommeiller, de laisser couler le temps, d'avoir le temps ! Le moment est venu de construire notre vie intérieure afin de devenir des êtres libres capables de répondre à nos appels. Alors chaque chose viendra à son heure, lorsque nous serons prêtes à recevoir pour pouvoir redonner au monde.

Car il ne suffit pas de comprendre un processus : il est nécessaire de l'intégrer. Grâce au travail sur le corps, sur le souffle l'intégration s'opère. Nous retrouvons notre rythme qui est aussi celui de l'univers. Recevoir-donner nous situe sur le chemin qui va du personnel à l'universel.

LA VIE À DEUX

LE « sentiment » conjugal est à construire, comme le dit le philosophe Alain. Les sentiments vrais sont des œuvres ; l'homme et la femme n'ont pas, comme l'animal, des instincts assez forts ni des besoins suffisamment limités pour que leur conduite soit automatiquement dictée.

Il y a, dans le désir de vie à deux, une affluence de besoins d'ordre sexuel, affectif, culturel, économique et, à un degré indéfinissable, magique, où l'être humain doit faire appel à toutes les facettes de son intelligence pour construire et préserver son harmonie.

DES REPÈRES NOUVEAUX

COMME l'institution familiale, le couple vit une période de transition. Certains vivent selon des images anciennes mais ont du mal à s'y retrouver dans le vécu quotidien. D'autres sont tout autant désorientés parce qu'ils ont décidé d'emblée de ne pas vivre comme leurs parents mais ne trouvent pas vraiment comment faire autrement. Les uns et les autres cherchent des repères nouveaux.

Les structures sociales se sont affaiblies, la morale collective est souvent prise en défaut, et nombreux sont les jeunes gens qui cherchent à établir un code de vie qui leur soit propre et qui réponde à de nouvelles exigences.

C'est en tout cas ce qu'affirment la plupart des partisans de l'union libre : se donner des règles personnelles pour préserver les valeurs que les institutions n'ont pas toujours protégées. L'illusion du définitif et la sécurité de l'acquis endorment la vigilance. La rigidité des rôles prescrits a pu gâcher des vies et des unions.

Le couple évolue dans une société elle-même en évolution : couple ancien ou débutant, vivre à deux est une œuvre quotidienne. La mise en commun doit laisser à chacun place au développement personnel et place à la reconnaissance de l'autre en tant que conscience.

La vie quotidienne du couple est de plus en plus envisagée comme un échange, et non plus sous un rapport d'autorité. Cette aspiration est évidente chez les jeunes, mais elle a basculé chez les couples plus anciens où bien des femmes ont été amenées à réfléchir à l'image traditionnelle qu'elles en avaient.

Le sentiment de sécurité lié à l'état de dépendance, ainsi qu'une certaine passivité « diplomatique » à l'égard de l'homme se sont souvent révélés comme une faiblesse de la femme. Si elle ne souhaite pas toujours « l'égalité » au sens où le couple n'apparaît pas à tout le monde comme la réunion de deux individus identiques, elle a du moins gagné le droit à l'équivalence : différente, complémentaire, soit, mais pas seulement faire-valoir ou exécutante.

Chez la femme, l'état de dépendance acceptée est souvent le résultat du manque de connaissance de soi qui entraîne un manque de confiance en soi. La dépendance permet de somnoler et conduit vers un état fusionnel qui s'avère un véritable danger car il porte atteinte à la liberté intérieure.

Il est certain qu'une jeune fille qui a été brimée par ses parents, qui n'a pas pu construire son autonomie, va se sentir perdue, voire angoissée si elle ne peut s'appuyer sur une force extérieure. Alors elle va chercher un autre cadre : celui que lui propose son conjoint.

LE SENTIMENT DE « COMPLÉTUDE »

ET si la jeune fille se marie en « cherchant » un complémentaire, que se passera-t-il le jour où elle découvrira que le Yoga lui aura permis de construire sa « complétude » ? L'autre lui deviendra-t-il inutile ? Ne sera-ce pas le moment de reconsidérer sa conception de l'amour ?

Chez les jeunes, le travail en commun, le partage des tâches est considéré comme un facteur de réunion, de compréhension. Les rôles traditionnellement prescrits sont réenvisagés sans préjugés : si l'on a vu de tout temps des femmes « viriles » mariées à des hommes plus passifs, ces couples-là devaient autrefois se protéger de l'étonnement ou de la réprobation de l'entourage. On ne voulait pas voir l'équilibre du couple, on préférait ironiser sur son étrangeté. Les jeunes ont moins d'a priori : l'homme a gagné le droit de pouponner, et peut-être celui de gagner moins d'argent que sa compagne.

L'UNION DU SOLEIL ET DE LA LUNE

LA vertu de la vie à deux, pour ceux qui l'abordent avec conscience, c'est quelle appelle à une sorte de promotion : faire face à des situations inédites devant un témoin permanent et hautement estimé est pour chacune l'occasion de révéler le meilleur de soi-même.

Il y a autant de formules d'équilibre homme-femme qu'il peut y avoir de nuances dans l'association des personnalités. Être complémentaire devient alors un dosage très subtil. Nous pouvons d'autant mieux en comprendre la signification à travers le Yoga que, lorsque l'on parle de Yoga dans le grand public, c'est en fait de Hatha Yoga qu'il s'agit.

Or, qu'est le Hatha Yoga ? C'est un ensemble d'exercices et disciplines qui cherchent à obtenir le contrôle du corps et des énergies vitales. Il conjugue un effet échauffant, dynamique symbolisé par le soleil (en sanskrit *Ha*) en affinité avec le caractère masculin, et un effet calmant, régénérateur, symbolisé par la lune (en sanskrit : *Tha*) en affinité avec le caractère féminin. C'est de l'harmonie de ces contraires que naît l'équilibre : soleil et lune exercent une action complémentaire dans l'univers, comme masculin-féminin se conjuguent dans la création. Ces principes se valorisent, pas seulement dans le couple, mais aussi à l'intérieur de chaque individu.

Si donc la femme est considérée par essence de caractère lunaire, il faut savoir qu'elle porte aussi un élément solaire, qui s'exprime dans sa façon d'être active et dynamique. C'est sans doute parce qu'on a négligé ce deuxième pôle que la femme a senti le besoin de se « libérer », de faire valoir son besoin d'exprimer activement son ingéniosité, son besoin d'imprégner l'environnement des valeurs dont elle est porteuse.

Imagination, intuition, fécondité, amour, sont la contrepartie des valeurs dites « viriles » comme la raison, l'abstraction, l'ordre, le contrôle.

Bien entendu, reconnaître le caractère solaire de la femme, c'est accepter aussi l'aspect lunaire présent dans l'homme. L'homme, et le couple, n'ont rien gagné quand ils ont relégué la femme dans sa passivité, pas plus que la femme, et le couple, n'ont rien gagné à nier son essence pour faire valoir un droit à l'égalité.

Sous cet aspect, le « combat » (la revendication pour l'égalité entre homme et femme) semble bien dépassé ! Adopter l'optique du Yoga nous affranchit de ces attitudes du passé, et nous fait voir chaque conscience, chaque couple de conscience dans un esprit de compagnonnage.

L'approche de la sexualité devient alors un travail sur la conscience et sur l'énergie qui la manifeste. A travers le Yoga, la sexualité est considérée comme une force motrice de la vie : elle permet d'approcher la fusion des principes masculin et féminin, non seulement dans le couple, mais aussi en soi-même.

La pratique des postures est un entraînement permanent à percevoir le jeu subtil soleil-lune.

Développer l'énergie disponible pour faire durer l'effort, c'est donner cours à l'activité solaire, mais rester à l'écoute pour que la sérénité demeure, c'est laisser passer l'activité lunaire. Encore et toujours, c'est le développement de l'attention qui est mis en évidence comme source d'équilibre, de force, mais aussi de tendresse et de responsabilité.

L'harmonie des contraires s'exprime alors par la joie de sortir de soi-même en voyant le monde par les yeux d'un autre. Il n'y a plus seulement tête-à-tête, mais aussi ouverture à un avenir d'espérance.

UNE DYNAMIQUE DANS LE DESTIN COLLECTIF

ALORS, les conflits personnels, et entre personnes, deviennent l'occasion de dépasser la notion d'individu, et de faire l'expérience de l'union au sens planétaire, cosmique du terme.

Quand on sent quelle force motrice de la vie représente la sexualité, on comprend l'importance accordée, dans le travail postural, à la libération du bassin : mobilité des jambes, ouvertures des aines, déblocage de la ceinture lombaire, respiration abdominale, et tonification du plancher pelvien.

L'énergie ainsi libérée allège le corps et affine l'esprit, et la conscience individuelle peut accéder à la perception de la conscience universelle. On fera la même remarque en examinant plus tard les postures destinées à stimuler les méridiens de circulation de l'énergie.

L'harmonie, on le sent, s'accompagne d'un élargissement progressif de la conscience individuelle, et le couple trouve son plein épanouissement en se dépassant en faveur des fins qu'il a choisies.

La vie à deux, sentie comme l'union de la lune et du soleil et comme une voie pour relier l'individu à l'univers, ne risque pas de tourner au tête-à-tête pesant. Elle a une chance de se prolonger et de se développer en un accord dynamique : celui de deux êtres qui ont réussi à soustraire leur destinée à la solitude et où chacun a le sentiment d'être aidé à devenir tout ce qu'il peut être.

C'est aussi, avoir réussi, selon des principes de vie que l'on a acceptés ensemble, à contribuer à l'œuvre jamais achevée de l'humanité.

Une aide mutuelle à Devenir individuellement, et à participer au Devenir collectif.

NE PAS VOULOIR CHANGER L'AUTRE

MAIS attention !

Nous avons parfois rencontré des femmes qui pratiquaient le Yoga mais dont l'attitude à l'intérieur de leur couple nous étonnait. Tout leur intérêt s'était dirigé vers quelque chose de neuf : une autre tradition, une pratique comprenant peut-être des recettes de thérapeutique médicale et culinaire, des week-ends détendants, des échanges avec les autres.

Tout cela est bien. Mais des réflexions recueillies çà et là nous ont amenées à cette question : à quelle place le conjoint se trouve-t-il relégué ?

On comprend là le nouveau danger d'une certaine pratique du Yoga qui consiste à donner un très grand intérêt à ce qui peut-être comble une vie, puis rejeter tout ce et ceux qui ne rentrent pas dans notre nouveau « système ».

Le Yoga n'est pas un système, c'est un état d'être ; et être n'inclut pas de reléguer ou de vouloir changer les autres.

Dédaigner ou vouloir changer l'autre c'est lui manquer de respect, c'est refuser de reconnaître que son chemin est unique, c'est le violer.

Et pour lui donner quoi ? Ce que nous avons appris ? Nos nouvelles sécurités ? Notre goût d'une mode ? « Je suis passionnée de Yoga », nous dit l'une d'elle. La passion dura deux ans.

Donner à l'autre ne veut pas dire l'encombrer de notre fatras. On ne peut donner que ce que l'on est. Et si l'on est, on rayonne. Ce que nous avons à donner c'est notre rayonnement.

Si nous sommes sur notre chemin, sachons bien que nous ne sommes pas encore arrivées. Son chemin à lui nous ne le connaissons pas. Les chemins ne sont pas ceux que nous voulons, ni ceux qu'on nous a enseignés. Respectons en nous, en lui le rythme de la nature. L'Esprit guide sur le chemin.

La démarche d'amour consistera à pouvoir parler de son chemin et à se sentir accueilli. Parler de soi sans se sentir visé, sans que l'autre se sente concerné est essentiel car chacun a son authenticité.

Ne vous accrochez pas à une image ancienne du couple. Le couple c'est la présence de deux êtres qui vivent leur authenticité, le partage, l'accueil. Alors seulement l'amour pourra circuler sans possession, sans agressivité.

Dans l'union de deux authenticités chacun a sa terre et ses graines à cultiver, à faire fructifier, car ces graines nous ont été remises à chacun, dès notre départ. Chacun a son champ et nul ne peut le cultiver à sa place. Ceci n'est pas une invitation à l'individualisme car nous ne pouvons rien les uns sans les autres. Aimer c'est accueillir l'autre avec son faisceau de relation, en dépassant l'apparence intérieure et extérieure. Nous ne pouvons limiter l'autre : nous ne voyons qu'une parcelle du faisceau. Si nous voyons en lui le positif, notre regard sera créateur.

Nous avons conscience que la route proposée comporte des passages très inconfortables mais que cet inconfort même, ces secousses sur la route sont nécessaires pour acquérir une conscience nouvelle. Si nous nous sentons bousculée, gardons bien notre frein à main : c'est notre maîtrise et celle-ci va construire un pont.

La pratique du Yoga n'apporte pas un nouveau confort. Les arrêts, le recul, la distance ne seront pas jugés comme des fuites. Ils nous aideront à nous situer dans de nouveaux courants, des courants forts, protecteurs, des courants de vie.

Ne perdons pas l'étincelle de lumière afin de pouvoir cultiver ce champ qui est constitué de l'équilibre de l'être.

Le seuil de la sagesse

UNE jeune femme rencontrée récemment nous disait que la philosophie du Yoga n'existait pas ! Mais si nous retournons à l'étymologie grecque du mot philosophe, *philos* = ami et *sophia* = sagesse, l'amour de la sagesse nous paraît se trouver sur la ligne la plus directe de la réalisation par le Yoga.

La sagesse, composée à la fois de connaissance, de vertu sous-entend l'unité que nous découvrons pas à pas : elle embrasse tout ensemble en nous l'humain et le divin. La qualité de vertu semble actuellement un peu dévaluée : on la revêt d'ennui, de renoncement, de sévérité. La tradition occidentale propose quatre vertus dites cardinales (du latin *cardo* = gond, charnière) qui sont le courage, la justice, la prudence et la tempérance. Pour le *Samkhya*, texte essentiel de la tradition indienne, lié au Yoga et dont nous reparlerons plus loin, la vertu est une forme lumineuse de l'intelligence. Et le Yoga, voie de la sagesse, fait l'objet à la fois d'un enseignement et d'une initiation qui passe par la maîtrise quotidienne de soi.

En Inde, le Sage est reconnu comme celui qui a acquis le discernement, la mesure, l'harmonie ; il a rejoint en lui la source de vie ; il a trouvé le chemin du cœur. Les biens intérieurs développés sont capables de lui donner un détachement, une plénitude qui effacent l'angoisse devant la mort.

Peut-être n'y a-t-il pas d'âge pour la Sagesse, mais certains moments de la vie de la femme peuvent être les jalons qui permettront d'y accéder.

Le départ des enfants

CHAQUE femme qui élève des enfants doit, dès leur enfance, garder devant ses yeux le moment de leur départ. Nous avons déjà vu que l'éducation des enfants consiste avant tout à leur permettre de construire leur autonomie afin qu'ils soient forts, afin qu'ils soient capables d'opérer les choix qui leur seront propres.

Cette disposition d'esprit nécessite pour la femme d'avoir elle-même construit sa propre autonomie. Une mère autonome, par son exemple, montre le chemin de la liberté intérieure.

N'hésitons pas à prendre du temps pour nous.

Le départ des enfants se présente comme un moment crucial pour la plupart des femmes, en particulier pour celles qui ont consacré la totalité de leur effort à leurs enfants.

Le danger se présente sous la forme de cette pensée couramment émise : « Je ne suis plus bonne à rien. Ma vie n'a plus de sens. »

Bien des femmes sont venues au Yoga à ce moment difficile de leur vie. Comprendre que le détachement est nécessaire et vital pour les enfants n'est pas tout. Un nouveau chemin se profile sur lequel nous sommes appelées à avancer. Si les nombreuses activités, les soucis, les problèmes à résoudre ont polarisé les forces vives de chacune, peut-être le temps nécessaire à consacrer à la vie intérieure n'a-t-il pu être trouvé.

Le Yoga va offrir ce temps privilégié du retour sur soi-même en requérant une nouvelle forme d'effort. Ce que le Yoga nomme *tapas* nécessite cet effort pour réveiller l'ardeur. Car le danger est grand de laisser notre énergie « tourner en rond ». Une énergie non utilisée ne peut que nous détruire en empruntant des chemins divers : dépressions ou maladies développées par l'instinct de mort qui se trouve tapi quelque part en chacune de nous.

Le Yoga nous incite à développer nos forces de vie. Rien n'est plus fragile en nous que l'équilibre entre forces de vie et forces de mort, et cet équilibre requiert une vigilance constante. Mais le Yoga est école de vigilance. Lorsque les pensées négatives apparaissent, les regarder, visualiser le positif nous aidera à trouver notre chemin qui se situe là, à proximité, mais que nous n'avons peut-être pas encore aperçu.

Rester attentives à nos rencontres, aux propositions qui nous sont faites, celles qui viennent de l'extérieur et celles qui émanent de l'intérieur, rester ouvertes au monde au sein duquel nous avons notre place à trouver, faire confiance à une main tendue, alors que la nôtre se trouve peut-être encore dans notre poche.

Celle qui n'a jamais commencé à « vivre » ne peut qu'entrevoir sa mort et ressentir l'angoisse qui la taraude.

L'HEURE DE LA RETRAITE

SANS doute ce moment s'avère-t-il moins dramatique pour la plupart des femmes que pour l'homme. Celui-ci consacre la presque totalité de ses forces à sa vie professionnelle et son image sociale s'est formée à l'intérieur de son métier. Sa place au soleil, son dû à la société se situent là. Il suffit de voir le drame que représente pour l'homme aujourd'hui sa mise au chômage ou sa retraite prématurée qu'il vit souvent comme un rejet de la société : on n'a plus besoin de lui.

La femme vit ce temps-là différemment. Elle ne s'identifie généralement pas à son travail professionnel, aussi intéressant soit-il. Elle a d'autres centres d'intérêt et de réalisation. Son imagination et son intuition lui font toujours regretter de n'avoir pas le temps de se donner à tout ce qui l'attire.

Mais justement, il y a là des choix à faire. La diminution du tonus se manifeste : il faut l'accepter.

Le Yoga valorise l'arrêt, l'instant vécu ; il rend apte à positiver les choses les plus simples. Il permet de prendre son temps, de ne pas regarder les occupations habituelles seulement comme utilitaires, de découvrir que chaque geste a sa raison d'être, que l'harmonie peut se construire à travers les diverses attitudes journalières, dans notre relation à nous-même et à ce qui nous entoure. Chaque geste a sa qualité et peut contribuer à nous structurer.

Le danger du temps retrouvé est de fuir dans l'activisme pour oublier qu'on avance en âge, pour oublier cette chose essentielle : je n'ai guère pensé à ma mort pendant ma vie active. Mon activité à venir pourrait peut-être m'aider à organiser mon temps de retraite pour retrouver la direction de ma vie intérieure.

Ne croyez pas qu'il soit trop tard pour commencer à pratiquer le Yoga à 60 ou 65 ans. Même si vous êtes raide, même si vous avez mal au dos ou au genou ! La technique peut toujours être adaptée. Le Yoga vous fera découvrir des richesses que vous ne soupçonniez peut-être pas. Et ces richesses s'épanouiront, éclaireront votre vie, vous conduiront vers la Paix.

UN REGARD SUR LA MORT

SI le grain ne meurt, comment le blé pourra-t-il germer ? La mort est nécessaire à la vie. La vie naît de la mort. La mort permet les mutations, la venue du nouveau.

Pourquoi cherche-t-on à reculer l'heure de la mort ? Le suprême bonheur serait-il de vivre plus longtemps ?

Tous les moyens que nous pouvons inventer pour éviter de jeter un regard sur ce passage inévitable de la mort nous semblent bons et la société a tout organisé pour nous distraire de cette pensée. On nous propose le travail et les loisirs et nous voici projetées hors de nous-mêmes et rassurées pour un temps : nous sommes occupées. Réduire le temps de travail ou celui des loisirs nous paraît plus ou moins consciemment impensable. L'un ou l'autre, ou les deux consécutivement, nous accrochent et nous pensons que tout va bien : nous sommes distraites. Et pas question de sous-estimer tous ces produits dits « de beauté » qui vont nous donner l'illusion de la jeunesse prolongée !

Mais au fond de nous l'angoisse se dissimule pour se manifester à un moment ou à un autre, de façon inattendue. Si la mort se présente à nous, à l'occasion d'un deuil par exemple, nous souffrons de la séparation, mais cette douleur ne nous replace pas en face de notre propre mort. Ne nous empressons-nous pas de dissimuler la mort dans les hôpitaux et les cimetières. Nous savons où les États-Unis en sont arrivés pour cacher plus sûrement la mort. Les survivants supporteraient-ils de veiller un membre de leur famille pendant deux ou trois jours avant les obsèques ? Que ne jettent-ils pas un regard sur leur voisine, la civilisation indienne mexicaine à l'intérieur de laquelle on meurt bien parce qu'on n'a pas exclu la mort de la conception de la vie. Don Juan enseigne à son apprenti Carlos Castaneda : « N'oublie pas que la mort est toujours à ta gauche. Tu tends la main et tu la trouveras. » Et il ajoute : « Lorsque tu sauras que le moment est arrivé, exécute pour elle ta dernière danse ! »

Dans les sociétés archaïques les individus préparaient leur mort avec leur groupe. On en parlait. Chez nous la mort est taboue. On ne veut plus en voir la nécessité. Le silence crée la solitude. Le plus souvent le malade est remis dans les mains des spécialistes. Mais si les spécialistes sont nécessaires, ils ne remplaceront jamais le vécu familial, la présence. Si nous laissons le malade mourir seul c'est parce que nous ne savons plus nous situer en face de la mort. Celle des autres nous renvoie à la nôtre. Alors nous fuyons, trahissant notre désarroi.

Mais de quoi avons-nous peur ? Peut-être pas tellement d'être morte et de nous détacher de ce que nous avons aimé. Le détachement représente un effort que la vie de chaque jour ne se fait pas faute de nous enseigner. Il semble que nous ayons surtout peur de l'acte de mourir car il s'agit là d'un acte concret qui inclut le plus souvent maladie, souffrance, angoisse. La mort n'est que l'étape ultime de l'acte de mourir et cet acte nous terrorise. Nous ne pouvons rien prévoir de cette étape du passage alors que prévoir serait si rassurant. Mais nous rassurer ne nous est pas offert avec la vie. Aucune compagnie d'assurances ou de réassurances, malgré toutes les promesses, ne nous établira le contrat qui nous délivrera la sérénité en face de la mort.

L'Indien ne craint pas la mort. La naissance, la vie, la mort sont reliées par le fil du devenir. La mort est présente tout au long de la vie. Elle est l'instant de la délivrance auquel tout être se prépare.

Il faut avoir assisté à une cérémonie de crémation sur le bord du Gange à Bénarès pour saisir cette continuité et comprendre l'importance du geste du fils tout de blanc vêtu, rasé, sortant de bains rituels, qui allume le feu libérateur sous la tête de son père.

Que nous enseigne ce très beau texte de la tradition indienne : « Tu as au fond de ton cœur une caverne et c'est au fond de ton cœur que tout se joue » ?

Ce verset nous invite à trouver notre « centre » intérieur et à acquérir ainsi une plénitude d'être « qui nous ravit du circuit de la mort ».

L'amour de la vie ne saurait exclure l'idée de la mort. A chaque instant des cellules meurent, d'autres naissent. Chaque petite mort à nous-même, acceptée, crée notre vie intérieure. La vie et la mort interfèrent constamment.

La vie prépare la mort, la façonne, la reconnaît. La pensée de la mort nous enseigne l'amour de la vie.

Notre démarche en Yoga nous apprendra à intégrer la mort dans notre vie et ainsi à bien vivre. L'une et l'autre nous mènent sur le chemin de la Liberté. Refuser un élément essentiel de notre vie c'est trancher une partie de soi-même. Alors comment espérer créer notre unité ?

Mais que nous propose le Yoga ?

▪ L'ARRÊT

Un temps d'arrêt. Et ce temps d'arrêt s'avère si essentiel que nous l'avons évoqué plusieurs fois au cours de ce livre. L'arrêt nous situe en face de nous-même.

Pour certaines femmes ce premier pas est difficile et se solde parfois par une fuite. S'étendre sur le sol peut être vécu comme une prise de contact avec notre dernière couche. La première mise en relation avec la respiration peut être angoissante, nous révélant un traumatisme psychique oublié. La découverte des résistances physiques en posture accable.

L'arrêt nécessite donc une acceptation. Nous sommes là avec nous-même et si une technique nous aide comme un support, chacune de nous est seule à vivre son Yoga, à prendre conscience de ce qui apparaît pendant un temps de silence. L'arrêt ne permet pas la fuite.

▪ LE SILENCE

Les débutantes savent bien que le silence est difficile à aborder et les professeurs de Yoga ne l'exigent pas. Le silence obligatoire crée des conflits internes et ces conflits nécessitent de pouvoir être regardés. Le silence peut être vécu comme une coupure des autres jusqu'au jour où nous sentons que les autres sont là et que leur présence nous soutient.

Alors nous découvrons l'importance du travail solitaire et silencieux, en lien avec tous ceux qui pratiquent le Yoga. La tradition indienne nomme *Kaivalya* un isolement qui se situe aux antipodes de la solitude dont nous avons déjà parlé dans ce chapitre.

▪ L'ISOLEMENT

Lorsque nous nous isolons sur notre île déserte, nous commençons à découvrir toutes ses richesses que nous n'avions pas pris le temps d'approcher. Sur notre île intérieure, ce que nous isolons c'est notre nature spirituelle, comme on isole le corps pur d'un mélange, le diamant d'un tas de cailloux. Nous commençons à la reconnaître comme telle, comme appartenant à une autre durée qui ne connaît pas la mort et qui ne connaît plus la souffrance.

Dans la caverne brillent des diamants dont la lumière communique l'éblouissement.

Le Yoga ne s'adresse pas à des Sages, des savants, de grands ascètes : il est proposé à tous, ne nécessite aucune formation et la simplicité sera le meilleur atout pour découvrir le chemin qui nous mène à la paix.

L'isolement a été réalisé, en Inde, par des personnes très simples sans qu'elles aient dû s'asteindre à des pratiques compliquées. Le Yoga est donné de l'intérieur et se manifeste par une lumière dont le rayonnement peut être perçu de l'extérieur, à condition que la conscience soit assez forte et que le corps soit vécu comme un champ d'expériences spirituelles. C'est pourquoi le Yoga se présente comme une pratique spirituelle.

Alors faisons confiance en la lumière qui agit en nous et qui sera présente au moment du passage vers une autre existence. Nous sommes encore aujourd'hui la chrysalide qui se prépare à devenir papillon.

Un très beau mantra *de la* Chândogya Upanishad *nous dit :*
Na pasyo mrityum pasyati
Le voyant ne voit pas la mort

Fig. 93 (ci-dessous)
Posture de la Grenouille (variante)
Le corps est réticent, le mental vagabonde... mais nous pouvons évoluer si nous cherchons, comme la grenouille, à émerger de notre marécage.

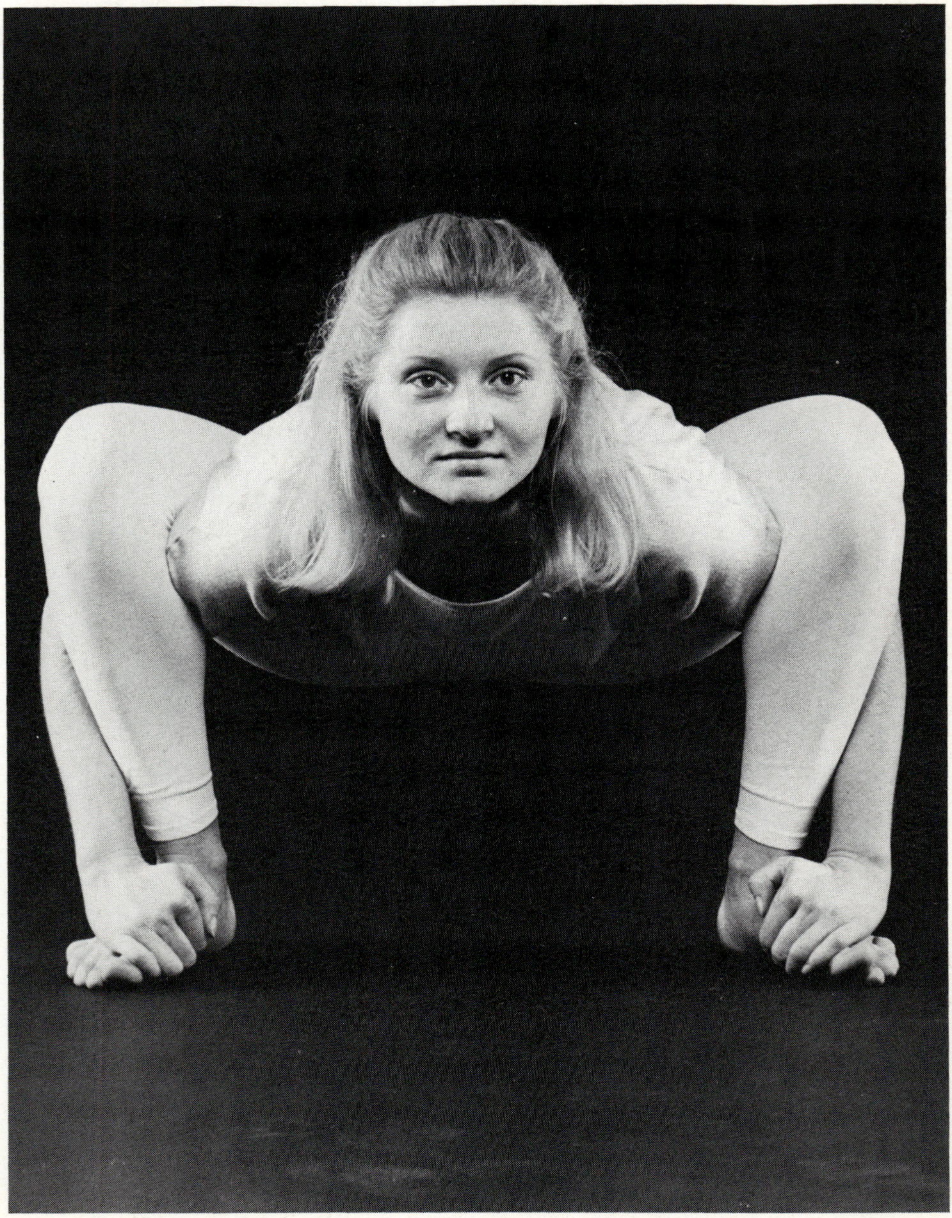

Fig. 94 (ci-dessous)
Posture du Drapeau (variante)
Continuer à étudier et découvrir comment être en harmonie avec soi et avec l'entourage.
S'ouvrir pour élargir sa vision du monde.

Fig. 95 (page de droite, en haut)
Salut aux Points Cardinaux (fragment)
L'esprit d'observation, rendu plus clair comme celui d'un petit enfant qui regarde le monde avec un étonnement toujours neuf.
Regarder toutes les dimensions de l'espace.

Fig. 96 (page de droite en bas)
Posture de la Spirale (variante)
Permettons à notre corps d'être conduit par des « souffles intérieurs ».
Comme le cyclone autour de son œil, la Spirale exprime l'énergie en mouvement.

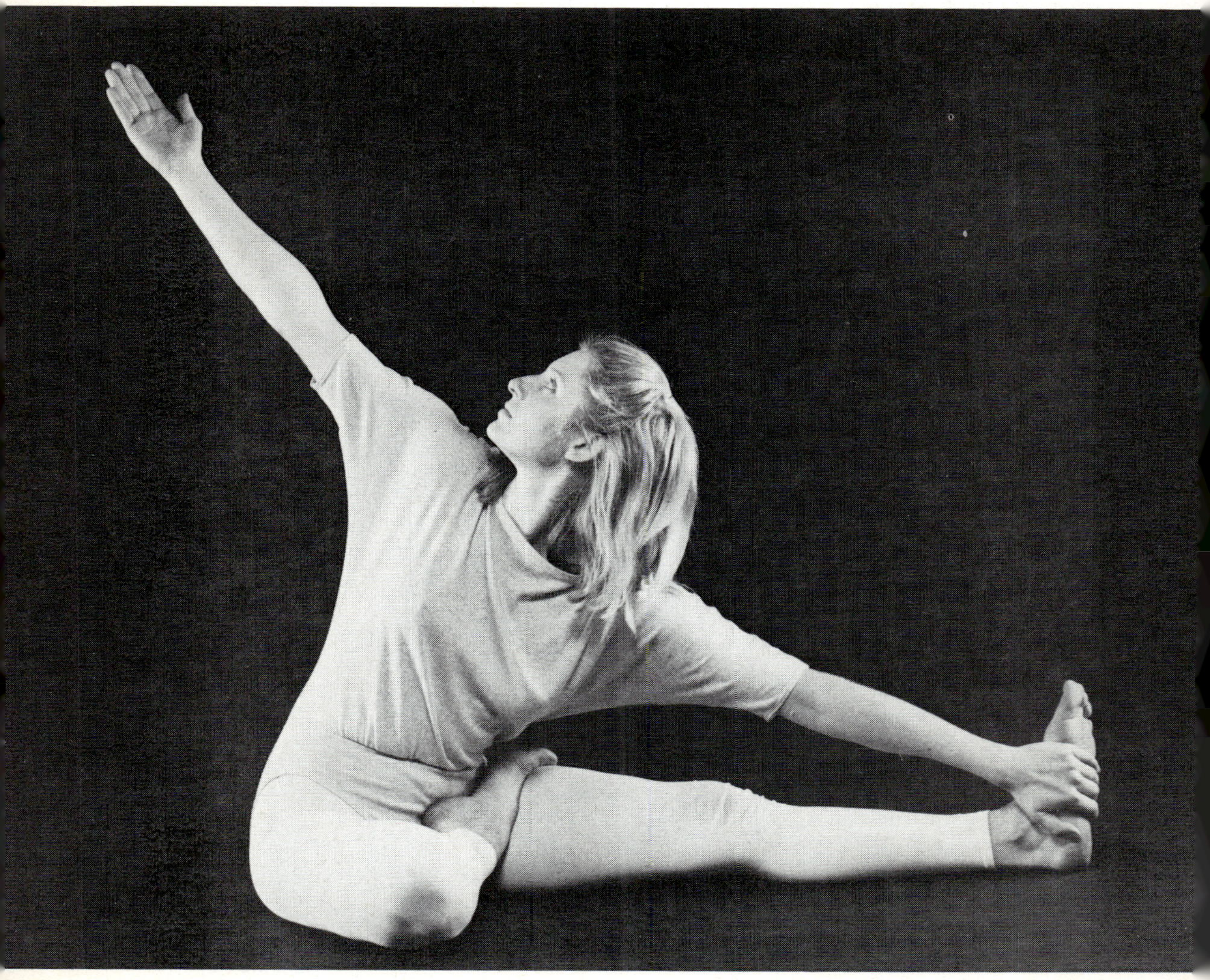

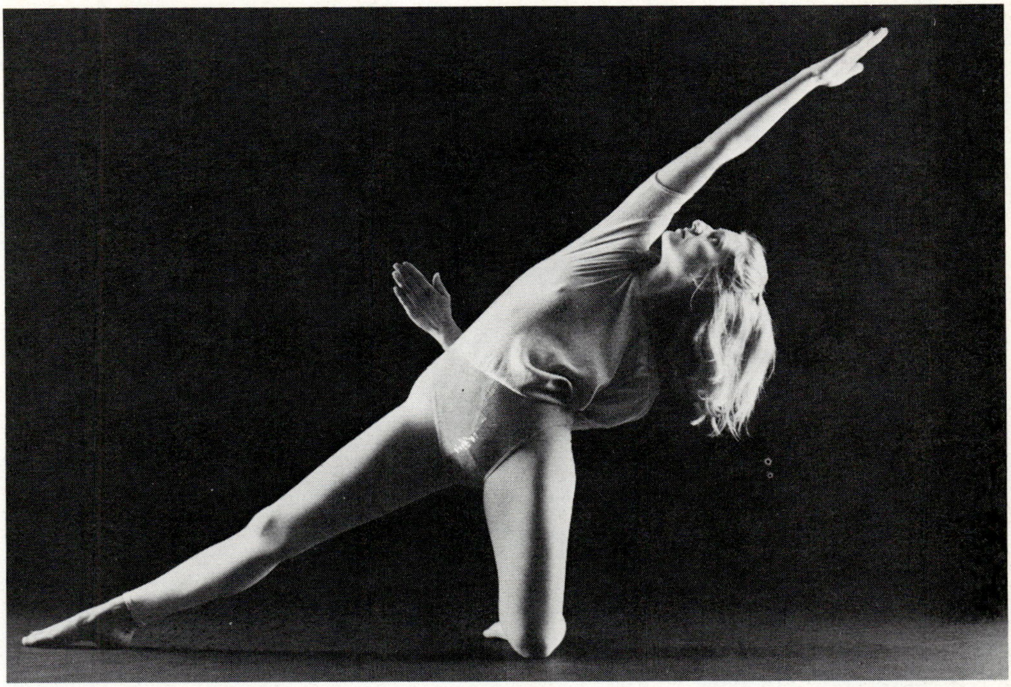

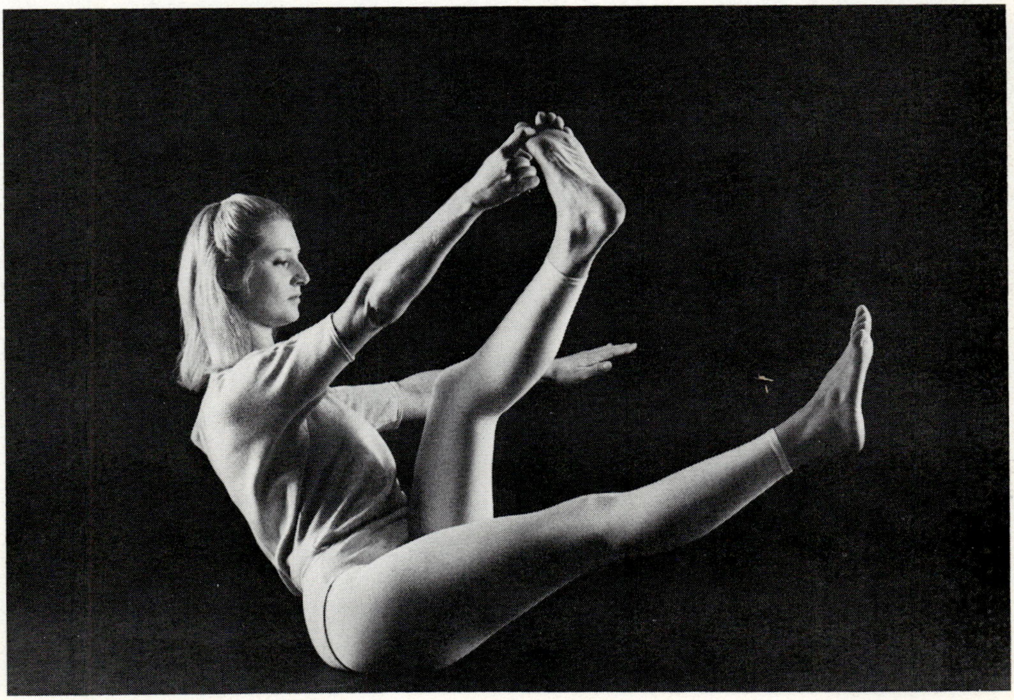

Fig. 97 (ci-dessous)
Posture de la Roue
Découvrir son espace intérieur en déployant ses centres d'énergie.

Fig. 98 (page de droite)
Posture de l'Autruche
L'énergie libérée dans les jambes, le bassin, la colonne vertébrale, allège le corps, élève l'esprit, à l'image de l'oiseau qui prend son envol.

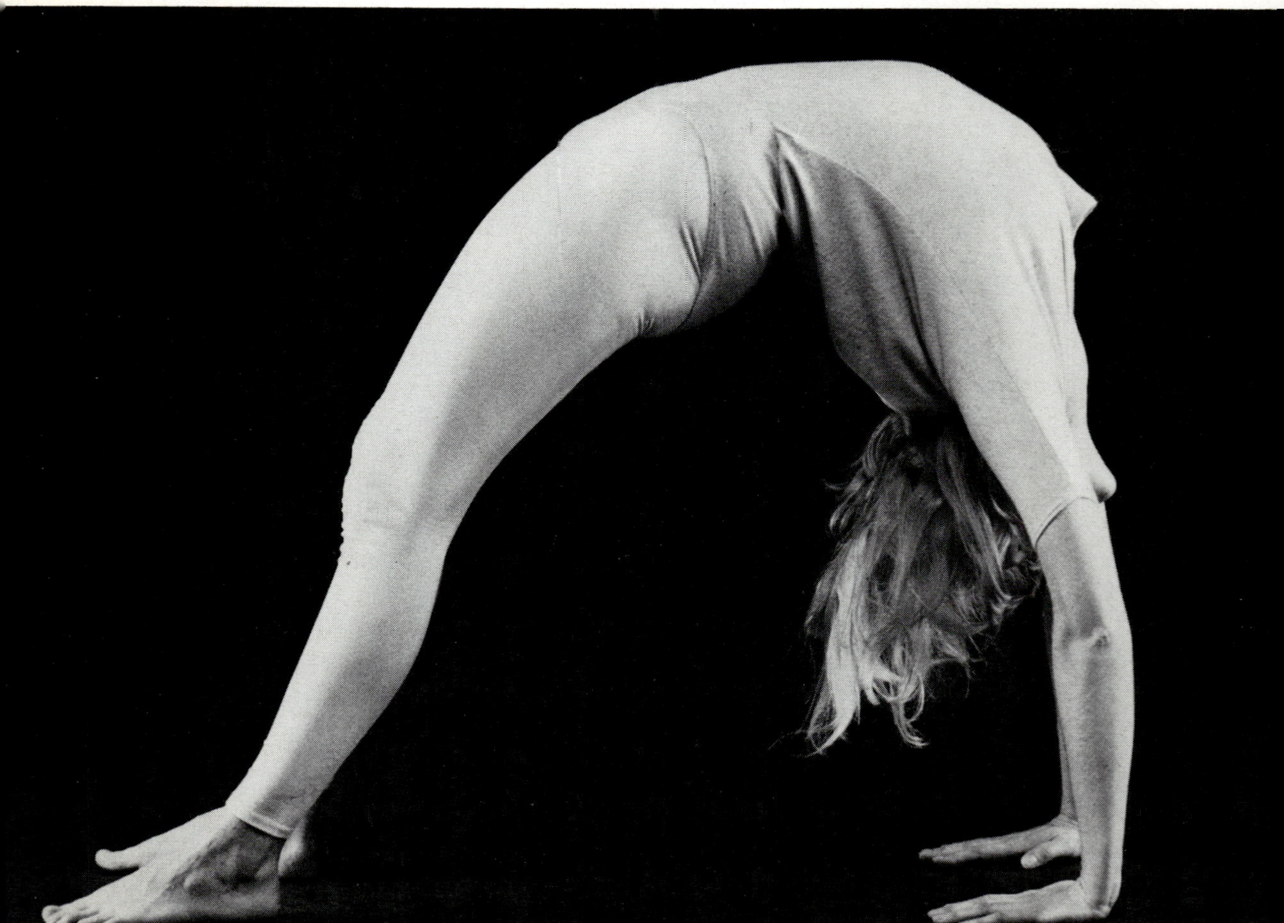

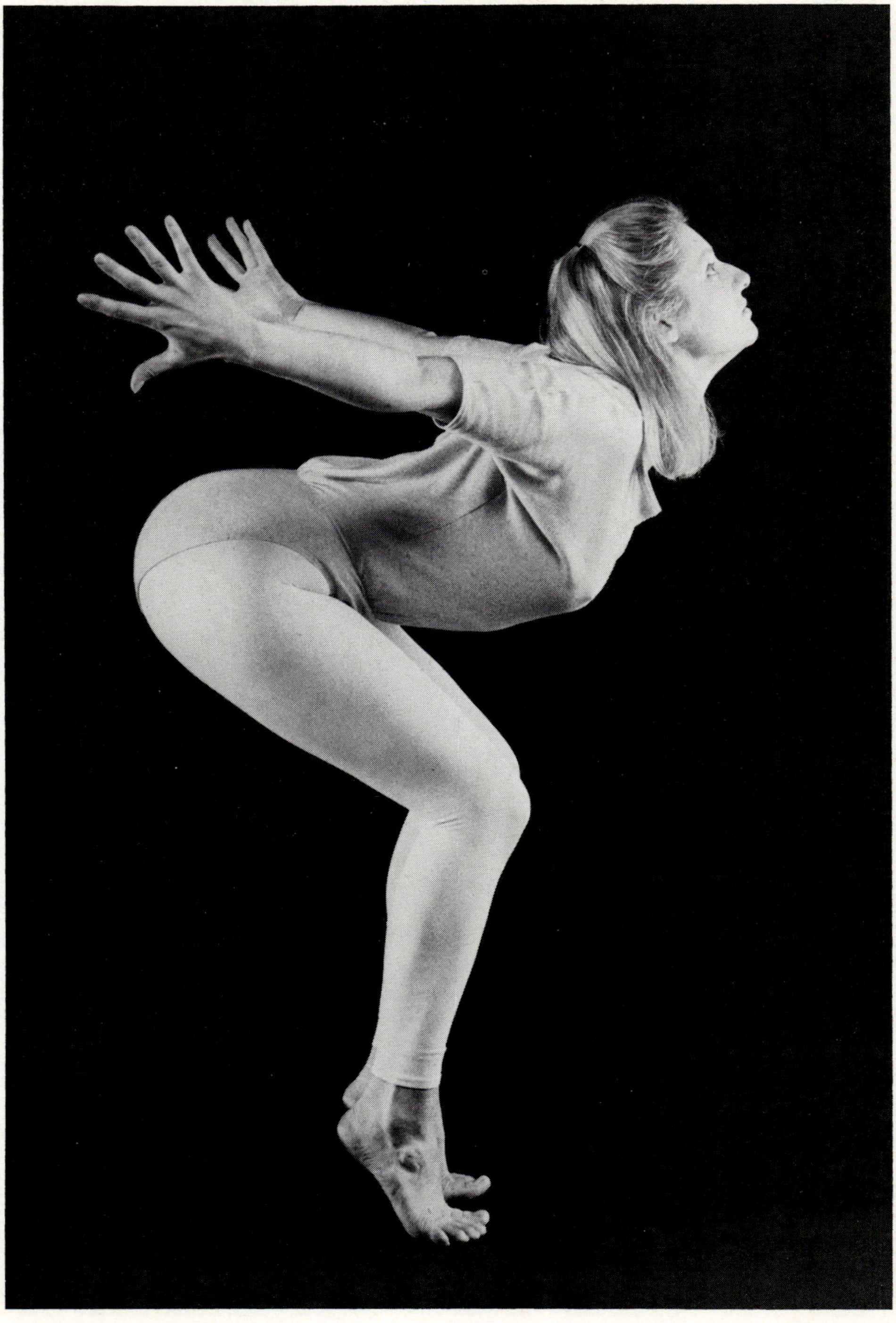

Fig. 99
Posture du Guerrier
Le guerrier a acquis un suprême art de vivre.
Il ne se laisse pas aller aux habitudes et aux routines.
Éveillé et vigilant, il ne peut être une proie pour ses semblables ni pour leur idées.
Son intention est inflexible.
Il ne gaspille pas son temps. Toujours prêt, il ne peut s'affoler.
Le guerrier acquiert la patience en vivant pleinement le moment présent.
Il s'est transformé en un stratège actif.
Il décide et pose des actes : sa vie n'est pas accaparée par les désirs et les illusions.
Le guerrier est prudent mais ne craint pas la mort : celle-ci est le conseiller qui témoigne de tous ses actes.

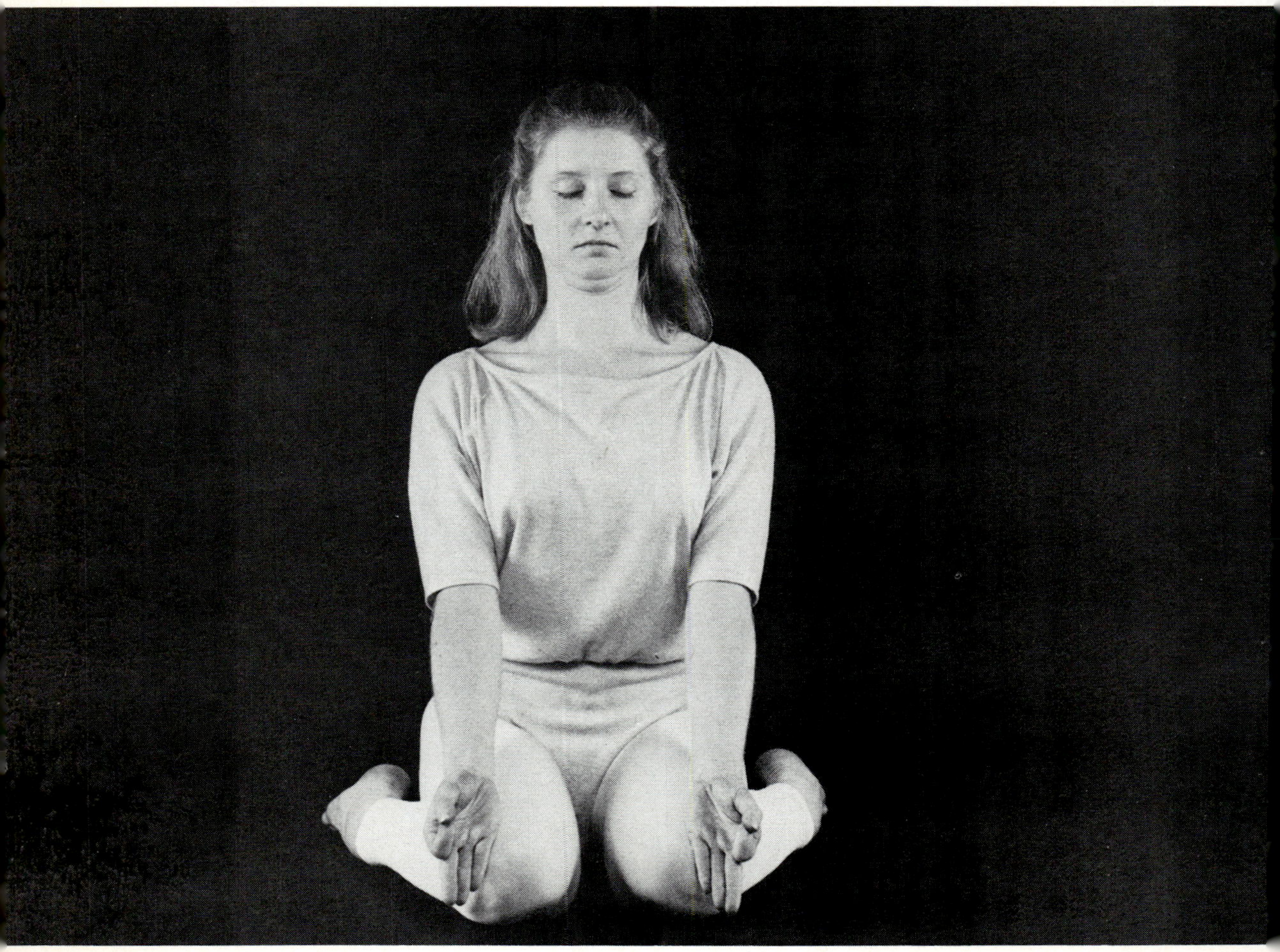

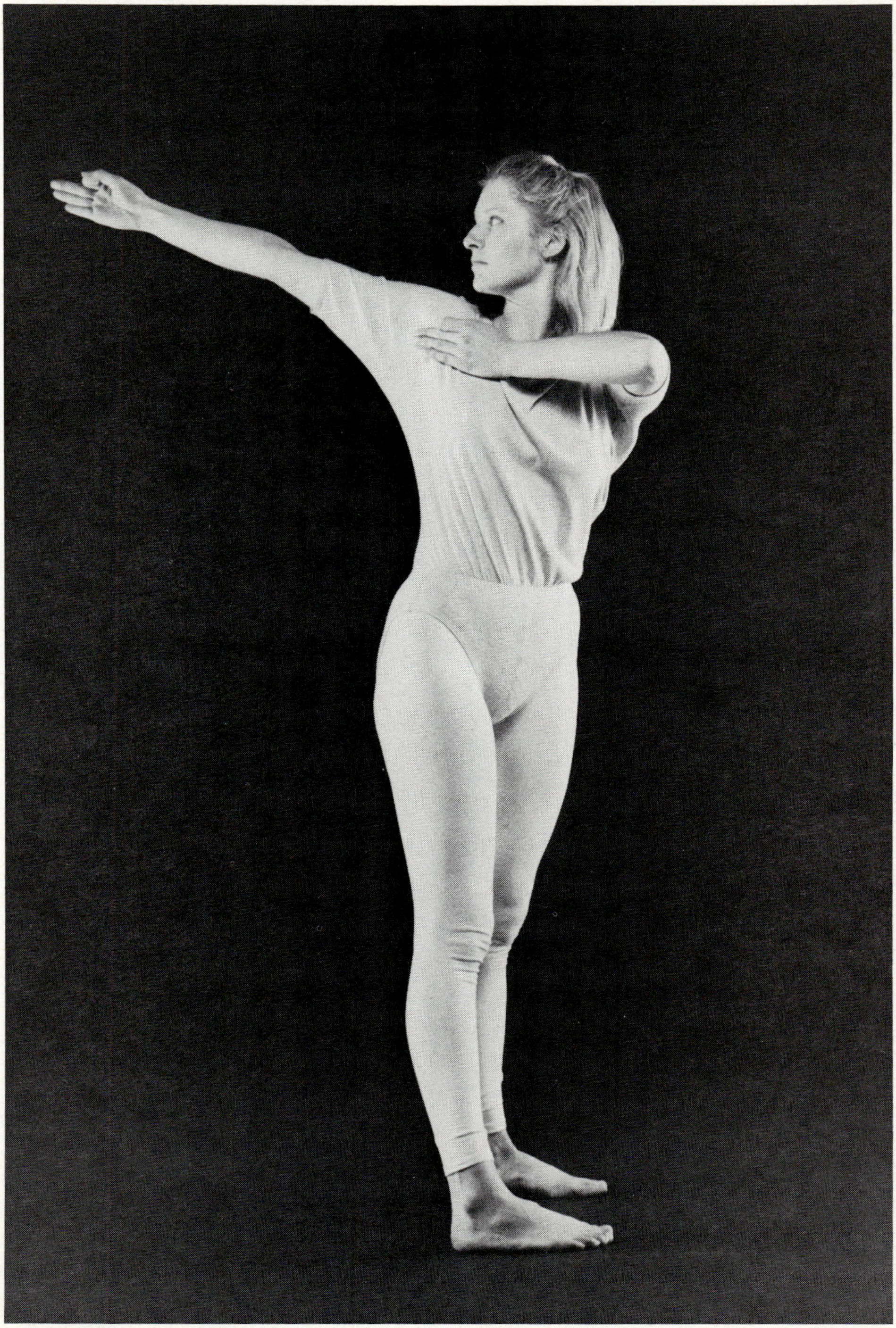

Fig. 100
Posture de l'Archer
La victoire requiert attention, vigilance, discrimination, maîtrise.

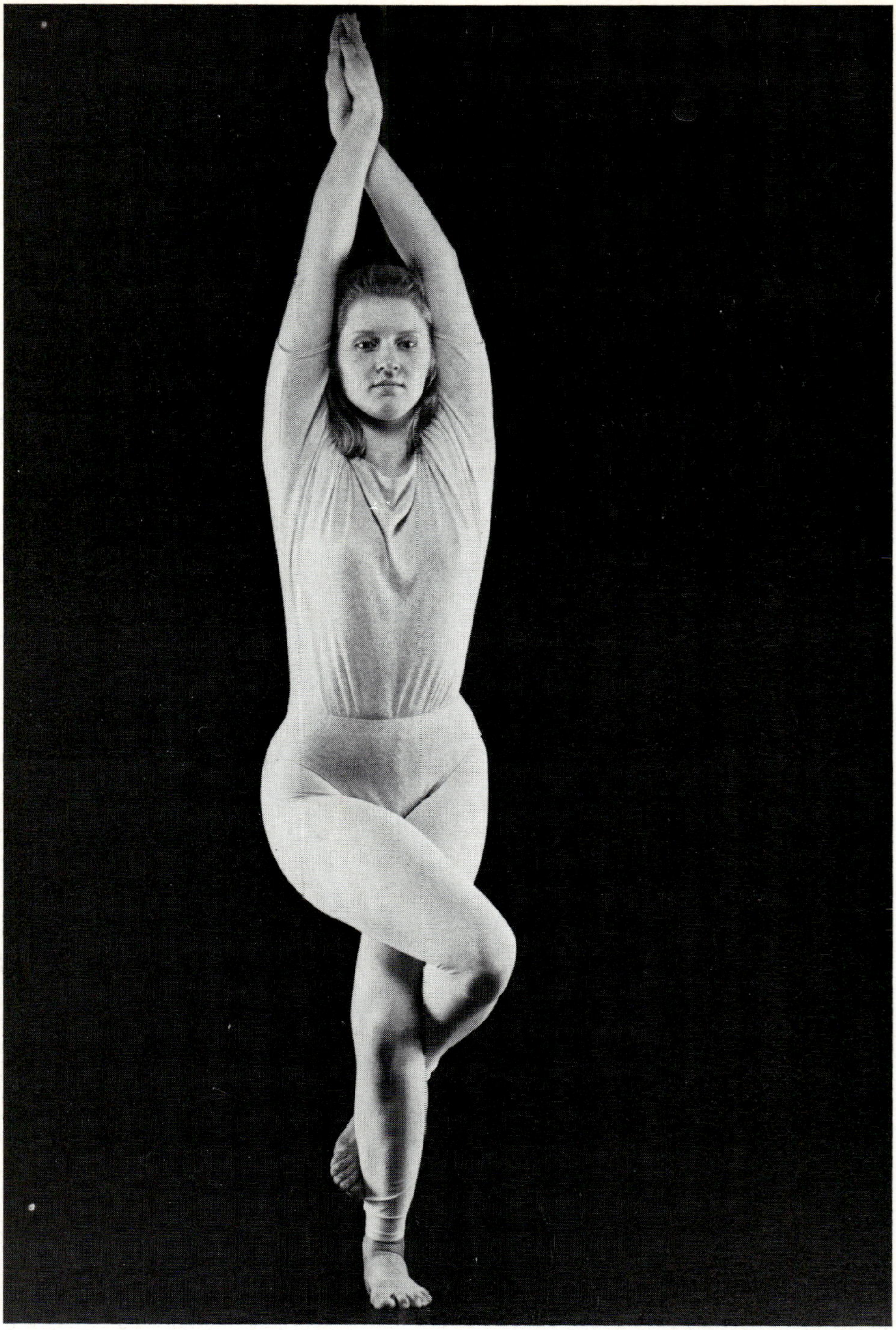

Fig. 101
Posture de l'Aigle (variante)
Nous sommes comme le trait d'union entre le ciel et la terre en laquelle nous sommes enracinés. Travailler l'équilibre et l'enracinement nous invite à sentir l'aspiration vers le ciel, sans « décoller ».

4.
LA MUTATION PERSONNELLE

L'ENTRÉE EN YOGA

FIL CONDUCTEUR POUR LES DÉBUTANTES

POUR la plupart des femmes qui démarrent en Yoga, il y a rapidement un moment de doute. Après avoir fait l'effort de caser sa séance dans un emploi du temps souvent chargé, on a tout à coup une hésitation : faut-il continuer ou laisser tomber ?

Les raisons évoquées : personnalité de l'enseignant, horaires peu pratiques, déplacements, manque de temps... ne sont — à de rares exceptions près — que des faux-fuyants.

Le fond du problème est : Ai-je envie d'autre chose que d'une simple technique de bien-être ? ai-je besoin d'autre chose que de passer un moment de détente ? En réalité, on a fait des découvertes : les unes dérangent, les autres éveillent l'intérêt. La vraie question est : Ai-je envie de me découvrir ?

Puis quand on décide de continuer, il y a des hauts et des bas : des séances banales où il n'y a rien à signaler, et des séances où l'on n'a pas senti le temps passer, d'autres enfin où l'on sent que l'on approche de quelque chose de pas banal du tout.

Déjà ! disent quelquefois nos élèves à la fin de la séance : cela va du simple regret d'avoir été arraché à un moment agréable, à la déconvenue de devoir renoncer provisoirement à une découverte importante.

La perspective des prochaines rencontres prend alors un attrait supplémentaire : celui de rendez-vous. Comme l'exprimait si joliment Thérèse, cette jeune élève émerveillée : « J'ai retrouvé mon fil d'Ariane ! »

Quelle satisfaction en effet de rattraper, dans le labyrinthe de nos explorations, un fil directeur qui nous conduit vers une issue, ou tout au moins vers une situation plus claire. De voir que, avec de la patience, on s'y retrouve.

Ce fil d'Ariane, il se déroule, de séance en séance, à la disposition de l'adepte, sur le parcours de la découverte de soi.

C'est pour mieux le saisir que vient l'envie de pratiquer plus. Plus souvent, ou plus longtemps. Plus longtemps, et au calme d'un endroit inhabituel, c'est ce que l'on peut trouver dans les séminaires. De nombreux enseignants en proposent et l'union nationale de Yoga crée de plus en plus d'opportunités : congrès, séjours d'été, où la pratique et la réflexion s'articulent autour d'un thème.

C'est l'occasion pour notre élève de prendre contact avec d'autres personnes que les familiers de son cours, et également, de s'étonner.

En effet, la voilà parachutée dans un groupe nouveau, et avec un professeur différent. Elle se croyait familiarisée avec une méthode, et la voilà confrontée à d'autres exercices, une façon inhabituelle d'opérer. Il arrive même que sa façon de pratiquer soit contestée !

Ce dépaysement tient à la fois à la personnalité de l'enseignant et aux caractères de la pratique elle-même.

Il n'y a rien d'étonnant à constater la variété des enseignements transmis au nom du Yoga. Dans une discipline où l'étendue du « clavier » des exercices possibles est immense, il est très intéressant de pouvoir prendre en compte tous les besoins, et d'exprimer toutes les sensibilités.

Qu'il n'y ait donc pas là une source de controverses entre les enseignants, ni une source de déconvenues pour les élèves. C'est plutôt l'espoir que chacun peut trouver, au moment nécessaire, l'éclairage dont il a besoin pour savoir où il met les pieds.

L'essentiel est, à travers toutes les facettes du Yoga, de pouvoir retrouver son fil d'Ariane.

QUEL YOGA ?

NOUS avons vu, en parlant du couple, que le mot Yoga s'était installé dans le vocabulaire occidental pour signifier la plupart du temps des exercices corporels dont la véritable désignation devrait être : Hatha Yoga.

Nous avons, par simplification, souscrit à cet état de choses, nous réservant de parler plus tard des autres propositions qui émanent de ce travail de base, sachant et souhaitant que le pratiquant éprouve le besoin d'aller au-delà des bienfaits d'ordre physiologique.

Mais pour ce moment précis de notre réflexion, notre propos se rattache au Hatha Yoga selon l'aspect soleil-lune que nous avons évoqué pour illustrer notre perception de l'équilibre du couple et de l'individu.

SOLEIL OU LUNE ?

CERTAINES femmes sont attirées par une pratique énergique et dynamique (*Ha* : soleil). D'autres recherchent un travail statique, de postures (*Tha* : lune). Or, comme nous l'a montré l'harmonie des contraires, ces deux aspirations se valorisent ; il importe donc que la pratique corporelle permette de trouver les éléments favorables à l'épanouissement de chacune.

Que faire alors avec les tendances naturelles ?

Ni s'y complaire, ni les ignorer, mais les utiliser avec discernement.

Il y a d'autres réponses, plus nuancées et plus concrètes, que nous essayerons d'approcher en évoquant les autres formes de Yoga, mais pour l'heure, il s'agit seulement de savoir comment utiliser sainement son corps.

C'est sûr, l'hyperactive voudra choisir un Yoga dynamique, des enchaînements, des répétitions, mais il faudra que son enseignant sache lui éviter l'accident cardiaque et l'usure auxquels l'expose son goût de l'excès. Ce ne sera pas facile de lui faire accepter d'autres exercices qui lui conviennent aussi, car elle ne s'intéresse pas spontanément à la détente et au calme, mais elle en a besoin.

A l'opposé, la lymphatique trouvera agréable de s'éterniser dans des postures de détente, et il faudra à l'enseignant une bienveillante fermeté pour la mettre en garde contre sa passivité naturelle et lui éviter le piège de confondre repos et inertie, méditation et rêverie.

C'est dire encore une fois à quel point la pratique doit se faire avec l'aide d'un enseignant compétent, pour un travail personnalisé. Une séance type entretient la forme, mais ne satisfait pas pleinement à l'exigence de découverte de soi rattachée à toute proposition du Yoga.

Encore faut-il que l'enseignant ait lui-même expérimenté les différentes voies possibles. Qu'il ait conduit sa propre évolution de façon à ne pas projeter sur ses élèves les seules valeurs qu'il a eu à développer.

La tradition du Yoga est suffisamment ouverte aux différents « points de vue » pour que nous acceptions avec reconnaissance d'y puiser selon nos besoins et notre degré d'évolution. C'est dans cette optique que l'École française de Yoga propose un enseignement pluridisciplinaire pour la formation des professeurs.

Car l'important dans le Yoga, c'est sa capacité d'accompagner l'être humain dans son développement : en l'acceptant là où il en est, pour l'aider à s'acheminer vers là où il peut.

Chaque être humain a des possibilités d'avenir qui lui sont accessibles, encore faut-il qu'il sache faire des choix qui s'accorderont avec le sens qu'il peut donner à la vie.

CHOISIR SON PROFESSEUR

LA première question qui se pose à toute femme qui a pris la décision de pratiquer le Yoga est celle du choix du professeur. Elle n'est pas simple à résoudre. Le professeur situé le plus proche dans le quartier n'est pas toujours celui qui conviendra le mieux.

Que vous conseiller ? De faire appel à votre intuition qui vous indiquera, peut-être après quelques essais, que le cours répond à votre demande.

Les enseignants savent bien qu'une élève, prête à choisir son professeur, se trouve anxieuse de trouver une présence en laquelle elle puisse mettre sa confiance. L'accueil qui vous sera réservé doit manifester une ouverture, une transparence qui vous incitera à la détente, vous communiquera un apaisement préalable à tout travail profond.

Vous sentirez très vite si l'expérience de l'enseignant est vécue et intériorisée. Son langage, sa façon de s'exprimer vous éclairera, et sans doute aussi sa voix, instrument conducteur de la vie intérieure et signe de l'état psychique et spirituel de toute personne.

L'enseignant possède un savoir et par suite une autorité. Cette autorité sera juste si elle est mise au service du développement de l'autonomie des élèves, si elle les conduit sur leur chemin vers la liberté profonde. Votre voie personnelle d'une certaine façon reste étrangère à votre professeur : elle est le secret de votre vie spirituelle. Mais il pourra vous donner une technique, des moyens adaptés, vous écouter sans jamais vous juger. Vous avez le droit d'attendre de lui une attention souriante, sereine, consciente, lucide, capable même de ne pas laisser passer le moment important, le seul instant où un mot répondra à une question informulée.

Ne demandez cependant pas à votre enseignant d'être un saint et de tout savoir. Lui-même a son chemin à suivre : il n'est pas encore arrivé. L'humour en face de la vie de votre professeur est donc une disposition essentielle : il sera la manifestation souriante d'un réel bon sens, d'un sentiment du relatif et de la perception aiguë de l'absolu. Cet humour deviendra alors un facteur dynamique d'équilibre et un moyen d'éviter les écueils de toute relation pédagogique. Un certain sourire écarte le drame, donne place à un climat qui facilite les relations humaines.

Cette relation libérée éliminera l'élément du « pouvoir », sa force de contrainte et les conséquences qu'il peut entraîner. L'autorité est d'une autre nature que le pouvoir, car elle est fille de la sagesse : elle émane de la vérité, de la clarté, de la liberté. La sagesse de l'enseignant vous permettra de découvrir votre voie profonde.

La tradition de l'Inde nous apprend que l'enseignant tient lieu de tremplin. A travers la technique qu'il nous propose nous allons apprendre à sauter au cœur même d'un univers sans doute inconnu.

Si un désir profond a pris racine en vous, l'enseignant que vous cherchez se trouvera sur votre chemin. Ayez confiance !

▪ MASCULIN-FÉMININ

On l'a vu à maintes reprises, les choix de vie présentent une difficulté supplémentaire à la femme dans le contexte moderne. Les mutations sociales l'ont conduite à être acceptée comme l'égale de l'homme, mais aussi à faire reconnaître son droit à la différence, et bien mieux encore, son droit à avoir un tempérament qui développe des qualités innées précédemment attribuées aux seuls hommes.

De même que dans chaque couple l'harmonie vient d'une répartition complémentaire des aptitudes, dans chaque individu il y a le besoin d'équilibrer les tendances de base et le sens qu'il peut donner à son action.

On ne peut donc pas cadrer chaque femme dans une image lunaire, bien que biologiquement et sur le plan historique et culturel cette image corresponde à la Femme.

La pratique de la posture nous a familiarisées avec la nécessité d'harmoniser les contraires et chaque individu — homme ou femme — se trouve confronté avec cette réalité.

LA NON-APPARTENANCE A SOI-MÊME

IL vaut mieux ne pas commencer à pratiquer le Yoga si vous n'êtes pas prête à vous engager ! Ces mots peuvent être reçus comme un choc. On vient parfois au Yoga parce qu'on ne sait plus trop où diriger ses pas, parce que la médecine ne nous satisfait plus. Il est vrai que le Yoga agit comme thérapeutique, mais essentiellement à travers la voie d'évolution de la conscience. Il vaut mieux très tôt savoir qu'à un moment ou à un autre, probablement au moment où nous nous y attendrons le moins, nous nous sentirons en « passage ». A ce moment précis la question de l'engagement se pose inéluctablement. Que se passe-t-il ?

Un état intérieur inconnu se révèle à nous et nous avons l'impression de ne plus voir notre rivage habituel. Une conscience nouvelle de soi se fait jour, conduisant à une compréhension nouvelle des autres, des choses, de l'univers. Les prémices du non-rattachement se manifestent. Alors nous assistons à un phénomène inattendu, nouveau : nous ne sommes plus le jouet de nos émotions.

Mais ici se situe le passage difficile. Lorsque le rivage rassurant s'éloigne, je prends peur, « je suis perdue », j'ai l'impression de ne plus être « comme les autres ». Alors j'ai la tentation de retourner vers l'ancienne « moi », celle que les autres connaissent, celle qui me rassure. Je perds confiance en moi et chaque fois que je perds confiance, le doute s'installe. Quand il y a doute, le « je veux » réapparaît. Et chaque fois que « je veux », je perds à nouveau confiance. Je me trahis et je trahis l'Ordre. Alors je tombe malade. Je suis malade de mes doutes et des mes trahisons car la maladie n'est que la matérialisation de mes trahisons.

Lorsque nous pensons « je veux », osons regarder en face notre amour du pouvoir. Puis revenons vers notre voie sur laquelle nous ne marchons pas seule. Donnons la main à ceux qui avancent avec nous et acceptons la reconnaissance de la non-appartenance à nous-même. Nos expériences nous prouveront que notre énergie circule, que « ça coule » du fond de nous-même mais que nous ne pouvons plus nous raccrocher à rien, que nos échafaudages se sont écroulés, que nos béquilles sont devenues inutiles.

Alors nous commençons à nous oublier pour réaliser notre ouverture au monde. Ce que nous avons eu peur, au début de nos expériences, de devoir qualifier d'insensibilité, est en réalité le signe de la vie dans l'instant. Nous ne laissons plus fuir notre énergie vers des projections dans le passé et dans le futur. Peut-être notre entourage nous reprochera-t-il une apparente insensibilité alors qu'il s'agit d'une bien autre expérience : celle de la vie dans l'instant et de la liberté.

Il vaut mieux être prévenue des réactions qui accompagnent parfois cette évolution de notre esprit. Ne plus « se sentir » peut causer des problèmes au niveau physique car le « petit moi » (pourquoi ne pas oser dire « le gros moi ») se rebelle à travers le corps, et nous sentons les manifestations de résistance du moi qui s'ébranle. Le moi n'est pas content car nous lui laissons de moins en moins d'existence. Nous ne nous en occupons plus beaucoup car en nous l'être a grandi. Nous ne nous accrochons plus aux états passagers. Cela nécessite d'être forte car nous ne savons plus ce que demain sera.

Si nous faisons l'effort d'être juste dans notre pensée et dans nos actes, alors nous serons toujours à notre place. Le vouloir tombe. Le « je veux connaître demain », le « j'ai besoin de cela » (parce que je suis insécurisée) n'ont plus de sens pour nous. Notre confiance en la vie construira demain et nous apportera ce dont nous aurons réellement besoin.

Christiane, infirmière, pratique le Yoga depuis trois ans : **J'ai une bonne place dans un hôpital, un bon salaire, mon studio. Apparemment tout va bien. Mais depuis quelques mois je me sens vivre un train-train, monotone. Je commence à me lasser, je m'ennuie. Les gestes que j'accomplis tous les jours ne me satisfont plus. Je comprends qu'il est facile de se retrancher derrière un « pouvoir » dû à une blouse blanche, derrière l'emprise que j'ai sur les malades. Que je sois bien ou pas, un sourire leur suffit (même si je triche !). Tant mieux pour eux mais moi cela ne me donne plus bonne conscience du tout. J'en ai assez de répéter tous les jours la même chose, sans « consistance » et de donner des médicaments qui font parfois plus de mal que de bien. Je crois de moins en moins à cette médecine qui ampute si facilement, qui considère la maladie comme un diable à abattre au lieu de voir en elle un signe révélateur d'une perturbation « intérieure » profonde, cette médecine qui compense un manque au lieu de rétablir l'équilibre profond. Petit à petit je prends conscience d'un changement en moi, jusqu'au jour où je n'en peux plus, j'étouffe ! Alors je décide de démissionner, de déménager. Je pars en Auvergne chez un oncle et une tante qui possèdent une maison de vacances et où je pourrai toujours travailler en attendant de savoir quelle direction je vais prendre.**

A l'hôpital et dans mon entourage, personne ne comprend bien ce qui se passe ; moi-même je me sens un peu dépassée. Je ne peux pas expliquer clairement ce qui se passe en moi et par moments j'ai peur. Suis-je folle de tout lâcher ? Et si je me trompais ? Me tromper sur quoi ? Mais je ne peux

plus vivre comme ça. L'idée d'aller ainsi jusqu'à la retraite m'est insupportable. Je n'ai donc rien à perdre et tout à gagner. Tout quoi ? Je ne sais pas. J'ai peur. Qu'est-ce que je vais trouver ?

Arrivée en Auvergne, tout le monde me parle de la possibilité de trouver un travail d'infirmière. Mais je n'en veux plus. J'ai tout quitté. Je veux tout changer. Autour de moi on ne comprend pas bien. On s'interroge. On me demande continuellement pourquoi j'arrête « mon » travail. Je ne peux pas tout expliquer. J'ai peur. Tout le monde me pose des questions. Je ne peux me raccrocher à personne. Alors tous les jours je me met activement au travail. Et il y en a dans une grande maison à entretenir ! Mais chaque jour j'ai l'impression de fuir quelque chose. Au fond de moi il y a une Christiane qui bosse, qui travaille dur, qui me rassure, et il y a une autre Christiane qui sourit ironiquement. Elle me dit que je fuis l'inactivité parce que l'inactivité me fait sentir que je change et que je ne me comprends plus. Même le travail assidu ne m'empêche plus de sentir cela : je change mais je ne sais pas comment. Je ne sais pas où je vais !

Par moments l'angoisse monte. L'angoisse se traduit par une boule dans la gorge et une crispation dans l'estomac. L'exercice des *uddiyana* calmait cette crispation et peu à peu la boule de la gorge diminuait, jusqu'à disparaître. La peur du changement ne disparaissait pas forcément mais physiquement j'arrivais à l'assumer. Je suis seule avec moi ; je suis face à moi-même. Je n'ai que moi comme support et je ne me connais pas... ou si peu ! C'est dur ! Je dois mener ma barque sans rivage fixe et avec, comme seul repère, moi-même. C'est difficile mais c'est pourtant le seul chemin qui m'intéresse : ce nouveau « moi » qui grandit.

La démarche de Christiane sera peut-être un sujet d'étonnement et risquera parfois de susciter des réactions négatives. Christiane insiste d'ailleurs sur l'incompréhension de son entourage ainsi que sur ses propres doutes.

Mais l'heure des « secousses » est venue pour elle qui l'a située en face de choix à faire. L'aspiration profonde a émergé en elle, l'incitant à tourner une page pour ouvrir le livre de sa vie sur une page blanche dont elle ne sait rien.

Christiane n'a pas fui ; elle n'a pas « tout envoyé promener » : elle a répondu à son appel. Elle en a les moyens intérieurs, le courage. Elle a pris conscience de sa solitude ; elle est en mesure de la vivre parce qu'elle se sait reliée à une dynamique qui la pousse en avant, nourrie et soutenue par sa pratique ainsi que par la perception de l'énergie communiquée par les personnes, les valeurs avec lesquelles les affinités se confirment.

Être convaincue que le moment est venu n'est pas évident : cela nécessite d'être au clair avec ses appels, appels ô combien exigeants ! Car si le contexte social ne doit pas être rejeté, il ne saurait pas non plus servir d'excuse pour stagner. C'est difficile. Très difficile. Cela nécessite de trouver des sources de forces physique, psychique, spirituelle, de rester reliée dans la solitude.

Car, pour tenir en profondeur, une discipline, une pratique dans la continuité sont nécessaires. Notre Hatha Yoga sera l'étai, inébranlable, indispensable dans les passages difficiles, dans les tentations d'abandon du chemin. Le partage de nos expériences avec d'autres personnes nous aidera à comprendre notre évolution à travers les péripéties qui la jalonnent, à accepter un changement qui n'est que la révélation de notre vie profonde.

Le Yoga assainira notre terre, structurera progressivement notre être, établira en nous l'harmonie. Et si nous sommes juste, nous découvrirons l'harmonie des éléments. Je regarde le morceau de bois... je suis le morceau de bois... j'accepte de me perdre... je me trouve.

LE CORPS ET LA CONNAISSANCE DE SOI

▪ SE DÉCOUVRIR

Connaître ses points forts, ses points faibles, chacun nourrit en principe cette aspiration.

Le problème, c'est que tout le monde ne souhaite pas vraiment savoir, et que beaucoup préfèrent trouver des arguments pour justifier une certaine image qu'ils ont envie de donner d'eux-mêmes. Comment résister à cette tentation dans une société où « avoir de la personnalité » signifie le plus souvent : faire impression, séduire, où « réussir, signifie le plus souvent » avoir l'air d'être le meilleur, et non pas donner le meilleur de soi-même ?

D'aucuns croient que cette imposture est la seule chance de s'en tirer, mais à un moment ou à un autre ils en paient lourdement le prix : cette agressivité qu'ils déploient dans la lutte pour la vie ne leur vaut pas que des admirateurs ; ceux-ci abandonnent d'ailleurs à la moindre défaillance. Le rôle qu'ils jouent les épuise à la longue : leur élan vital n'est pas dirigé dans la bonne direction, et ils penseront se déconsidérer en la changeant ; seule la maladie les délivrera de ce parcours solitaire, à moins que ce ne soit l'échec.

Par contre, savoir comment nous agissons réellement et nous accepter tels que nous sommes nous incitera à nous faire accepter : valoriser ce que nous pouvons apporter, l'améliorer nous aidera à nous authentifier auprès des autres. N'allant pas contre les forces motrices qui nous donnent l'énergie nécessaire à l'action, nous aurons ainsi plus de chance d'atteindre notre but.

Il ne suffit donc pas de vouloir agir, il faut savoir comment, et vers quoi. Le règne végétal et le règne animal nous donnent l'exemple du progrès de leur condition, mais l'homme semble souvent gâcher ses chances.

On constate cela fréquemment chez les femmes qui pensent que pour réussir, il faut qu'elles soient « aussi bien » qu'un homme, ou au contraire chez celles qui craignent dévaluer leur féminité en faisant certains métiers dans lesquels elles pourraient pourtant réussir.

L'essentiel est de sauvegarder l'unité du corps et de l'esprit unis pour comprendre, évaluer et décider.

▪ S'ACCEPTER

Donner au corps plus de force, de souplesse ou d'endurance n'a jamais représenté un tout en soi pour l'être humain. C'est pour se sentir plus fort vis-à-vis des événements, pour sentir que son action dans le monde peut se faire sous forme de participation, que ses qualités, ses particularités ont une raison d'être, que l'être humain cherche à s'affirmer.

Le Yoga peut l'aider à comprendre comment se manifestent les phénomènes de l'existence dans laquelle il s'insère. La tradition enseigne qu'ils se présentent sous trois aspects (trois *guna*) :

- **L'inertie**

C'est la stabilité qui correspond au monde physique (*tamas*), c'est celle qui donne « du poids » à notre corps mais contre laquelle il faut aussi résister, pour le sortir de l'immobilité et de l'inaction.

- **L'énergie**

Qui correspond aux sentiments et aux idées (*rajas*). C'est bien elle dont nous avons besoin pour remuer notre matière.

- **L'harmonie**

C'est l'énergie supérieure dont nous disposons quand l'équilibre est réalisé entre la stabilité et l'action, sous l'influence d'une inspiration spirituelle (*sattva*).

C'est en faisant l'expérience de ces trois modes de l'existence à travers notre fonctionnement physique, mental et spirituel, que la pratique du Yoga nous confirme dans la certitude qu'il y a une relation entre le corps et l'esprit.

Les exercices réactivent et actualisent sans cesse cette conviction, nous guidant dans une découverte de nous-même qui nous conduit à mieux comprendre ce que nous sommes, peser nos chances et nos handicaps, et agir en fonction de nos aspirations.

Et c'est notre corps qui sert de base à cette démarche, d'abord comme un outil que l'on affûte, puis comme un lieu où se manifestent des phénomènes, et enfin comme un révélateur de la force de l'esprit.

Le malaise se voit aussi dans le dilemme femme-au-foyer/femme-au-travail, quand elle se culpabilise d'avoir choisi l'une ou l'autre des solutions.

Dans les salles de Yoga, nous voyons couramment des personnes « s'excuser » de n'avoir pas correctement exécuté un mouvement, d'autres expliquent avec véhémence que, d'habitude elles font mieux que cela, ou qu'elles exécutent par ailleurs des exploits sportifs bien plus spectaculaires que ce qui leur est demandé ici, ou encore qu'elles sont bien trop actives pour perdre du temps à se détendre. Autant de révoltes et de refus devant une image d'elles-mêmes qui ne leur plaît pas.

Le travail postural bien objectivé permettra de comprendre l'origine des forces vives de chacune, la qualité de ses moyens d'action sans dépréciation, en se libérant de l'angoisse de la compétition.

UN BILAN VOULOIR/POUVOIR

Qu'est-ce que je veux ?

• Ai-je de l'amour-propre ? Est-ce que je tiens beaucoup à l'image que je veux donner de moi-même, ou est-ce que j'accepte mes défaillances ?

• Suis-je ambitieuse ? Ai-je besoin d'exceller en tout, ou au contraire de passer inaperçue ?

• Ai-je envie d'acquérir des connaissances ? Est-ce que je préfère savoir comment peuvent s'expliquer les choses, ou au contraire ne pas trop réfléchir ?

• Ai-je besoin d'imiter quelqu'un ou puis-je agir sans regarder les autres ?

• Les encouragements me sont-ils nécessaires ?

Qu'est-ce que je peux ?

• Ai-je des muscles déjà exercés, solides ?

• Quels problèmes me posent mes articulations ?

• Quelles sont mes particularités anatomiques (bras courts, pieds plats, scoliose...)

• Comment est-ce que je respire ? (longueur du souffle, résistance...)

• Dans quel état est ma circulation ? (fourmillements, lourdeurs, congestion)

• Comment sont mes gestes ? (précis, désordonnés, rapides, lents...)

• Puis-je bien me concentrer ?
— je comprends rapidement
— je fais répéter les choses
— j'oublie les exercices
— je me demande parfois où j'en suis au milieu d'un geste.

• Où en sont mes connaissances anatomiques et philosphiques ? Les références utilisées dans ma pratique évoquent-elles quelque chose pour moi, ou me restent-elles plus ou moins étrangères ?

Un tel examen permet de bâtir et de réviser une stratégie personnelle de progrès. Pour cela, il faut arriver à faire une évaluation objective : c'est le rôle de l'enseignant d'aider son élève à le réaliser, en développant chez elle la faculté de discernement, c'est-à-dire l'aptitude à percevoir les choses, et à les tenir pour ce qu'elles sont.

C'est d'ailleurs ce qui déroute et inquiète nombre de débutantes : ne pas cultiver l'esprit de compétition, n'est-ce pas se rogner les ailes ? Se priver de l'aiguillon du désir de vaincre, n'est-ce pas stagner ?

Il n'est pas toujours facile à l'enseignant de faire admettre ceci : les résultats, les progrès ne se mesurent que par rapport à soi-même ; il est bien plus important de fonctionner de mieux en mieux que de fonctionner mieux que le voisin. L'aiguillon de la réussite n'est plus la rivalité, mais l'ardeur du travail bien fait.

Un petit « check-up » périodique serait utile : il permettrait de faire honnêtement le bilan entre ce que l'on veut et ce que l'on peut faire en se posant quelques questions.

▪ ÊTRE APTE A SENTIR

Les femmes peuvent faire confiance à leur intuition ou à leur sensibilité. La variété des postures de Yoga les aidera à interpréter les signaux du corps déclenchés par tel ou tel geste en d'autres termes que confort ou inconfort. En cherchant le geste juste, la posture devient un moyen d'observer à quel point la transformation de la posture s'accompagne d'une transformation de la conscience.

Les étapes du « sentir » se révéleront :

— *Dans la préparation de la posture*

Aménager le geste, placer le corps d'une certaine façon, incitent l'esprit à déterminer ce qui va agir, et ce qui au contraire devra rester passif pour ne pas entraver l'action.

— *Dans la phase d'immobilité*

Être « postée » dans son geste sans être statufiée : l'effort est dosé pour que pressions et étirements se conjuguent afin de révéler l'influx nerveux dans sa plénitude. L'esprit se tient en alerte pour ne pas céder à la tentation du « toujours plus » quand le climat devient rageur et épuisant, ou au contraire, pour ne pas abandonner prématurément quand il suffit peut-être de réajuster sa respiration, ou la conscience de telle action. C'est là que se fortifie la science du : ni trop, ni trop peu, qui crée cette énergie supérieure liée à l'état d'équilibre, d'harmonie entre l'inertie et l'activité de l'état sattvique.

— *Dans la phase de retour et de repos*

Rejoindre, sans geste précipité, la position de détente complète.

La personne peu sensible goûtera seulement le bien-être particulier qui suit l'effort. Quand elle sera plus avertie, elle arrivera à percevoir une libération fantastique d'énergie, un torrent comme celui qui, contenu par un barrage, dévale ensuite avec force lorsqu'il est libéré. Toute la force accumulée se dirige vers les lieux qu'elle est destinée à irriguer. Torrent et volcan, car ce flux libère une grande chaleur, signe à la fois d'une combustion intérieure et d'un rayonnement intense qui traverse notre enveloppe corporelle et semble modifier l'environnement.

On accède ainsi à un monde d'échanges, où nous sentons que notre ardeur se communique, qu'elle arrive à colorer le climat extérieur comme elle a coloré notre climat intérieur.

Nous percevons ainsi, de façon très sensorielle, que nous participons à l'harmonie universelle, que nous Sommes, mais aussi que nous pouvons Devenir.

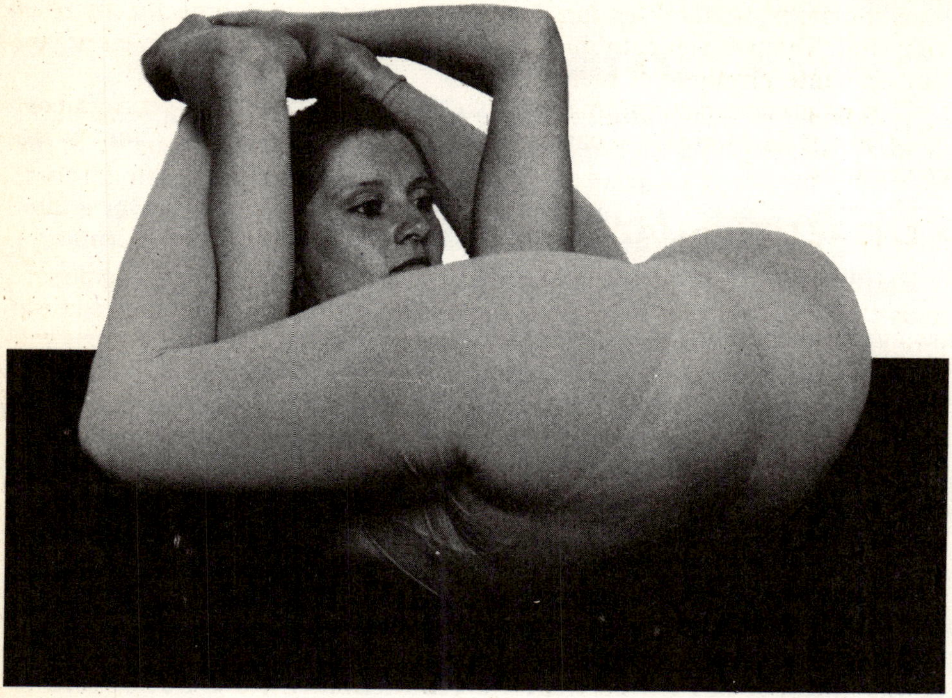

Fig. 102
Être apte à devenir : la posture du Fœtus (variante : les bras à l'extérieur) crée le climat d'une renaissance à soi-même.

▪ ÊTRE APTE A DEVENIR

On ne fait rien pousser sur une terre stérile, mais aucun être humain, si démuni soit-il, n'est stérile.

Même s'il a de faibles ressources, il a la possibilité de les exprimer et de les faire fructifier. Savoir cela, y croire, c'est déjà changer.

Cette foi s'entretient, et il appartient à chacun de nous d'en confirmer les fondements. C'est l'expérience renouvelée d'un corps plus vigoureux, relié à un esprit plus agile, qui fait des postures de Yoga une véritable « gymnastique évolutive ».

▪ CROIRE ET AVOIR CONFIANCE

Croire dans sa pratique, c'est, après avoir tenu compte de ses faiblesses, agir pour qu'elles n'entravent par les atouts ; c'est s'affermir dans l'idée qu'on n'a pas dit son dernier mot, que bien des choses peuvent encore arriver.

Concrètement, s'affermir c'est utiliser l'aspect « tamas » pour s'installer dans son corps, se stabiliser dans la matière pour pouvoir alimenter son réservoir vital. Trouver son équilibre en sentant son centre de gravité, en organisant sa santé physique et mentale.

C'est en prenant pied sur un terrain solide que l'on peut, sans peur, accepter et affronter le monde. A partir de là s'organise l'action, s'animent nos aspirations.

▪ ENTRETENIR L'ARDEUR

Entretenir une pratique soutenue, c'est consolider ce tremplin de départ, mais c'est aussi prendre son essor. A la fois pour progresser en Yoga en développant des perceptions de plus en plus subtiles, mais aussi pour mûrir chacune de nos démarches.

Certaines postures sont plus difficiles que d'autres, et ne sont accessibles qu'après en avoir intégré de plus simples, mais chaque posture offre en elle-même différents degrés de maturation.

De la débutante à la pratiquante avancée, la même posture change de figure, mais surtout de climat. Le geste se perfectionne, certes, mais ce n'est pas seulement un résultat esthétique : le geste est mieux préparé, ajusté, plus durable, plus « intelligent ». L'esprit est de plus en plus présent.

C'est cette intelligence de l'action qui donne progressivement à l'adepte le sentiment de passer de l'apprentissage laborieux à plus d'aisance, qui lui donne la conviction d'avoir trouvé un fil d'Ariane, de ne plus investir ses efforts au hasard, d'espérer aller plus loin.

La curiosité, le besoin de s'informer l'amènent à rechercher des lectures, pour mieux connaître la proposition du Yoga dont elle n'avait généralement perçu que la surface jusque-là. Même si son enseignant l'avait sensibilisé au début à l'ensemble des propositions du Yoga, elle a l'impression de les redécouvrir.

C'est souvent à ce moment-là que se développe le goût d'une pratique autonome, qui renouvelle et approfondit l'expérience de la pratique dirigée.

CRÉER SON AUTONOMIE

C'EST accéder à une satisfaction de qualité : découvrir l'envie et le plaisir de pratiquer chaque fois qu'on en a le besoin et la possibilité. Pas seulement les postures que l'on peut faire le matin pour se mettre en route, ou le soir pour se reposer de sa journée.

Pratiquer, ça n'est pas seulement s'installer sur le sol, à l'abri de l'agitation, pour exécuter des exercices qui requièrent de l'espace, de l'isolement, et un temps réservé. C'est aussi penser à corriger l'attitude du corps pendant les gestes du travail quotidien, réajuster sa respiration quand on sent le climat intérieur se détériorer, restaurer ses facultés motrices et sensorielles quand on s'isole quelques instants.

Tout devient ainsi occasion : les temps morts utilisés dans les transports en commun, l'attente dans les embouteillages en voiture, les pauses dans la journée, le passage aux toilettes.

Les femmes aux emplois du temps surchargés mesureront ainsi que leur séance hebdomadaire représente l'investissement le plus fructueux qu'elles puissent réaliser.

L'effort qu'elles ont consenti au départ en restant fidèles à leur séance de Yoga chaque semaine se trouve largement récompensé par tous ces apports. Passées les premières difficultés à tenir bon, elles auront le plaisir de sentir qu'elles viennent se restaurer dans une ambiance chaleureuse, faire des provisions qu'elles « cuisineront » selon leurs besoins et leur temps jusqu'à la prochaine rencontre.

Car la séance de Yoga, c'est retrouver son enseignant, mais aussi retrouver un groupe où on parle le même langage. Si l'on n'y cultive pas la compétition, on y récolte néanmoins une stimulation et une confiance en soi qui nous permettront de mieux faire face à l'adversité ou aux rivalités de la lutte pour la vie.

DEVENIR AUTONOME DANS SON CORPS

DEVENIR autonome c'est aussi avoir une relation juste avec son corps.

Pendant la séance de Yoga le corps renâcle parfois devant une posture ressentie difficile où l'être entier se sent agressé. La réaction immédiate sera alors la défense, le refus plus ou moins inconscient de cette posture.

Pour apprendre la relation juste il est nécessaire d'observer cette agression de façon détendue, de chercher où nous sommes attaquées et comment nous pouvons réagir de manière positive. Accepter une posture sans angoisse, sans inquiétude délivre de la crainte, supprime toute crispation.

Le corps est réticent... le mental vagabonde... Mais demain sera différent d'aujourd'hui et aujourd'hui est déjà autre qu'hier. Nos dispositions d'esprit évoluent. Laissons venir. Acceptons-nous aujourd'hui telles que nous sommes : c'est une condition pour atteindre l'unité. Nous avons notre rythme propre à découvrir et cela requiert une infinie patience acquise dans la détente, et peut-être même une « sublime indifférence » devant le résultat à venir. Nous ne prenons pas, nous recevons. Ne demandons pas avant l'heure à notre nature ce qu'elle n'est pas prête à nous donner. Laissons les choses se faire, le printemps précède l'été et la saison des fruits, mais le temps de l'hiver, dur et froid, est essentiel à l'éclosion de la graine.

Notre corps agira comme un révélateur. Il a beaucoup à nous apprendre. Acceptons-le tel qu'il est et écoutons-le !

LES GRANDES LIGNES DE LA PRATIQUE
et les étapes de la progression en Yoga (les 8 angas)
selon la tradition

L'ÉTAT D'ESPRIT *(plan moral)*	1 - Régulation de son comportement dans le monde (Yama) • *non violence* • *recherche de la vérité* • *goût de la justice* • *détachement (ni avidité, ni convoitise)* 2 — Rectification de sa vie personnelle (Nyama) • *propreté* • *contentement* • *endurance* *(continuité dans l'effort, entretenir la vitalité)* • *recueillement* *(entretenir la force intérieure)* • *don de soi*
LA CONNAISSANCE DE SOI *(plan psychophysique)*	3 — La posture *(Asana)* *Exercer le corps* 4 — L'exercice du souffle *(Pranayama)* *Apprendre à maîtriser le rythme fondamental de la vie : souffle - esprit - conscience* 5 — L'abstraction des sens *(Pratyhara)* *Apprendre à éliminer les fluctuations indésirables* 6 — La concentration *(Dharana)* *Apprendre à éveiller le potentiel énergétique*
L'ÉVOLUTION *(plan mental et spirituel)*	7 — La méditation *(Dyana)* *Apprendre à mettre la conscience en harmonie avec le rythme de la vie intérieure, extérieure et environnante* 8 — La contemplation *(Samadhi)* *État de l'être libéré, qui s'identifie à l'énergie fondamentale*

Notre professeur nous laisse libre dans notre évolution mais soutient notre constance, entretient notre courage pour remplir les exigences de cette ascèse positive du Yoga.

Et la séance n'est pas seulement le « défouloir » hebdomadaire, c'est aussi un peu revenir à l'école et poursuivre un programme, continuer à étudier et percevoir comment être en harmonie avec soi et avec l'entourage.

L'élève est progressivement convaincue qu'elle découvre plus que le bien-être provisoire que lui procurerait n'importe quelle technique adpatée à ses goûts.

Elle découvre un enseignement.

Un enseignement que la tradition présente en huit paliers (*anga*) dans lesquels chacune pourra puiser les conseils et les indications pour ajuster son comportement individuel, son comportement en collectivité, développer ses capacités, et progresser vers un état d'être plus évolué.

Dans l'encadré ci-contre nous faisons le rapprochement entre l'enseignement traditionnel et trois grandes lignes de la pratique :

— l'état d'esprit
— la connaissance de soi
— l'évolution.

Nous verrons plus tard, à l'aide d'exemples vécus, comment, le moment venu, telle ou telle recommandation de l'enseignement révèle la force qu'elle contient.

La créativité

Le livre de La Genèse nous apprend que l'homme a été fait à l'image et à la ressemblance de son Créateur. Nous sommes donc des créateurs et nous l'avons prouvé depuis nos origines en nous exprimant de multiples façons. Mais il semble que peu à peu nous ayons pris conscience de notre capacité à nous rendre maîtres de notre évolution.

La femme l'a prouvé particulièrement lorsqu'elle a commencé à prendre en mains sa destinée de femme à part entière. A maintes reprises elle a fait preuve de créativité et dans certains pays, en Inde par exemple, elle a su prendre la responsabilité de postes très élevés dans l'administration et même celui de chef d'État.

Depuis une vingtaine d'années, en Occident, on parle beaucoup de créativité. Ce terme a explosé comme une bombe dont les éclats retombent dans toutes sortes de disciplines, depuis la génétique à la recherche de la structure de la conscience jusqu'aux sports de compétition qui sont amenés à développer l'imagination créatrice de leurs équipiers.

Nous parlerons longuement dans ce livre de notre potentiel car nous avons le devoir de ne pas le laisser dormir. Il s'agit d'une véritable force dynamique qui pourra s'écouler par le canal de nos dons personnels. Mais l'acte créateur n'est pas automatique et simple : il nécessite une attitude consciente et positive, une décision qui engage la totalité de l'être.

▪ LES COMPOSANTES DE L'ACTE CRÉATEUR

Le don d'inspiration apparaît comme une ouverture invitant à recevoir d'une source mystérieuse, intérieure, un message que nous serons à même de conduire de l'ombre à la lumière. Mais quel est le chemin qui mène à la source ?

La qualité de perception est essentielle car elle inclut d'abord l'ouverture à la sensation. Ensuite seulement le cerveau déchiffre l'expérience sensorielle et peut déclencher l'action créatrice.

La perception directe du Réel c'est l'intuition, qualité indépendante des processus de stimulation mis en œuvre par les techniques d'exploitation de notre potentiel créatif. Aujourd'hui, la place laissée aux qualités intuitives est bien minime chez des êtres submergés par la marée des informations. Cette noyade laissera-t-elle un chemin vers la source interne qui nous permettra d'exprimer notre être profond ? Car il ne s'agit pas de créer quelque chose à partir de rien, mais de redécouvrir notre origine, le lien qui nous relie intimement à l'unité de l'univers et nous permettra d'amener au jour des réalités inconnues.

▪ LES ENTRAVES ET LES REMÈDES

Chacune de nous est née avec un certain potentiel et ressent le besoin de l'actualiser. Bien sûr, nous nous sentons plus ou moins intuitive, plus ou moins douée, mais notre tendance naturelle à nous réaliser se cache le plus souvent derrière des façades bien entretenues, nos dons semblent profondément enfouis, notre intuition est étouffée par toutes sortes de blocages, de résistances, de manque de confiance, voire de peurs.

Nous avons déjà parlé des effets néfastes du stress, de l'épuisement de l'énergie, de la conscience de la fatigue et du vieillissement. Des élèves nous disent que le simple fait d'avoir une décision à prendre devient source d'angoisse, de tension, oblitérant la vue affinée qui permettrait un choix éclairé.

Ce n'est pas un hasard si les techniques de relaxation sont actuellement en vogue et aussi bénéfiques.

Mais où se situent ces failles qui laissent fuir notre vie créative ? Pourquoi nous sentons-nous paralysée à l'heure des choix ? Comment reconstruire l'équilibre des fonctions de notre esprit : pensée, sensation, intuition ?

▪ LA PENSÉE

Notre pensée, instrument précieux, est souvent déviée par toutes sortes de facteurs : nos conditionnements, nos structures psychiques, nos opinions solidement ancrées, nos idées préconçues et conformistes, la force de nos habitudes, une certaine forme de jugement hâtif sur toutes choses...

Que devient alors notre expérience intérieure ? Si nous la gardons enfouie, nos réactions deviennent négatives. Alors s'instaure un manque de confiance en nous dont les conséquences se traduisent par la crainte de la critique, la peur de se tromper, le besoin de se rassurer, la timidité, le découragement, tous ces effets nous situant dans une condition émotive qui paralyse la liberté de notre énergie créatrice.

Le Yoga nous propose de nous arrêter. Non pas pour nous inciter à contempler nos misères et nous en désoler. Nous arrêter pour prendre le temps d'être là, pour relâcher, calmer, apaiser les agitations de notre mémoire. La respiration nous aide à nous centrer, à nous unifier. L'expérience montre que pendant la rétention poumons vides, en particulier, la structure déformante et enfermante de nos pensées tend à disparaître.

▪ SENSATIONS ET PERCEPTION

Rester en contact avec nos sensations s'avère un facteur essentiel de créativité. La sensation est délicate à former et à équilibrer. L'éducation des enfants ne s'est pas toujours penchée sur cette question qui aurait dû être un souci depuis leur naissance. Bien des blocages proviennent, encore aujourd'hui, d'interdits, de tabous, d'une latente mauvaise conscience en face du plaisir perçu à travers les sensations qui nous sont offertes par les expériences de la vie. Et bientôt l'enfant, l'adolescente, la femme adulte se trouvent sujettes à des réactions de refus néfastes à la prise de conscience d'elles-mêmes et à la libération de leur vie créative.

Acceptons le chemin de la découverte de nous-même à travers nos sensations et ne doutons pas d'elles. Les découvertes de la science biologique nous enseignent que nous pouvons voir dans le code génétique une « conscience » fondamentale, biologique que chaque cellule possède en elle-même. Cette « conscience » donne à la cellule la capacité d'agir en accord avec sa propre nature. Faisons confiance au langage de notre corps et restons attentive aux messages qu'il nous communique.

La perception ne peut d'ailleurs intervenir qu'à travers l'expérience reconnue de nos sensations. Elle ne laisse pas monter les attitudes de défense qui veulent protéger nos structures psychologiques et empêcher nos expériences de venir à la conscience. Il n'est pas toujours facile d'accepter nos expériences : celles-ci nécessitent, pour nous enrichir, une décision, une reconnaissance, une souplesse en face d'idées reçues, un esprit réceptif. Nous savons bien que nos perceptions ne nous permettent pas de rester passives. Nous devrons les confronter à ce que nous considérions comme acquis, et ainsi deviendront-elles déjà spontanément action.

Nous comprenons que la pratique du Yoga ne nous conduira pas vers la quiétude et la sécurité. Spontanément, nous nous retrouvons en face de nous-même, nous nous posons des questions, nous découvrons nos contradictions, nos réactions nous étonnent, nous prenons conscience de nos entraves qui nous apparaissent plus clairement pendant ces temps de recul que nous offrent nos séances de Yoga.

Certains passages sont douloureux mais les failles de nos murs nous permettent de nous frayer un chemin vers l'étincelle prête à jaillir. Laissons se calciner en nous les vieilles choses et la vie qui couve sous la braise s'éveillera.

▪ LE SENTIMENT

Il existe entre nous et les choses, êtres et objets, des liens qui nous affectent, que nous vivons de façon agréable ou pénible. Ces choses, ces êtres, ces objets ont pour nous une valeur qui est définie par le sentiment que nous leur portons. Ce jugement de valeur est rationnel mais en même temps subjectif.

Cette fonction de notre être prend part à l'acte créateur qui ne saurait exclure notre ressenti. Des idées jaillissent volontiers sous l'effet d'une émotion et le lobe émotionnel est relié à la partie frontale du cerveau de façon à influencer notre pensée créatrice. Nous avons déjà longuement parlé de l'émotion et nous savons bien que la passion paralyse le jugement et que la peur peut s'avérer un stimulant perfide.

Le Yoga, en agissant sur notre état émotif — nous l'avons vu lors du chapitre sur les stress — va équilibrer notre sentiment en modifiant notre ressenti, en diminuant les effets pénibles, en rendant une valeur plus juste à nos rapports avec les choses, en nouant des liens plus solides, plus vrais... en bref, en nous conduisant vers le sentiment vrai.

▪ L'INTUITION

On peut opposer le sentiment et l'intuition, fonction irrationnelle, puisque cette dernière relève d'une perception spontanée.

« L'intuition opère une percée car elle ne saurait rencontrer d'obstacles ou plutôt elle les franchit sans les considérer comme tels », nous affirmait Marie-Magdeleine Davy lors d'une conférence à l'École française du Yoga.

Si sentiment et intuition peuvent s'enrichir mutuellement, par contre sensation et intuition s'excluent l'une l'autre, ou plutôt l'intuition ne saurait avoir besoin des sensations. Elle leur demande seulement de ne pas lui opposer un mur infranchissable afin de pouvoir opérer cette percée.

L'esprit intuitif est une qualité dédiée de préférence à la femme, mais elle nécessite de prime abord une attitude de confiance. L'intuition doit en effet pouvoir être reconnue, acceptée et se matérialiser.

L'attitude de confiance se construit. C'est un don précieux qui nous a été offert à la naissance et qui, bien souvent, s'est trouvé écrasé par le poids des critiques et de certaines structures morales reçues depuis notre enfance. Se faire confiance ne peut s'apparenter à une attitude d'orgueil ou de vanité qui nous inciterait à croire que nous possédons la vérité et que les autres se trompent. La confiance se donne à la flamme intérieure qui nous éclaire et nous montre le chemin. Elle naît d'une disposition d'accueil, de simplicité, d'esprit d'enfance.

Le Yoga nous invite à retrouver la flamme, si petite soit-elle. Le souffle l'attise et rejette les scories. Les exercices du Yoga agissent alors comme une combustion. L'intuition libérée provoque l'imagination créatrice, renoue le fil qui nous relie à l'unité de l'univers.

▪ LA VOLONTÉ

Ici apparaît la notion de volonté. Non pas la volonté conçue comme un dynamisme issu de motivations, mais comme une capacité de *décider* et de prendre la responsabilité des conséquences de nos choix. Alors la décision sera libre et permettra d'établir des actions en résonance ; les influences extérieures ne pourront plus l'atteindre.

Nous ne pouvons en effet élucider la question d'un danger qui n'est pas moindre aujourd'hui : le danger d'être manipulé.

Jetons un regard par exemple sur la publicité, sur la façon dont elle cherche à programmer notre comportement par l'application de données psychologiques, à modifier nos opinions sans que nous nous doutions des stimuli qui ont provoqué ce changement. L'utilisation des images, du langage, des endoctrinements trouvent un terrain rendu mouvant par nos incertitudes, nos faiblesses psychologiques, nos frustrations. La démarche objective est difficile en face d'une image publicitaire car nos réactions affectives, subjectives sont immédiates et nous laissent le plus souvent la proie facile des « fabricants » de publicité. Il n'est pas aisé de pouvoir rester lucide quant au processus d'attraction et de fascination des images car ceux qui les proposent connaissent notre besoin de posséder pour nous rassurer, notre désir secret de rejoindre le stéréotype de la femme désirable...

En face des problèmes de décision créés par nos opinions changeantes, nous découvrons l'angoisse de ne plus savoir où nous en sommes, de ne plus comprendre qui nous sommes et ce que nous voulons. Que fait-on de notre liberté ? Et nous, quelle conscience avons-nous de notre liberté ? La volonté de décision libre et claire ne se trouve-t-elle pas à la base de la grandeur de l'homme ? Si nous nous sentons entravées, comment pourrons-nous devenir ces médiatrices au travers desquelles le réel doit se manifester de façon spontanée, jaillissante, donnant un sens universel à tout ce qui est créé ?

Apports du Yoga

Le Yoga se propose à la quête de chacune comme une ascèse positive qui l'amènera à se trouver dans un état favorable permettant une telle rencontre. Ce support nous guide vers une expérience intérieure, personnelle, à travers une prise de conscience progressive, intuitive, immédiate d'une unification de notre personne et de l'univers qui sera à la source de notre fécondité.

Le chemin se construit pendant un temps d'arrêt et de calme, de silence extérieur et intérieur apporté par l'apprentissage du corps, par le contrôle du souffle. Nos fonctions psychiques en recevront le bénéfice. Dans certains cas, le Yoga, en donnant une vue plus claire, peut aider à retrouver les causes de difficultés psychologiques. En effet, l'apaisement du plexus et des commandes nerveuses organiques, l'accélération circulatoire, la régulation endocrinienne mènent au rééquilibre psychosomatique, permettent le contrôle des images et des associations mentales. La dispersion mentale est d'ailleurs un grand obstacle à l'écoulement de l'énergie créatrice. Dominer nos pensées est difficile. La pratique du Pranayama mettra fin peu à peu à des oscillations qui mènent à l'inertie, à l'indolence. L'attention immobile et l'énergie se feront équilibre. Nous pourrons alors contrôler notre énergie, l'utiliser consciemment, la diriger, unir les fils dispersés de notre conscience. L'esprit d'observation souvent égaré sera redécouvert, rendu plus clair, clair comme celui d'un petit enfant qui regarde le monde avec un étonnement toujours neuf. Peut-être alors ne nous laisserons-nous plus envahir par une certaine représentation du monde qui nous rend « instruites » mais obscurcit notre perception intuitive, tue notre imagination et nous rend inféconde s.

Le Yoga développe la maîtrise : il demande un effort constant dans l'assiduité, effort qui nous sortira de notre inertie, qui nous rendra réceptive aux forces universelles et à la force qui nous habite. Il devient alors une ascèse. Nous en ressentirons une joie qui sera liée au pouvoir de recevoir l'énergie en échange de celle que nous donnons. Ces forces, en prenant leur source toujours plus profondément en nous-même, jailliront toujours plus loin vers le monde extérieur. Cette réalité sera éclairée par l'image de la spirale que l'on retrouve dans bien des traditions.

Notre force naîtra d'une aspiration vers la lumière, cette lumière interne des êtres et du monde qui nous reste encore partiellement voilée. Permettons à notre corps d'être conduit par ses « souffles intérieurs », d'être guidé vers un épanouissement et un équilibre d'une rare qualité qui nous disposera à la vie intérieure.

UNE AUTRE DIMENSION DE LA SEXUALITÉ

LE lien qui unit étroitement la sexualité et la créativité nous incite à situer ici une réflexion sur un aspect de la sexualité qui n'est pas couramment perçu de nos jours. Trop longtemps le discrédit jeté sur l'épanouissement de la vie sexuelle a laissé dans l'ombre la réalité de ce lien : la non-vie de la sexualité bloque la créativité, l'attente castre, le refus de se mettre en face de son autonomie et de ses propres désirs paralyse, ne pas « se permettre » parce que... trahit quelque chose en nous.

▪ SEXUALITÉ FÉMININE

L'incompréhension de ces réalités a créé des remous qui secouent la société occidentale d'aujourd'hui. Ceux-ci se traduisent par le rejet global d'une forme de morale inhibante, le refus chez la femme d'une conception romantique de l'amour selon laquelle l'acte sexuel relève d'un simple sentiment, la prise de conscience que la procréation n'est qu'un aspect de la sexualité, mais aussi la nécessité de trouver une porte de sortie vers un monde autre que celui des interdits ou des propositions compensatoires de la consommation.

Ces facteurs ont conduit la femme contemporaine soit à glisser vers un érotisme dont l'unique fin est le plaisir, soit à chercher ailleurs et à se poser des questions sur le sens de l'amour et de la vie sexuelle. Il est certain que la maturité sexuelle des jeunes filles de notre époque pose un problème. Les biologistes en ont noté l'apparition de plus en plus précoce : l'âge moyen de la venue des règles se situe à 10 ou 11 ans au lieu de 16 il y a quelques décennies. Un décret vient de fixer la maturité sexuelle à 15 ans.

Un premier dilemme se présente. La jeune fille ressent en elle une force qu'elle va désirer exprimer et qui ne sera pas dissociée d'une recherche qu'elle pressent difficile : apprendre à aimer. La connaissance de l'amour requiert un long chemin d'expérience et elle sait bien que sa plénitude sera longue à atteindre. Car apprendre à aimer c'est apprendre à vivre. Avant de songer à continuer l'espèce, de se réaliser dans un enfant, la jeune fille cherche à se découvrir à travers sa relation à l'autre, à découvrir peut-être aussi son espace intérieur.

La conscience d'une sexualité vivante pose différentes questions à la jeune fille, à la femme, en lui révélant ses craintes. La peur devant ses désirs. Et ici, pour ne pas voir la peur, attention aux alibis ! La peur d'être désinstallée. Où cela me mènera-t-il ? La peur du viol qui crée des situations conflictuelles souvent inconscientes. L'évidence que le désir humain dépasse les besoins de la reproduction. La découverte que l'orgasme est le lieu d'expérience d'une durée intemporelle, que la vie sexuelle éveille la conscience d'une énergie qui transcende l'humain.

▪ L'INDE ET LA SEXUALITÉ

En face de toutes nos questions, un regard sur la tradition indienne nous conduira vers une source de réflexion inépuisable. Les éclairages qu'elle nous apporte vont nous permettre de resituer la sexualité dans l'ensemble des forces vives humaines et d'en retrouver le sens profond. En effet, les Indiens ont toujours donné une attention particulière à toutes les manifestations de l'énergie, ayant l'intuition que la surabondance énergétique des vivants dépassait les besoins de la procréation. Le Yoga permettra le développement et le contrôle de cette énergie.

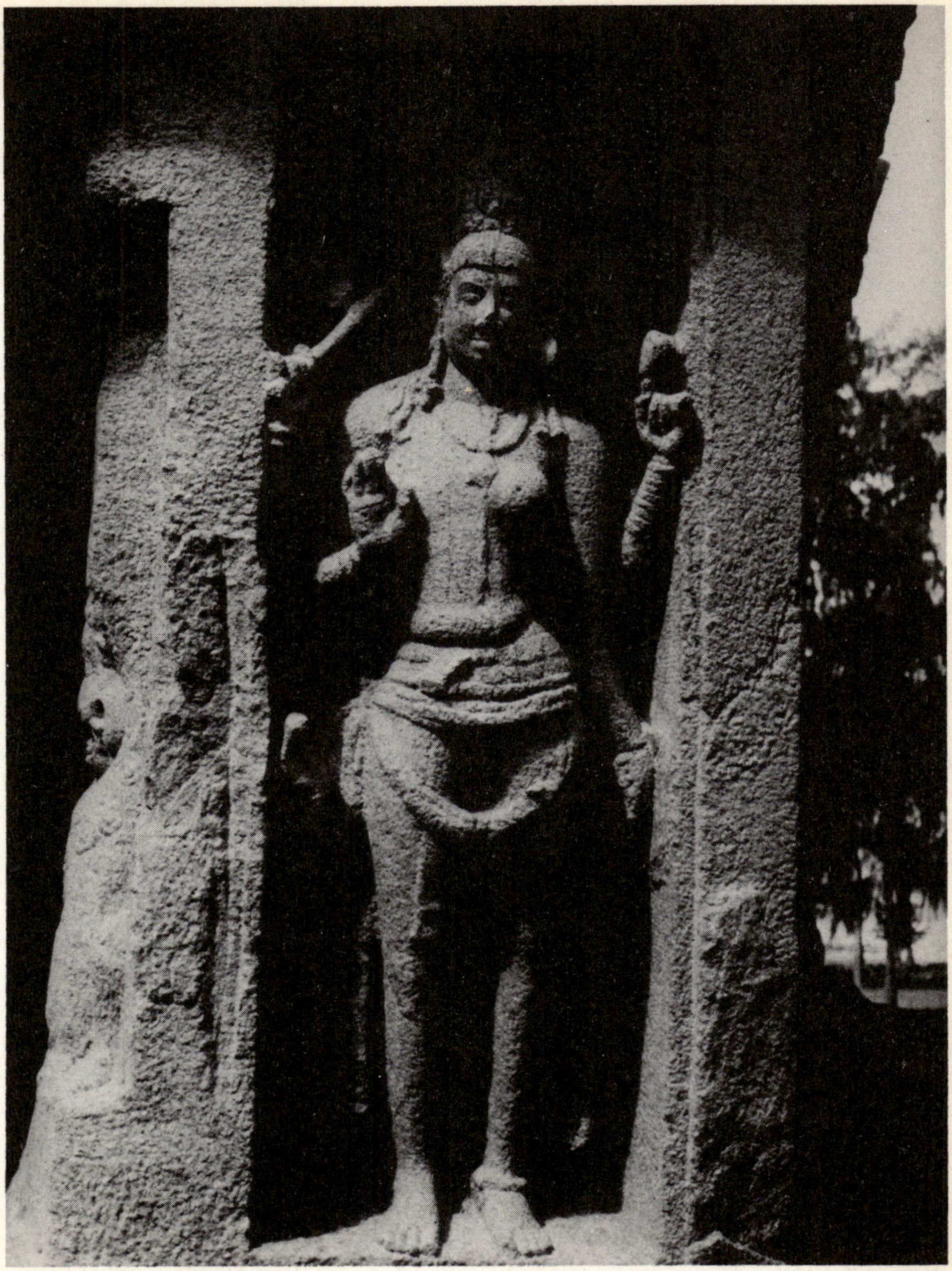

Fig. 103

Une double sexualité de la nature humaine, Ardhanarîśvaraśiva (mi-homme mi-femme) à Mahabalipuram.

▪ LES FORCES VIVES : CHALEUR ET DÉSIR

L'Inde a eu très tôt l'intuition de l'état primordial de la chaleur et du désir. Elle nomme *tapas* l'échauffement initial, origine de la création, et considère que chaleur et désir sont le germe de la pensée. Par des exercices du *tapas* les anciens Yogin savaient déjà transmuer leur énergie sexuelle en pouvoirs surnaturels.

Il s'agit d'exercies d'endurance et nous pouvons en inventer qui soient à notre portée. Par exemple prendre une douche froide après la douche chaude, ne pas trop se couvrir mais courir pour se réchauffer... En Allemagne, l'eau chaude naturelle permet de construire des piscines à l'air libre. L'hiver, les baigneuses sortent de l'eau, se roulent dans la neige et retournent dans l'eau.

LA BISEXUALITÉ ORIGINELLE

UNE très belle sculpture dans la pierre du dieu Shiva à Mahabalipuram, ainsi qu'une statuette de bronze de ce dieu, exposée au musée de Madras, nous indiquent que la tradition voyait l'homme originel comme un être bipolaire à l'ampleur d'un homme et d'une femme embrassés. Mais celui-ci vit l'angoisse de la solitude. Il se divise en deux. Alors l'époux et l'épouse apparurent. Un texte ancien affirme que nous sommes individuellement chacun une moitié.

Ce mythe révèle une double sexualité de la nature humaine. En chaque être il y a un aspect masculin et un aspect féminin. L'acte d'amour entre ces deux parties d'un même être lui permet de s'élever au-dessus de sa nature.

Nous insistons sur ce thème qui nous paraît essentiel. Il semble en effet que la mémoire ancestrale de notre ambisexualité soit une des sources de notre inquiétude. Elle reste présente en chacune de nous et l'équilibre entre notre partie masculine et notre partie féminine n'est pas aisé à construire.

Si la fusion amoureuse permet de retrouver l'état primordial, unifié, il est probable que bien des difficultés dans la vie du couple relèvent du malaise de cette dysharmonie. Une femme dont le côté masculin est très développé posera un problème à son époux, problème d'autant plus accentué si celui-ci montre de grandes qualités féminines. C.-G. Jung a amplement développé ce thème, nommant *animus* le côté masculin de la femme et *anima* le côté féminin de l'homme. Pour nous, femmes, la recherche de l'unité, l'acceptation et l'intégration de notre *animus* nécessitent de dépasser la dualité sexuelle sans rien perdre de l'énergie qui se manifeste au niveau de la bipolarité amoureuse.

Nous rejoignons ici le thème de la bipolarité de l'énergie évoqué plus haut et nous comprenons l'importance de vivre notre sexualité liée au libre cours de notre créativité.

Le dieu Shiva, sous sa forme androgyne, intègre les perfections de l'activité mâle et femelle. S'il prend parfois la forme d'un destructeur, il se présente aussi comme le grand créateur, mû par une énergie dont la manifestation rejoint le mystère de l'univers.

L'ASCÈSE

LES nombreuses légendes qui entourent la vie du dieu Shiva le présentent à la fois comme un amoureux enfiévré et un parfait ascète. Certains courants ont poussé très loin l'ascèse de la chasteté, l'activité sexuelle leur apparaissant comme une déperdition d'énergie. Ils considéraient la chasteté comme une suprême maîtrise, une sublimation du désir. L'énergie sexuelle se trouvait transmuée. Dépenser son énergie physique revenait à perdre son harmonique spirituelle.

La vie amoureuse du dieu Shiva et son ascétisme ne peuvent donc être considérés comme une contradiction. Ils nous permettent de comprendre que l'ascèse comme l'exercice de l'amour se situent à la base de la maîtrise de l'énergie cosmique manifestée sous la forme de l'ardeur sexuelle. Et l'un comme l'autre permettent d'étendre notre champ de conscience.

La pratique de certains *mûdras*, ou gestes symboliques, de mouvements, les exercices de contrôle du souffle et des énergies subtiles pendant le *Pranayama* sont proposés pour conduire l'ascèse.

Mais ces exercices qui mènent à la maîtrise de la sexualité ne sauraient être extraits d'une pratique assidue du Yoga et nécessitent la présence d'un enseignant expérimenté.

L'IMAGE DE LA FEMME

LE texte mythologique ajoute que le créateur mit la femme sous l'homme, précisant que la posture apparemment inférieure de la femme est en réalité une force : elle assure l'homme contre les angoisses d'une situation solitaire.

Pour l'Inde la femme n'est pas le simple objet du désir ; si elle est la mère et l'initiatrice du plaisir, elle est aussi celle qui agit et s'occupe des hommes pour leur enseigner la voie de la santé et du salut.

Le pilon et le mortier forment une image significative de la tradition. Si le pilon symbolise l'organe viril, le corps de la femme est le mortier, mais aussi l'autel sacrificiel car en son sein brûle un feu semblable à celui du sacrifice. Le concept de sacrifice n'a d'ailleurs pas ici le sens d'immolation ou de renoncement, mais celui d'offrande purificatrice.

Le principe féminin, représenté par la Déesse, est proposé comme le double énergétique du dieu mâle.

Nous comprenons comment l'Inde élève la sexualité au niveau d'une voie de développement de la conscience. L'acte sexuel devient une sorte d'affrontement spirituel, de dimension universelle, et conduit à une réflexion sur l'être. Pour elle, en effet, l'énergie créatrice située dans le corps et dans le cœur des humains se trouve reliée à une puissance cosmique inépuisable. Notre sexualité vécue sera alors un moyen de mettre en action notre capacité d'union au cosmos et constituera pour nous une force de progression et de création.

Cherchons à comprendre notre sexualité. Nous découvrirons qu'elle est présente en toute relation humaine. Notre vie spirituelle, intense perception de notre identité, ne pourra la rejeter. Tout au contraire, elle en fera un instrument de fécondité.

YOGA DU SON

A l'intérieur du support que représente pour nous la pratique des postures et du contrôle du souffle, la tradition indienne situe un certain nombre d'exercices qui utilisent la voix. Elle les nomme *mantra*. En effet, l'Inde affirme que le composé humain est organisé autour du Verbe qui réside en

OM

Cercles concentriques
Ondes accordées et transparentes
Où coulent mes cellules
Où transitent les formes primitives
De mon existence absolue

O devenir soi-même creuset lorsque dans l'ombre
Luit cette perle de feu
Et plier entre ses doigts tremblants
La barre profonde des couleurs

Yoga Alchimie
Fusion secrète des sons

Ma vie se retire et se condense en un point d'or

Ysé Masquelier

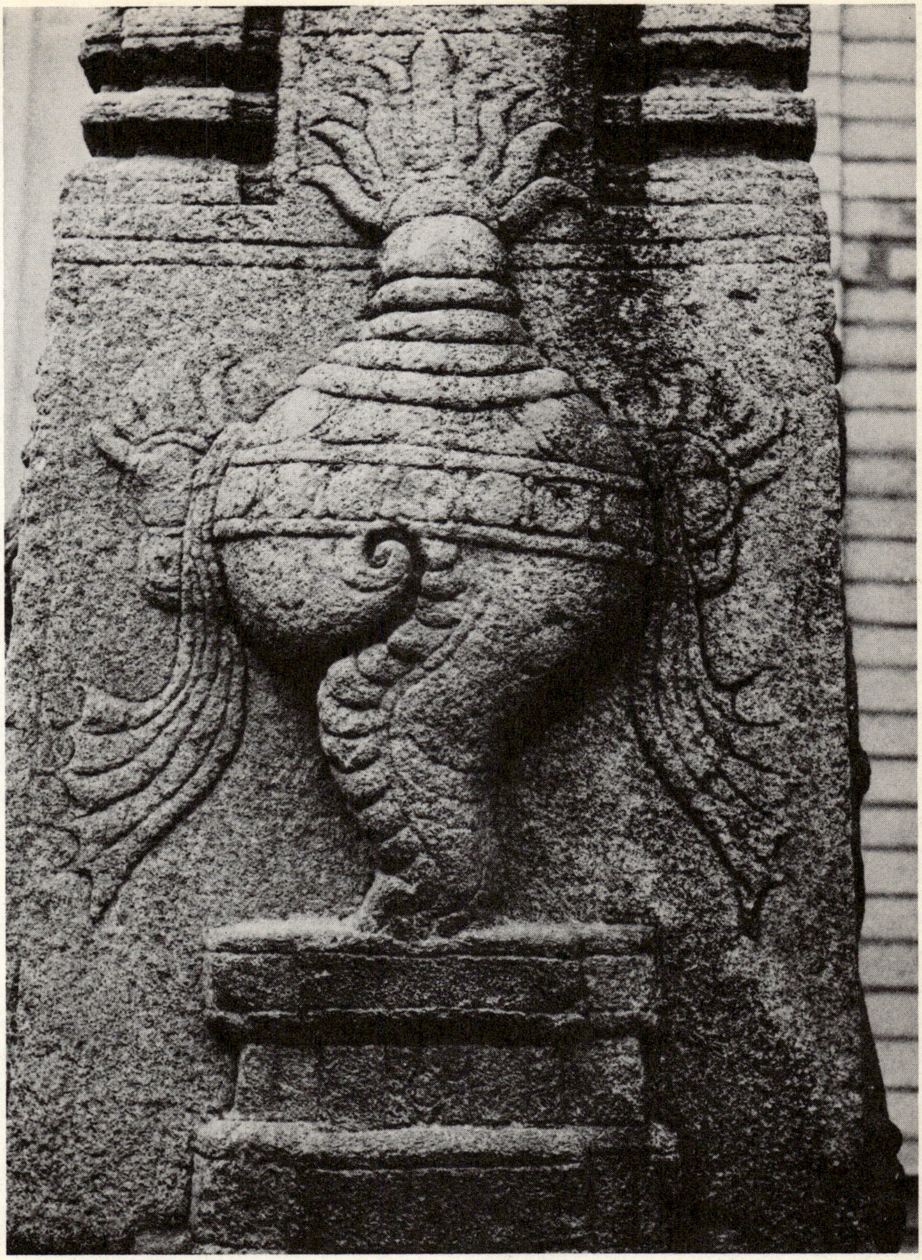

Fig. 104
La conque marine est un instrument sacré, car l'amplification du son est un mystère.
Le son de la conque est bienfaisant, signe de joie : on l'entend dans les grands moments heureux.

son centre, le cœur. Le *mantra* est un « outil » qui agit sur la pensée pour permettre à l'esprit de se manifester. Il s'agit là d'un véritable Yoga du Son. La répétition d'un *mantra* se nomme *Japa Yoga*.

L'approche d'un Yoga du Son a été pour l'Occident une recherche importante et neuve car notre héritage gréco-latin ne nous a pas légué de documents sonores permettant une tradition vivante. Le flamenco lui-même trouve son origine en Inde d'où les Tziganes l'ont emporté à travers leurs pérégrinations pour nous l'offrir.

Le son se révèle comme une matière vivante que nous portons au plus profond de nous et qui évoque, pense l'Inde, le mystère total du cosmos. Le son serait en effet la perception de la vibration à sa source. Depuis toujours l'Inde a eu le sens qu'il existait un phonène prononcé éternellement par la réalité suprême, ayant valeur de matrice. Ce phonème OM serait à l'origine des syllabes et du langage structuré. OM fut d'abord une nasale proposée comme une sorte de diapason vocal, et l'indépendance de cette nasale, qui n'engage pas les cordes vocales, ne contient ni voyelle ni consonne, a fait penser aux Hindous que le son venait d'ailleurs. OM est alors devenue une réalité mystique, mais en Inde les recherches ont eu comme origine une expérience sensible vécue.

L'Occident a poursuivi sa recherche à travers les textes de l'Inde ancienne et a développé la pratique de l'utilisation du son à travers la voix.

Les vibrations créées par le son se transmettent en nous à travers l'ossature et nous conduisent à la source de notre énergie. Par la perception de la vibration nous pouvons rejoindre en nous la réalité en son unité profonde, la visualiser dans un regard intense permettant à la liberté créatrice de s'épanouir.

La pratique propose tout d'abord d'utiliser le son nasal comme matrice, d'en faire naître toutes les voyelles, puis les consonnes, les syllabes, les phonèmes pour aboutir à l'expression de véritables petites cantates où chacun suit sa voie propre tout en écoutant les sons émis par les autres. Un nouveau langage naît alors. Pourquoi s'étonner ? L'origine du langage n'est-elle pas d'abord une vibration. Le son active l'énergie du cerveau, et de la racine fondamentale sonore on a pu extraire toutes les spécifications permettant de créer le langage. L'oreille et la voix n'ont pas été déterminées à n'exprimer et n'entendre que des sons articulés. Le langage se sert d'une certaine « fenêtre » ouverte dans la gamme plus large des possibilités phonétiques. L'essentiel est l'expression de ce que nous avons vu et connu grâce à nos facultés de représentation spontanée, d'attention et d'attente. Toute réalité peut être saisie dans cette plénitude qui ne soit fondamentalement une vibration.

L'émission des sons en groupe crée des rythmes qui permettent d'entrer dans une autre dimension du temps par l'expérience de la durée. Le rythme, non découpé artificiellement en ce que l'on nomme en musique une

« mesure », est une pulsion, une réalité biologique comme le rythme du cœur, et c'est le rythme du cœur qui permet de percevoir la pulsion primordiale. En pénétrant dans le monde de la pulsion on se trouve dans une durée non temporelle, dans le monde organique et vivant de notre conscience, à la source de toute vie créatrice. En nous raccordant avec nous-même, cette expérience nous donne la perception du Réel dans sa continuité.

Toute femme qui apprend, par le Yoga, à maîtriser son corps et son souffle peut poursuivre cette recherche des vibrations émises par la voix. Notre voix n'est-elle pas l'instrument le plus proche de nous ?

Par l'émission de voyelles, de consonnes, de nasales, de syllabes, de phonèmes, de plages sonores nous pouvons redécouvrir en nous des possibilités sonores perdues par l'apprentissage de notre langue mère. Nous savons maintenant qu'à sa naissance l'enfant possède en lui toutes les possibilités vocales qu'il perd ensuite en structurant le choix de ses phonèmes selon sa langue maternelle.

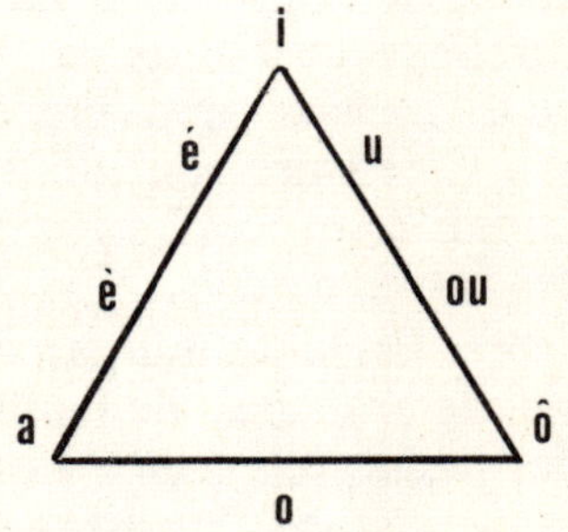

Les voyelles sont émises en triangle dont les sommets sont a i o en partant de a pour revenir à a.

Pour aller de a à i on passe par è et é

Pour aller de i à o on passe par u et ou

Pour aller de o à a on passe par le o méridional de la langue d'Oc.

Ces passages sont fondamentaux pour atteindre les couleurs sonores.

La mutation des lettres se fait sur le souffle et non sur les reprises.

Un travail minutieux de réglage est nécessaire pour ne produire que des sons purs, sans parasites qui nuisent à la beauté du son.

Par la découverte des vibrations intérieures nous pouvons ouvrir un peu mieux notre fenêtre acoustique qui est réduite. Elle pourra alors rejoindre nos autres fenêtres sensorielles, olfactive, visuelle, etc. afin de développer notre ouverture spirituelle et notre conscience.

A l'aide de visualisations on pourra, à travers les sons, chercher à créer une atmosphère qui prendra sa source dans notre vie intérieure. Dans cette approche, aucune représentation descriptive ne doit être utilisée ; par contre, on pourra trouver en soi-même des vibrations nouvelles très profondes et, peu à peu, arriver à des émissions de grandes plages sonores que l'on fait naître à partir d'expériences vocales vécues en groupe.

Un soir, nous avons visualisé un thème choisi par le groupe. Ce fut le printemps, les semailles, la fécondité, l'espoir, la venue du nuage, du grain puis de l'arc-en-ciel, signe d'espérance. Lors de cette approche, l'atmosphère intérieure de chacun inspirait le choix des sons émis à partir du matériel sonore travaillé pendant les séances.

Quel être nouveau s'éveillait en nous ?

ÉVEILLER EN NOUS LE POÈTE

UN poète dort-il en chacune de nous ? Pourquoi dort-il ? Notre imagination est une dotation naturelle reçue à notre naissance. Mais dès que nous arrivons au monde ce cadeau est menacé car ce processus de l'éducation commence. L'éducation est certes nécessaire pour nous adapter au monde dans lequel nous aurons à vivre, mais ce processus et ses définitions vont opérer en nous des restrictions, des resserrements.

Prenons l'exemple de l'arbre. On le définit par son sens botanique. Il est formé de racines, d'un tronc, de branches, de feuilles, et suivant les saisons il porte tels bourgeons, telles fleurs, tels fruits. Lorsqu'il reconnaît ces éléments l'enfant sait qu'il se trouve en face d'un arbre. Mais l'enfant qui regarde un arbre peut en avoir encore une autre vision qui va lui permettre un petit bout de rêve tenu à l'état de veille. Alors peut-être va-t-il se tenir un discours. Ne vous souvenez-vous pas, petite fille, de vous être parlé tout haut ? Et sans doute un adulte qui passait par là a-t-il souri avec indulgence en vous entendant sans vous écouter.

Ce rêve était un trésor unique car il représentait le point de départ de votre vie intérieure. Peut-être entendiez-vous des chansons, des poèmes... Les enfants savent livrer leurs discours intérieurs : il ne faudrait jamais les laisser disparaître.

Mais le sourire condescendant a coupé le rêve. A moins que ce ne soit : « Tais-toi, tu me fatigues ! » ou « Ne bavarde pas à l'école ! » et la fécondité naturelle de l'esprit de l'enfant, cette fécondité qui lui fait dire ces choses qu'il entend à l'intérieur, va peu à peu s'étioler.

Pour communiquer il lui reste des signaux de plus en plus conventionnels engageant une certaine conception de la logique, du raisonnement, de la communication entre humains. Le langage convenu est nécessaire mais il a éliminé autre chose. Il moule la pensée selon les principes de la sémantique générale et, confondu avec la réalité, crée peu à peu de fausses certitudes et coupe du mouvement de la vie. Alors le langage perd son sens originel et sa dimension cosmique.

Le poète qui dort en nous n'est pas très satisfait ; mais l'enfant, en se forgeant des mots, n'a peut-être pas perdu le sens du « mantra » indien. Dans sa vision intérieure son discours a uni les mots à une vibration profonde, racine de la vie poétique. Le poète retrouve le langage comme vibration profonde.

Aidez votre enfant à conserver sa fécondité naturelle !

L'écoute sera sans doute le premier souci de la mère afin que son enfant ne se sente pas coupé, isolé d'elle et du monde qu'elle incarne. Alors elle entendra des choses merveilleuses dont elle aura à cœur de ne pas rompre le fil.

Le cadre de sa chambre, de la maison sera un élément important pour sa fécondité : certaines images, certains livres poétiques à côté des chères bandes dessinées, la boîte de peinture avec beaucoup de papier.

Lors d'un week-end de quatre jours nous avons animé un groupe d'une vingtaine d'enfants. Chaque jour les enfants se réunissaient dans trois ateliers différents : Yoga, peinture, musique. Le thème proposé pour ce séjour fut celui de la lumière. Le dernier jour un petit concert autour d'un feu de bois et une exposition de peinture donnèrent l'expression du travail réalisé lors de chaque atelier.

RETROUVER LA SOURCE

IL est essentiel pour la femme devenue adulte de reconnaître les limites de son langage, de débloquer son potentiel, de retrouver en elle sa richesse d'expression afin de faire de nouvelles expériences de la réalité, de redécouvrir sa vision intérieure du monde.

L'aspect matériel des choses est très précis mais nous pressentons que leur réalité n'est pas cette vision rétrécie que nous propose une conception ordinaire : nous la pressentons inépuisable. Il existe dans les choses une sorte de radio-activité, un feu intérieur qui produit lumière, chaleur, étincelle, rayonnement. Parfois elles embrasent, irradiant une aura imperceptible. Alors les objets cessent d'être définis une fois pour toutes : ils peuvent être considérés comme de mystérieux sujets qui peuvent vivre une aventure personnelle. L'arbre, par exemple, au-delà de son sens botanique, nous parle du mystère de la vie, à la jonction du ciel et de la terre. Il crée alors un feu d'artifice de visions nouvelles et nous saisissons le mystère de l'arbre.

Les exercices préparant à un Yoga du Son que nous avons donnés quelques pages plus haut seront précieux. La vibration des sons, qui se transmet par les os, aide l'énergie créatrice à circuler et se libérer ; elle calme l'émotivité, permettant à la vraie émotion d'apparaître.

La voie du Son nous invite à ne plus regarder les choses suivant leur classification, nous guide vers leur réalité intérieure, nous permet de les considérer comme des sources qui coulent, qui possèdent leur langage propre, qui apportent un flot perpétuel d'images, de symboles.

Ce poète qui dort en nous a été anesthésié, humilié mais non détruit parce que le son est toujours le son, parce que la vibration est toujours la vibration, parce que les choses sont toujours les choses.

Le travail du Son réveille en nous le poète par l'exercice de la perception de la vibration, nous permettant ainsi de rejoindre la réalité en son unité profonde.

Le Yoga ouvrira alors des perspectives de plus en plus larges, sécrétera non pas une esthétique ou une morale mais son environnement, son aspect de créativité qui représente peut-être pour nous une voie de salut. On croit souvent que cette vision du réel est réservée aux artistes. Chez eux le pont est déjà construit. A nous de construire le nôtre entre notre ancienne et notre nouvelle vision du monde. Alors le Yoga pourra susciter son environnement. Non pas pour créer une caste de personnes qui vivent différemment des autres, ce serait l'inverse de l'esprit du Yoga. Le pont construit, comme celui des artistes, reliera ceux qui peuvent aller plus loin et ceux qui ne sont pas encore prêts à désirer une vision nouvelle du monde. Dans un autre environnement tous se retrouveront.

> *Tu es venue pour un instant à mes côtés,*
> *Et tu m'as fait sentir le grand mystère de la femme qui palpite au cœur même de la création.*
>
> *C'est elle qui toujours retourne à Dieu les flots débordants de sa douceur. Elle est la beauté toujours fraîche et la jeunesse de la nature. Elle danse dans les eaux courantes et chante dans la lumière du matin. Avec de bondissantes vagues, elle étanche la soif de la terre, et c'est en elle que l'Unique et l'Éternel s'est incarné, pour jaillir en une joie qui ne peut plus se contraindre, et s'épandre dans la douleur de l'amour.*
>
> L'Offrande lyrique
>
> Rabindranath Tagore

Le développement du potentiel

L'HOMME doit se transformer. Tout bouge, et « devenir » est de plus en plus déroutant.

Pour entrer dans notre avenir, quelles qualités devrons-nous avoir ? Vers quoi devront porter nos efforts ?

A la conquête de quelles richesses devons-nous partir ?

Où trouver l'énergie pour maîtriser les forces que nous avons déclenchées ?

Les ressources du progrès

LA plupart des psychologues modernes pensent, comme les *yogin*, que l'homme moyen n'utilise qu'une partie de ses aptitudes réelles. Cela signifie non seulement que notre intelligence ne fonctionne que sur quelques programmes élémentaires, mais aussi que peu d'êtres humains ont conscience des significations sous-jacentes de l'existence.

Des possibilités inexploitées sommeillent au fond de chaque individu : chacun doit savoir les mettre à jour et les faire fonctionner pour inventer un nouveau comportement devant des situations nouvelles.

Nos connaissances sont la plupart du temps d'ordre intellectuel ; c'est ce que nous tenons pour rationnel parce que le raisonnement, scientifique ou philosphique, nous en a fait la « démonstration ». Or, la question est à nouveau posée chaque fois que des constatations nouvelles sont mises à jour.

Nous savons que ce que nous appelons la science n'est que le point provisoire des connaissances humaines. Par exemple, Newton a fait admettre la théorie de la gravitation, et plus tard Einstein l'a mise en doute. Et cela est vrai pour n'importe quelle spéculation intellectuelle : nous tenons une chose pour vraie jusqu'à ce qu'on nous convainque du contraire. Ce qui fait la différence, c'est la pulsion de l'intuition qui fait que nous adhérons et qui permet à la pensée de se développer et d'accéder à la conviction.

Les *yogin* nous ont laissé un héritage de méthodes pour exercer notre pensée et libérer notre intuition autant que pour gymnastiquer notre corps.

Il est intéressant de rapprocher les éléments de cet héritage et les découvertes récentes. Les chercheurs modernes ont compris qu'il existe une relation entre l'état dans lequel se trouve l'individu et la façon dont fonctionne son cerveau à ce moment-là. Pour simplifier, rappelons qu'ils ont établi une classification des ondes émises par le cerveau, correspondant à des activités différentes, et que nous pouvons survoler de la façon suivante :

- **Les ondes Bêta**
  A l'état de veille courant, ce sont des ondes émises par le cerveau lorsque nous réfléchissons et que nous agissons dans la vie quotidienne.
- **Les ondes Alpha**
  En rapport avec les états de détente simple, quand on ne raisonne pas mais qu'on reste attentif.
- **Les ondes Thêta**
  Émises pendant le sommeil, alors qu'arrivent encore en surface des manifestations du subconscient.
- **Les ondes Delta**
  Émises pendant le sommeil profond. Des expériences ont montré (en faisant écouter des bandes magnétoscope au sujet plongé en sommeil profond) qu'elles correspondaient à un état de réceptivité particulier pendant lequel on est extraordinairement apte à apprendre.

On voit toutes les nuances avec lesquelles on peut jouer quand on s'intéresse aux différentes facettes de l'exercice de notre esprit, et le Yoga nous permet d'en faire une exploration prudente, graduelle. Quels que soient les exercices utilisés, c'est la respiration qui sert de véhicule et de support à notre conscience pour découvrir les états où se révèlent les forces qui alimentent notre activité.

En effet, percevoir que respirer avec le ventre, le thorax et la gorge c'est créer un appel de vitalité à ces niveaux, c'est déjà faire circuler cette vitalité d'un niveau à l'autre.

RECHARGER SES ACCUS

AINSI, « recharger ses accus » n'est pas seulement une image, c'est une façon de faire et de sentir. L'enseignement du Yoga précise que la colonne vertébrale sert de support à la transmission d'un courant d'énergie ; entre les deux extrémités, des relais règlent et accumulent, selon les besoins, cette puissance, en la freinant ou en l'accélérant.

Ni trop, ni trop peu, c'est une autre façon de comprendre l'action du

système nerveux, et de l'inclure dans la loi de l'harmonie des contraires contenue dans la pratique :
— de la respiration : inspir et expir,
— de la posture : ouverture et fermeture,
— du rythme : activité et détente,
et dans l'expression symbolique : Soleil - Lune.

D'un geste à l'autre, tout devient l'occasion de vivre concrètement cette loi. Savoir par exemple que notre respiration s'affole quand l'émotion nous gagne, et que nous pouvons renverser l'effet en calmant notre respiration pour faire reculer l'émotion, c'est intéressant, mais cela ne devient vraiment important que lorsque nous avons essayé, et, surtout, que ça a marché !

Il ne suffit pas de savoir que quelque chose est possible, encore faut-il sentir comment se fait la mise en route, comment se déclenche le processus qui va concrétiser cette espérance.

▪ AVEC QUOI ?

Quelle femme n'est pas passée par des moments de panne ? Elle a tout sous la main pour agir : projets, obligations, moment propice, et pourtant il lui manque ce je ne sais quoi pour prendre le départ.

Et puis quelque chose arrive : le coup de fil d'un ami, une rencontre agréable, une lecture ou un spectacle, et tout est changé : c'est comme l'étincelle qui met le feu à un tas de bois mort, tout se remet à vivre et à chauffer.

Qu'est-ce qui s'est passé ? quelle substance a agi ? Rien que nous puissions définir chimiquement. Le Yoga propose une réponse : c'est la manifestation d'une énergie subtile nommée : *Prana*.

Un auteur célèbre a déjà dit que *Prana* est au Yoga ce que l'électricité est à notre civilisation. Si l'électricité fait d'une lampe une source d'éclairage, d'un radiateur une source de chaleur, et d'un moteur une source de mouvement, *Prana* agit de même pour animer les objets et les êtres.

Prana, c'est l'énergie qui réchauffe le cœur quand nous rencontrons un ami, quand nous défendons nos convictions, c'est l'énergie qui nous donne la force et l'ingéniosité pour agir, c'est ce qui nous ragaillardit à la seule vue d'une table appétissante, d'une œuvre d'art ou de la présence du soleil.

Prana est partout : dans l'eau, dans l'air, dans la nourriture, mais rien ne nous permet de l'isoler pour l'observer. Les sages qui ont transmis l'enseignement du Yoga en avaient fait l'expérience, et jusqu'à un passé assez récent, la science n'en donnait aucune explication. Son évolution fait que la notion d'énergie est en train d'évoluer, et justement dans le sens contenu dans le mot *Prana*.

Depuis les travaux de de Broglie, la matière est considérée comme un ensemble d'ondes, une zone d'influence. Les nouveaux physiciens pensent qu'il n'y a pas d'opposition entre la matière et l'esprit, que l'esprit est l'étoffe même de la matière et que l'univers doit être considéré comme un seul être vivant.

L'ÉNERGIE

CETTE approche rejoint bien la vision de nos Sages du Yoga : nous baignons dans un flux constant d'énergie dont nous sommes un élément constitutif. Il nous appartient de sentir cette appartenance, de nous savoir reliées, de maintenir et développer cette relation. Être en Yoga = être joint à, relié à... Pratiquer le Yoga ce n'est pas simplement s'exercer à une technique, c'est découvrir ce lien.

Les progrès de la recherche scientifique nous amènent à mieux comprendre cette conception de l'énergie révélée par le Yoga et à mieux appréhender une conscience nouvelle de l'univers. Une transformation du sens des valeurs nous conduit également à transformer notre conscience, nous permettant ainsi de percevoir cette énergie fondamentale et de nous y brancher.

Toutes les traditions, depuis les plus anciennes, égyptienne, hindoue, chinoise, celtique, indienne d'Amérique... se sont penchées sur l'étude des manifestations de l'énergie et ont cherché à développer cette force mystérieuse qui meut la création, lui donnant vie et mouvement.

Il n'a jamais été aisé de définir l'énergie car nous la connaissons d'abord par ses effets. Encore aujourd'hui, que savons-nous de notre énergie lorsque nous disons : « Je me sens pleine d'énergie » ou « Je n'ai plus d'énergie ? » Ces affirmations relèvent d'un ressenti.

> ***Françoise, une élève, disait récemment :*** **« J'ai des idées, mais lorsqu'arrive le moment de les réaliser je ne trouve pas l'énergie nécessaire. ».**

Nous avons parfois l'impression d'avoir dépensé toute notre énergie superficielle, celle que l'on nomme énergie d'adaptation, disponible immédiatement, sur demande. Heureusement, nous possédons encore en réserve une énergie profonde qui nous permet de vivre et à laquelle nous faisons appel dans les moments où la demande est accrue, lors de grands efforts ou de maladies, et que nous conservons jusquà notre mort. La même Françoise, qui se sent crevée au moment d'agir et s'allonge sur son lit, va sauter d'un bond à la fenêtre si elle entend le freinage d'une voiture et les hurlements d'un enfant.

Nous savons déjà que nous naissons avec un certain potentiel d'énergie profonde et que nous sommes invitées à ne pas dilapider ce capital car son épuisement — nous l'avons vu lors du chapitre sur le stress, s'avère irréversible. Si nous ne grillons pas nos cellules inutilement notre vie énergétique sera plus longue.

> ***Évelyne affirme :*** **Avant de commencer à pratiquer le Yoga je « carburais » au café et au tabac. La peur d'épuiser rapidement mon énergie m'incita à chercher une voie qui me permettrait de retrouver mon équilibre.**

▪ L'ACUPUNCTURE, APPLICATION MÉDICALE DU YOGA

Les difficultés rencontrées par le corps médical en Occident dans la thérapeutique de certaines maladies, la conscience accrue de l'unité du corps et de l'esprit ont incité beaucoup de médecins à engager ailleurs leur recherche. Il ne leur suffisait plus d'extraire un mal qui vient de l'extérieur, de découper l'individu en tranches pour soigner celle qui est malade, de détruire ce que l'organisme a produit de négatif ou de lui offrir un produit de synthèse pharmaceutique compensatoire. Une meilleure connaissance des conceptions orientales de la nature de l'homme et de pratiques comme l'acupuncture ou les massages énergétiques les a conduits à considérer la personne humaine comme un tout mis en mouvement par une énergie dont la force régit l'organisme, bien qu'elle ne soit pas visible à l'œil nu et ne puisse apparaître sous l'action du scalpel.

L'étude de la philosophie sur laquelle reposent ces disciplines nous éloigne d'ailleurs définitivement de l'idée de pratique magique. Pour le médecin chinois la santé de l'homme est le résultat d'un équilibre entre deux forces opposées qui s'affrontent dans toutes les manifestations de la nature. Ces forces circulent dans l'organisme sous forme d'une énergie qui parcourt tout notre corps selon des courants bien déterminés connus depuis des millénaires. La distribution de cette énergie vitale peut subir des perturbations et les organes connaissent des troubles par excès ou insuffisance d'énergie. Il s'agissait donc pour le médecin chinois de maintenir ces forces en harmonie, d'agir de façon préventive sans pour autant dédaigner une pharmacopée de produits végétaux, minéraux et animaux.

La tradition reconnaît un courant d'énergie vitale accessible en sept cents points qui communiquent avec les organes et l'ensemble de l'état psychologique et physiologique de l'homme. L'acupuncture modifie l'énergie vitale au plus profond de notre corps.

Prenons quelques exemples concernant des maladies déjà citées et vues par la médecine orientale :

L'apparition des **varices** est le signe d'un déséquilibre énergétique entre le haut et le bas du corps, l'insuffisance se trouvant accentuée dans le bassin et les jambes et ralentissant la circulation sanguine. Les points d'acupuncture correspondant à ces régions recevront les aiguilles, ainsi que le « point de réunion » des artères et des veines.

En cas **d'asthme allergique** récent et sans complication, l'acupuncture permettra une guérison rapide et définitive, spécialement chez les enfants. Les crises d'asthme survenues la nuit relèvent d'un déséquilibre entre la force Yin et la force Yang devenue insuffisante. L'enfant qui ne peut expirer veut « garder son domaine ». L'acupuncture améliorera sa relation à l'extérieur et l'enfant peut guérir en quelques semaines. L'asthmatique allergique adulte sera plus long à guérir car ses défenses sont plus anciennes.

La **spasmophilie**, maladie complexe qui atteint le plus souvent la femme, relève d'un déséquilibre énergétique global susceptible d'amélioration rapide par le traitement des aiguilles.

A l'époque difficile de la ménopause, les **bouffées de chaleur** sont très gênantes et parfois même angoissantes, ce qui procure un déséquilibre neuro-végétatif. L'acupuncture permet de les voir disparaître en quelques séances.

Ajoutons que les cas de **stérilité** *non organiques*, certains troubles des règles, des tensions conduisant à la frigidité pourront relever d'un traitement par acupuncture qui équilibrera les énergies de la zone génitale, ce traitement ne devant pas exclure l'échange toujours positif entre le médecin et la patiente.

En cas d'**insomnie**, l'acupuncture, dans 90 % des cas, donne des résultats très positifs. Celles qui se réveillent trop tôt le matin, par exemple, ont une énergie dynamique Yang prématurée qu'il faut rééquilibrer.

La tradition chinoise affirme que chaque organe du corps émet des signaux sur son état de santé, ceux-ci empruntant la voie des canaux énergétiques pour aboutir à l'épiderme. La digipuncture révèle la maladie d'un organe car le point d'acupuncture correspondant est douloureux. Cette médecine a toujours regardé l'homme comme un tout et considère l'énergie comme le lien qui relie le corps et l'esprit : elle serait le terrain des maladies dites psychosomatiques.

La force qui se manifeste dans tout l'univers agit comme un champ magnétique où tous les éléments puisent l'énergie nécessaire à assurer leur existence. On peut repérer le « champ » de tout ce qui est vivant et l'expérience montre que ce champ est soumis à l'influence de deux pôles. L'énergie se trouve donc présente à la base de toutes les manifestations en l'homme et dans l'univers. On a classé ses différents aspects d'après les résultats des activités manifestées parmi les cinq éléments de la nature : éther, air, eau, matière solide, feu.

Prenons un exemple. Sous l'action de l'énergie calorifique la matière solide se transforme : elle peut devenir liquide, gaz, sans altérer son caractère. La glace chauffée se transforme en eau puis en vapeur. Le phénomène est réversible. L'énergie peut soit sublimer la matière par activité calorifique, soit la condenser par passivité frigorifique. Dans le premier cas l'énergie engendre une ambiance positive de travail comprenant chaleur, mobilité, expansion que la Chine nomme Yang, dans le second cas une ambiance négative comprenant froid, concentration, immobilisation nommée Yin. Nous pouvons prendre ainsi conscience du phénomène de bipolarisation de l'énergie.

Les physiciens ont prouvé que la somme des énergies manifestées était constante, ceci ne pouvant se concevoir que dans une expression cyclique de l'énergie : le positif engendre le négatif et vice versa. Le Yin et le Yang sont inséparables.

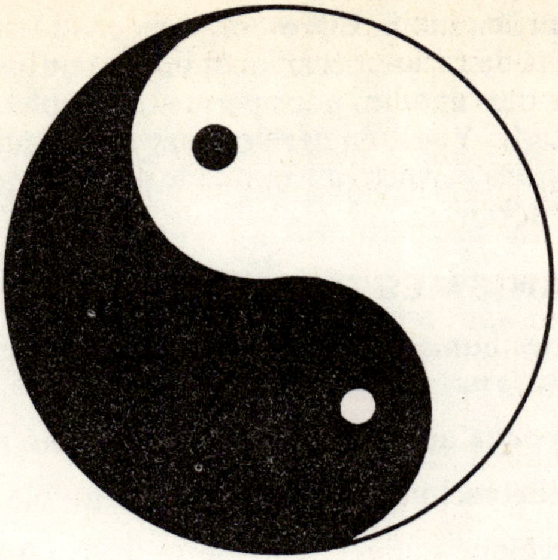

Fig. 105
Les deux principes : Yang blanc, Yin noir.

L'exemple de la pile électrique nous éclaire. Celle-ci est composée de zinc, de cuivre et d'acide sulfurique. Le zinc est pôle négatif, le cuivre est pôle positif. Sous l'influence du catalyseur acide, une force électromotrice interne s'affirme du négatif vers le positif, créant aux bornes des électrodes un potentiel différent d'expression électrique. Mettons ce potentiel en voie d'expression par l'établissement d'un circuit extérieur reliant l'anode à la cathode et fermons le circuit. Un courant électrique s'exprime dans le sens du positif vers le négatif et un cycle d'énergie apparaît.

L'ÉNERGIE DANS LA TRADITION INDIENNE

EN Inde, tradition dans laquelle le Yoga se situe, l'énergie est représentée par le dieu Shiva qui danse, qui détruit et qui crée, et plus particulièrement par son *lingam*, symbole phallique, bloc d'énergie pure. Le dieu Shiva écrase de son pied un petit personnage qui représente l'ignorance, le refus de voir. En effet, pour l'Inde l'énergie est liée à la notion de conscience. Shiva ne peut donc qu'écraser ce petit homme inconscient que nous portons en chacun de nous.

L'Hindouisme nous enseigne que tout est analogue dans l'univers à la structure fondamentale de cet univers. A côté du premier élément, l'essence, stable, permanente, de principe masculin, formant le lien avec le second élément, l'existence, un troisième élément apparaît qui fait le pont entre les deux : c'est l'énergie, d'origine féminine. Le composé humain, analogue à cette structure, possède un élément permanent et une puissance qui le vivifie, présente partout comme un lien subtil. Elle est incarnée en la Déesse, vénérée et crainte.

Si nous existons de façon mécanique, non attentive à nous-même, l'énergie aura le rôle le plus anodin, nous permettant seulement de survivre. Nous verrons que le Hatha Yoga, en développant nos circulations d'énergie et ses manifestations, nous permettra, comme le dieu Shiva, de mettre le pied sur le démon de l'ignorance.

▪ NOS MÉCANISMES

Nos mécanismes humains sont complexes et s'organisent, pense l'Inde, autour de trois niveaux fondamentaux ;

- **Le niveau physique** auquel l'énergie est présente en expression,
- **Le niveau intellectuel** auquel l'énergie est en voie d'expression,
- **Le niveau psychique** auquel l'énergie se trouve à l'état de potentiel.

Le corps physique, dans sa morphologie, ses systèmes nerveux et endocriniens, est parcouru de courants ou méridiens bipolarisés. Ceux-ci conduisent l'énergie à des centres assimilateurs qui possèdent une fonction subtile de transmutation. Ces méridiens ont donc une fonction relationnelle. Chacun d'eux joue son rôle et offre la particularité de se mettre en rapport avec les principales glandes endocrines qui régularisent les fonctions régies par les centres d'énergie.

L'Inde a repéré sept principaux centres de transformation subtils où s'opère une véritable alchimie. Nous en reparlerons plus loin.

LE « CORPS DE SIGNES », PORTEUR D'INFORMATIONS

LA plupart des femmes qui commencent la pratique du Yoga, peut-être avec l'espoir de fortifier leur colonne vertébrale, assouplir leurs articulations ou réduire une arthrose devenue douloureuse, ne se doutent pas que la discipline qu'elles abordent va remettre en jeu ou activer des courants d'énergie. Bien sûr, les améliorations seront spectaculaires et le contrôle physique pourra s'acquérir progressivement, mais le travail effectué au niveau des muscles et articulations, des organes et des glandes sera l'œuvre de la régulation de leur vie énergétique.

L'énergie est scientifiquement définie comme une puissance de travail. Lorsque nous sentons que le rendement de notre organisme est devenu médiocre, nous pouvons envisager que l'origine se situe dans une faiblesse de nos circulations d'énergie. Cette faiblesse se manifestera par les signes que sont la fatigue, la douleur, la maladie. On peut dire que l'ensemble de l'organisme humain est un « corps de signes », subtil, bipolarisé, lieu de la circulation d'informations qui vont par ailleurs nous permettre de nous structurer.

L'énergie qui circule, si elle est quantifiable, ne s'apprécie pourtant pas en quantité mais en qualité : elle est qualifiée par les informations qu'elle véhicule. Mais ceci est d'ordre subtil.

Un phénomène semblable se produit cependant dans notre corps physique au niveau de notre système nerveux. L'influx se propage en vertu d'un effet de dépolarisation par contact. Cela veut dire que les pôles s'inversent : cette dépolarisation en chaîne crée le système nerveux.

L'Inde nomme *Yoga de la Kundalini* ou « puissance du serpent » un ensemble d'exercices qui favorise le développement de l'énergie subtile. Cette discipline tient compte de la bipolarisation du corps : en bas, au niveau de la base du sacrum réside l'énergie potentielle, et en haut, au niveau du cortex cérébral, réside l'énergie activée.

Il ne s'agit d'ailleurs ici que d'un schéma qui nous permet de désigner la réalité organique en faisant appel à une symbolique bipolaire. Mais il est étonnant de constater que le Yoga porte en son nom cette bipolarité, *Ha* représentant le pôle positif solaire, et *Tha* le pôle négatif lunaire. Des hommes de science modernes n'ont-ils pas affirmé que la lumière de la lune, en se reflétant, est polarisée ?

Comment comprendre ce corps subtil qui permet la circulation des informations structurantes ? Prenons un exemple. Le poste de télévision éteint nous propose un écran noir. Nous l'allumons et les ondes herziennes apparaissent sans image. Ensuite vient l'information.

La pratique du Yoga permettra de mieux déchiffrer la qualité des informations que véhicule l'énergie, de *lire* le corps de signes.

Prenons l'exemple de l'énergie sexuelle dont nous avons déjà parlé dans cet ouvrage. La sexualité doit être considérée à différents niveaux. Elle peut se manifester comme un besoin physique, comme un désir d'orgasme, mais aussi comme une source de tendresse, d'amitié, et encore comme une relation humaine, cosmique et spirituelle. Il n'y a qu'une énergie, mais à l'intérieur de cette même énergie nous pouvons déchiffrer les différentes informations qu'elle porte.

Grâce au Yoga qui développe la conscience du corps, nous pouvons mieux capter des informations qui séjournaient dans nos circuits inconscients et en induire des modifications de notre comportement qui donneront à notre corps un *plus* d'existence. Nous pensons qu'il s'agit là d'une notion essentielle.

QUAND LE CORPS PARLE-T-IL ?

LE corps s'exprime principalement quand il a envie d'aimer et lorsqu'il est malade. Lorsqu'il est malade, nous savons qu'il parle beaucoup ; mais savons-nous l'écouter au lieu de nous lamenter ?

Dans la mesure où nous savons écouter notre corps, nous acquérons progressivement une sagesse corporelle beaucoup plus grande qui nous incite à modifier notre façon de vivre. Vieillir devient alors une source de *plus* d'existence. En effet, si le corps qui vieillit porte des possibilités proprement mécaniques affaiblies en quantité, celles qui subsistent pourront être beaucoup mieux déchiffrées. Autrement dit, si le corps quantitatif faiblit, le corps de signes augmente parce qu'il reste dans la mémoire une trace de ces signes.

Lorsque notre corps était en pleine explosion de la jeunesse nous n'étions pas en mesure de nous observer. Notre vécu était d'autre part trop court pour que le déchiffrement des signes ait pu engranger un nombre important d'informations.

Le Yoga nous invite à considérer d'une façon nouvelle les signes de notre corps. Des signes se révèlent d'ailleurs pendant la pratique même du Yoga. Des circuits fermés se remettent en circulation et si une faille se trouve sur le chemin, l'énergie révèle la faille.

Cela vous étonne ? Prenons l'exemple d'un tuyau fêlé. S'il est inutilisé, nous ne savons pas qu'il est fêlé, mais si nous faisons couler de l'eau dans le tuyau, celle-ci révèlera la fissure. L'eau sera le révélateur. La circulation d'énergie réveillera la douleur qui était là, à l'état latent, n'attendant qu'un déclencheur pour se manifester.

Nous comprenons alors qu'il est essentiel non seulement d'écouter les signes du corps mais encore d'y adhérer car les défenses vont surgir si nous n'y prenons garde. Les refus décentrent l'énergie en expédiant un surcroît d'énergie dans la partie fissurée, augmentant ainsi la douleur.

Attention aux sciatiques, tendinites, lumbagos ! La pratique du Yoga révèle parfois ces affections. La région lombaire en particulier est une véritable poubelle à tensions. Soignons-la, mais de façon consciente. Par le massage, établissons une prise de terre et renvoyons à la terre ce trop-plein d'énergie qui n'a pas trouvé sa porte de sortie. En même temps que le corps, le psychisme se trouvera allégé.

La démarche en Yoga nécessite un engagement qui implique l'acceptation des signes. Lorsque nous sommes sur le chemin, il n'est plus possible de reculer car notre conscience alertée nous rappellera à l'ordre d'une façon parfois douloureuse mais toujours exigeante.

L'ÉNERGIE, POUVOIR RELATIONNEL

NOUS pouvons nous demander comment les messages vont se transmettre. Nous avons déjà parlé de l'activité des glandes surrénales qui sécrètent l'adrénaline. C'est la modulation de l'adrénaline qui porte le message. En effet, une même substance peut être émise à des doses différentes et c'est la différence entre les doses qui transmet les messages. Il s'agit là d'ailleurs tout simplement du principe de l'homéopathie.

La dose n'est pas, comme on pourrait le penser, une quantité moindre. La dose est une relation d'ordre qualitatif et c'est pourquoi elle est subtile : car tout ce qui est relation est subtil.

Prenons un exemple. Je reçois une mauvaise nouvelle : c'est une information. Cela peut me procurer une émotion stressante que mon cerveau déchiffre. La perception par le cerveau va déclencher l'action des glandes surrénales en sécrétant un surcroît d'adrénaline. Le signe en sera par exemple la sueur.

Le stress, la douleur, la maladie provoquent donc une perturbation de la relation du corps à l'extérieur qui porte ses effets à l'intérieur.

Le Yoga, par son action régulatrice, va rétablir l'équilibre du système relationnel de l'organisme et la capacité relationnelle rétablie sera à la base de la créativité. La créativité se manifeste en effet comme la capacité d'extérioriser, de donner au monde ce potentiel de richesse que nous possédons tous, au plus profond de nous, souvent enfoui sous les décombres d'un psychisme enténébré de tensions, de refus inconscients à communiquer.

La conscience de notre insertion dans l'énergie cosmique nous incite à recevoir pour activer notre potentiel. Nous pourrons ainsi redonner à l'extérieur et nous situer dans un mouvement qui est celui de la vie. La femme qui reçoit la semence pour donner l'enfant au monde est le plus bel exemple de relation énergétique que nous puissions proposer.

Le pouvoir relationnel de notre énergie représente un des plus beaux dons que nous ayons reçu en naissant.

L'ÉNERGIE : POUVOIR DE TRANSMUTATION

L'INDE nous apprend que les méridiens d'énergie, courants bipolarisés, conduisent l'énergie vers des centres assimilateurs possédant une fonction subtile de transmutation.

Cette propriété nous renvoie à cette science traditionnelle orientale et occidentale, antique et médiévale qu'est l'alchimie. Bien que celle-ci ressemble à une science physico-chimique expérimentale, sa nature s'avère à la fois matérielle et spirituelle et de type relationnel. Elle ne sépare pas l'esprit de la matière et prétend délivrer l'un par l'autre, l'un avec l'autre : elle s'inscrit donc dans une recherche de l'Absolu.

Nous avons tous en mémoire l'image du vieillard dans son laboratoire secret qui consacre sa vie à la mystérieuse aventure humaine : changer le plomb en or. Cette science a été longtemps considérée comme un gaspillage d'énergie. Serait-ce maintenant un paradoxe que d'affirmer le contraire, puisque notre corps, véritable four alchimique, serait le lieu d'un merveilleux processus de transformation ? Mais ne laissons pas cet apanage au vieil homme du Moyen Age. Toute femme porte en elle cette puissance et peut, si elle ne change pas le plomb en or, transformer le fumier en engrais.

Le Yoga, par son impact sur les courants d'énergie, nous permet de nous situer dans une dynamique de relation à la matière et dans une dynamique de connaissance non rationaliste qui construit notre unité et nous invite à retrouver notre dimension sacrée.

Comme l'alchimie, chemin spirituel, le Yoga nous fait entrer dans un processus d'évolution, de maturation qui avance de façon dynamique, ordonnée et bilatérale. En effet, en travaillant sur la matière de notre corps nous agissons sur notre esprit, et en purifiant notre esprit nous guérissons notre corps. Notre énergie constitue la charnière entre notre corps physique, notre psychisme, notre vie spirituelle. Entrer dans une dimension spirituelle de notre existence consiste à dépasser les formes, le temps et l'espace.

Alors la prise de conscience se manifeste progressivement. Car la mutation ne pourra se faire qu'à travers cette prise de conscience, fruit du travail sur soi-même que représente la pratique du Yoga. On peut dire qu'il n'y a pas de guérison physique qui ne soit liée à la guérison spirituelle, et inversement toute guérison spirituelle est porteuse de guérison physique. Car la guérison est le fruit d'un processus de conscience.

Ici nous nous adressons aussi aux enseignantes en Yoga. L'enseignement est d'ordre relationnel et comporte une réelle transmission d'énergie. Quelle est la couleur de l'énergie que nous offrons à nos élèves ? La sentons-nous grise ou éclaire-t-elle de toutes les couleurs de l'arc-en-ciel ? Qu'est-ce qui émane de nous lorsque nous enseignons ? Si la lumière est présente, est-il si nécessaire de parler ? L'enseignant qui s'éclaircit et devient transparent verra une rapide évolution chez ses élèves.

LE YOGA ET L'ÉNERGIE

▪ LES CENTRES DE TRANSMUTATION

L'Inde a repéré sept principaux centres subtils de transformation *(Chakra)* en correspondance avec les plexus physiques, mais d'une autre réalité. Elle leur a donné des noms, quoiqu'ils soient invisibles :

• ***Sahasrara,*** situé au niveau de la partie supérieure du crâne, en relation avec l'épiphyse ou glande pinéale, régit le psychisme.

• ***Ajnâ,*** centre d'énergie frontal, en relation avec l'hypophyse, régit l'intelligence conceptuelle.

• ***Vishudda,*** centre cervical, régit le mental d'expression, en relation avec les parathyroïdes.

• ***Anâhata,*** centre cardiaque, régit l'émotivité, en relation avec la glande thyroïde.

• ***Manipûra,*** en relation avec le plexus solaire, centre d'accumulation d'énergie, en rapport avec les glandes surrénales.

• ***Swadhistana,*** centre d'énergie abdominal, régit la vitalité intérieure.

• ***Mûlâdhâra,*** centre d'énergie sacré, régit le physique jusqu'au subconscient.

Ces centres ont chacun un rôle propre et nous voyons qu'ils offrent la particularité de se trouver en rapport avec les principales glandes endocrines qui régularisent les fonctions régies par les centres d'énergie.

▪ LES MÉRIDIENS

Ces centres sont alimentés par des courants subtils *(nadi)* dont les principaux se nomment *Sushumna, Ida* et *Pengala*.

Ida et *Pengala* partent du plexus sacré, taversent le corps suivant un mouvement ascendant hélicoïdal, l'une à gauche *(Ida)* de polarité négative, qui correspond à la glande pituitaire de derrière ; l'autre à droite *(Pengala)* de polarité positive, qui correspond à la glande pituitaire de devant, toutes deux pour aboutir au centre *Ajnâ*.

Ces courants ou méridiens ne se rencontrent pas et, grâce à leur circuit en spirale, créent un champ d'induction.

Nous indiquons ici les 14 méridiens repérés par la tradition indienne et les postures du Yoga les plus aptes à établir la régulation des circuits.

On relève deux méridiens polarisés, médians, centraux. Le Vaisseau Gouverneur, positif, circule de l'anus à la lèvre supérieure (dos), et le Vaisseau Conception, négatif, qui circule de l'anus à la lèvre inférieure (devant).

Les 12 méridiens doubles, latéraux, sont associés à un méridien de polarité complémentaire. Les méridiens positifs se trouvent sur la face postérieure et externe du corps (sauf l'estomac sur le devant du corps) et circulent vers le bas si on met les bras au-dessus de la tête. Les méridiens négatifs se trouvent sur la face antérieure et interne du corps et circulent vers le haut (toujours bras en l'air).

Voici comment circule l'énergie dans les méridiens bilatéraux et les postures correspondantes (série de *Matsunaga*) :

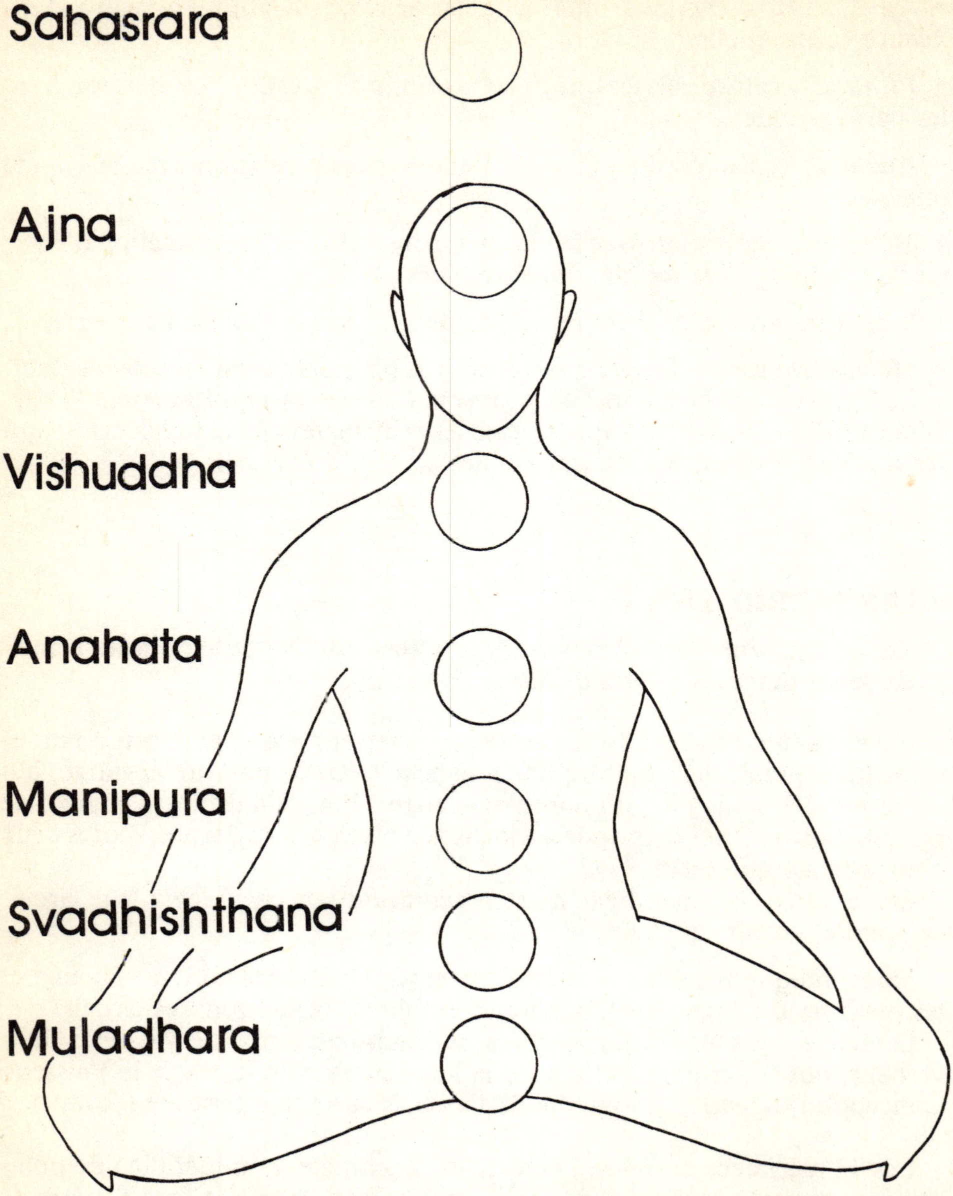

Fig. 106
Les chakras

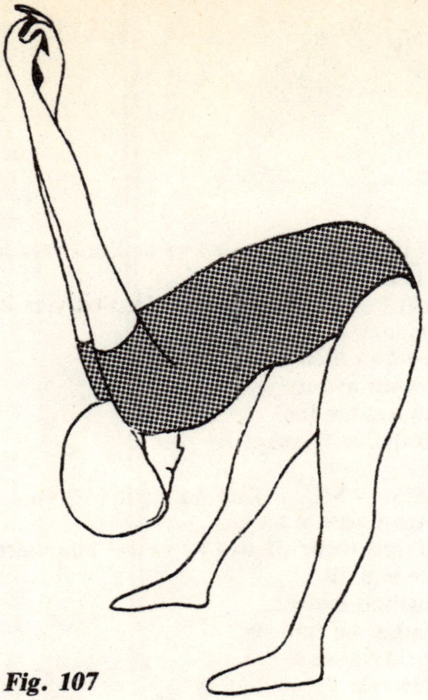

Fig. 107

Fig. 107 — P. poumon (−), va du thorax vers le pouce.
GI. gros intestin (+) va de l'index vers l'aile du nez.
— posture debout
— jambes tendues
— flexion avant
— bras basculés
— pouces et index encastrés.

Fig. 108 — E. estomac (+) va de l'œil vers le deuxième orteil.
RP. rate-pancréas (−) va du gros orteil vers le thorax.
— position couchée
— jambes repliées
— pieds à la hanche et ouverts
— bras derrière la tête
— mains croisées.

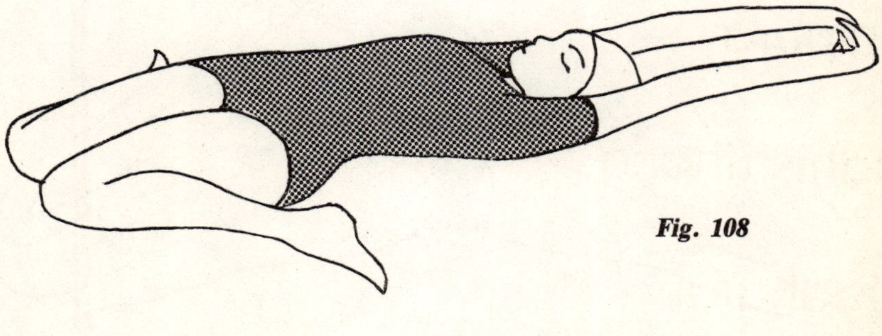

Fig. 108

Fig. 109 — C. cœur (−) va de l'aisselle vers l'auriculaire.
IG. intestin grêle (+) va de l'auriculaire vers l'oreille.
— position assise
— flexion avant
— plantes des pieds jointes
— coudes devant les tibias
— les mains tiennent les pieds sans tensions.

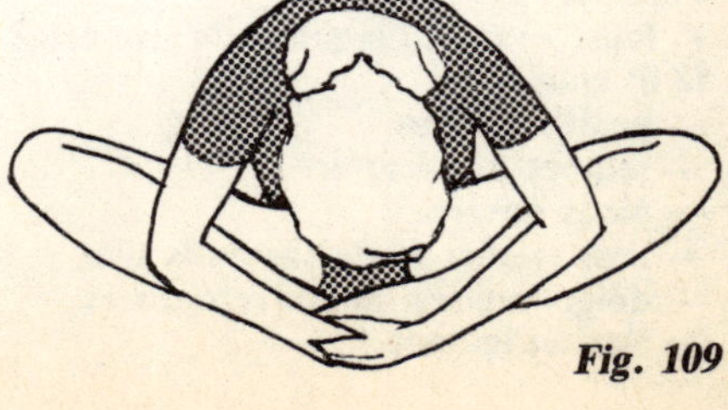

Fig. 109

Fig. 110

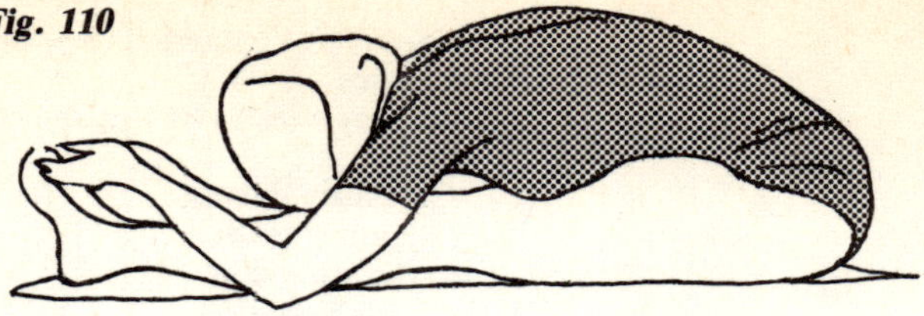

Fig. 110 — V. vessie (+) va de l'œil vers le 5ᵉ orteil.
R. rein (−) va de la plante du pied vers la clavicule.
— position assise
— flexion avant
— jambes tendues
— les mains tiennent les pieds.

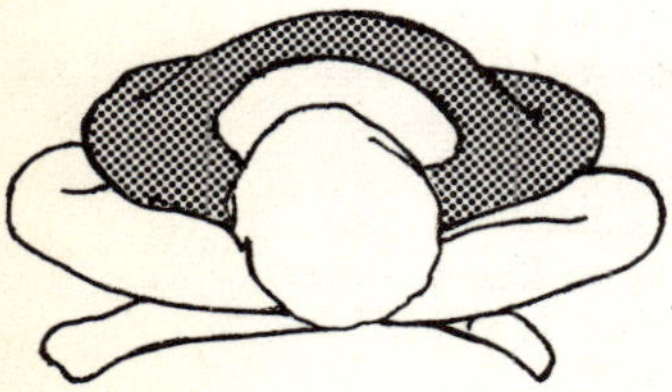

Fig. 111

Fig. 111 — MC. maître du cœur (−) va du mamelon vers le majeur.
TR. Triple réchauffeur (+) va de l'annulaire vers le sourcil.
— position assise
— jambes en tailleur
— flexion avant
— bras relevés sur le dos
— pouces et index encastrés.

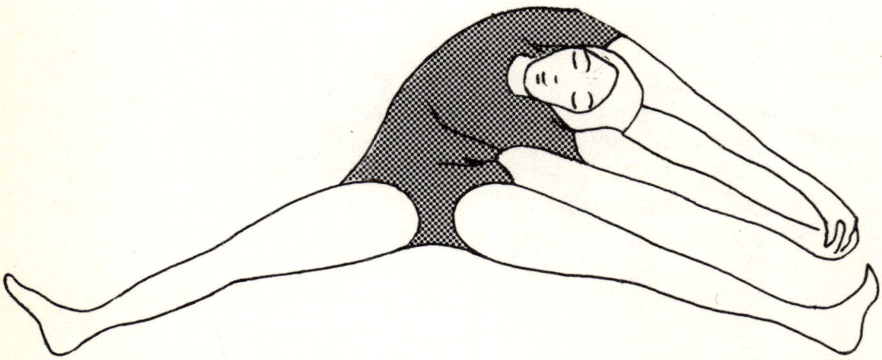

Fig. 112

Fig. 112 — VB. vésicule biliaire (+) va de l'œil vers le 4ᵉ orteil.
F. foie (−) va de l'intérieur du gros orteil vers la 8ᵉ côte.
— position assise
— jambes très écartées
— pieds ouverts
— bras tendus au-dessus de la tête
— doigts croisés, mains retournées
— flexion latérale.

▪ SE BRANCHER

Comme pour l'électricité, le branchement nécessite un apprentissage et un matériel en état de marche.

Pour ce faire, le Yoga est complet : il permet d'entretenir et de développer l'outil corporel en proposant des techniques de plus en plus raffinées.

La femme a spontanément le goût de soigner son corps, de l'embellir, mais elle a besoin aussi d'être en forme et d'être dans le coup. Celles qui s'estiment défavorisées se reconnaissent maintenant le droit d'essayer de devenir autre chose. Modeler son corps, acquérir assurance et savoir-faire, trouver un métier, en changer ou valoriser ce qu'elle fait déjà, tout cela est possible. Ce dont elle a besoin, c'est d'une stratégie pour acquérir et créer, d'une stratégie pour entretenir et progresser.

Se concentrer

Apprendre les postures, ajuster le geste et la respiration, rythmer son activité, tout cela rend l'attention beaucoup plus soutenue, aide toutes les facultés à se rassembler sur le moment et l'action, sans perdre le contact avec ce qui a précédé, et en préparant ce qui va suivre.

La femme moderne a bien besoin de cette continuité dans l'attention que l'on nomme concentration : elle a des visages multiples parce qu'elle ne veut plus être cantonnée dans un seul rôle, une classe sociale. Elle se veut à la fois femme d'intérieur et femme d'extérieur, amante et associée. La dispersion la guette si elle n'arrive pas à réaliser une qualité de présence particulière.

Pour réussir, ses gestes quotidiens doivent être efficaces : précis, sans cafouillages. Pour que les courses ou la cuisine ne lui prennent pas un temps démesuré, elle doit savoir s'organiser, penser à faire les choses dans un certain ordre pour ne pas avoir à y revenir. Pour ne pas perdre de vue ses objectifs, elle doit éviter les gaspillages de temps : on dit couramment que la femme est bavarde, n'est-ce pas une raison de son aliénation ? En effet, la bavarde s'épuise, oublie le temps qui passe, déclenche des catastrophes et se retrouve détournée de l'essentiel. Pourtant, la femme doit rester aimable et en contact avec les autres, se protéger sans se stériliser, donner sans s'épuiser.

Ce dosage savant, c'est une éducation permanente, et quelquefois une rééducation de la vigilance.

Dans tous les cas, il a fallu réunir le geste, la respiration, la pensée pour qu'il n'y ait pas contradiction entre eux, mais convergence.

Cette rencontre à l'intérieur de l'être, c'est la concentration.

Or, la concentration est une faculté qui se travaille et se développe. Le Yoga met à la disposition de celle qui s'y intéresse un éventail d'exercices qui lui ouvre de nombreuses possibilités.

Le travail sur la respiration est un premier pas : en cherchant à allonger le souffle, le rythmer, l'arrêter poumons pleins ou poumons vides selon différentes combinaisons, on développe en même temps l'intensité de l'observation et la capacité d'exécuter.

La stratégie est l'apanage du bon guerrier dont la victoire requiert aussi attention, vigilance, discrimination, maîtrise (voir fig. 99 et 100 pages 174 et 175).

Le pratiquant en Yoga qui acquiert ces qualités devient en ce sens un guerrier, et les événements qui surviennent seront vécus par lui comme des affrontements. Car l'événement que nous vivons, l'autre que nous rencontrons nous interrogent, nous renvoient à nous-même.

C'est ainsi que la femme peut être un guerrier au même titre que l'homme.

RESPIRER : RESPIR ET ESPRIT

UNE fois l'attention mise en disposition, il reste à se mettre en relation avec *Prana*. Le Yoga nomme *Pranayama* la façon d'établir le contact, principalement par le travail et la maîtrise de la respiration. Celle-ci n'est pas seulement le moyen de s'oxygéner, d'alimenter notre organisme et de donner un support à la concentration, c'est encore percevoir nos vibrations, celles du flux d'énergie environnant, mettre les unes en relation avec les autres.

De même que la posture a pu accélérer la circulation sanguine et tout le métabolisme, la respiration va accélérer la circulation de *Prana* et son action. Respirer n'est plus seulement une condition de survie, c'est une façon de se dépasser, de percevoir la signification profonde du mot : souffle.

Le souffle, c'est à la fois ce déplacement d'air, cette vibration qui nous met au diapason de tout ce qui vit ; et l'impulsion qu'il charrie, c'est l'Inspiration qui nous habite quand nous devenons inventifs et créatifs.

▪ LE CONTRÔLE DE LA RESPIRATION ET DE L'ÉNERGIE

La respiration est la seule activité physique qui relève à la fois de l'acte réflexe et de l'acte volontaire. Notre respiration habituelle, due à l'activité permanente des cellules des centres respiratoires, se poursuit de façon inconsciente de nuit comme de jour. Alors pourquoi vouloir la modifier, la canaliser, la diriger, la rendre volontaire ? Nous avons déjà parlé de l'influence néfaste du stress sur notre respiration et des bienfaits d'une respiration calme, amplifiée, développée dans chaque étage de la cage thoracique.

Mais le *Pranayama* ira plus loin, agissant comme une *biofeedback*. On parle de phénomène de *feedback* lorsqu'un processus se nourrit lui-même.

L'organisme se compose d'un ensemble d'éléments multiples dont le nombre et l'équilibre demandent toujours à être « rattrapés ». Le corps semble prendre des initiatives tout seul sans être contrôlé par la conscience, mais ne s'agit-il pas d'un processus de va-et-vient entre le conscient et le subconscient ? Est-ce que la conscience doit contrôler le corps ? Certes la conscience est clarifiante, et ce qui est clair nous enrichit.

La tradition indienne pense que la maîtrise de la respiration, réflexe et volontaire à la fois, est le seuil de la communication entre le monde réflexe et le monde conscient. Le *Pranayama* élargit ce seuil en permettant une prise de conscience et un contrôle du processus des rythmes et des fonctions organiques, en faisant passer le contrôle de la conscience dans le domaine subconscient et inversement en enrichissant la conscience. Il s'agit d'une rétroaction biologique rendue accessible à toute personne qui pratique le *Pranayama*. Le moment le plus important se situe peut-être au début de l'exercice où l'on prend conscience que l'on règle sa respiration. L'état d'éveil s'acquiert peu à peu, des modifications s'opèrent, permettant d'appréhender le passage de l'automatique au volontaire. Le *Pranayama* se présente alors comme un pont et nous incite à cesser de séparer l'âme et le corps, l'esprit et la matière.

Notre corps affaibli par le manque d'oxygénation manquait de puissance pour réveiller les vibrations mentales. Le contrôle permettra d'induire de nouveaux circuits. On pourra par exemple régler la circulation hormonale dont nous avons parlé plus haut, contrôler l'harmonisation du système nerveux central et du système nerveux périphérique.

▪ QU'EST-CE QUE LE PRANAYAMA ?

Le *Pranayama* se présente comme un ensemble d'exercices destinés à contrôler les énergies, ceux-ci s'effectuant à travers la prise de conscience de notre souffle, base de notre vie physique, mentale, psychique, spirituelle.

Les exercices du *Pranayama* se situent normalement à la fin d'une séance de Hatha Yoga classique. En effet, tout le travail effectué sur le corps à travers les postures et la respiration, permet à celui-ci de relâcher ses tensions, de s'équilibrer, de se purifier, d'être plus conscient de la vie qui s'y déroule. Après un temps de repos en position allongée sur le sol, le pouls sera régulier, le mental parfaitement calme, une osmose s'établira entre le souffle et l'esprit. La tradition recommande de s'asseoir dans une position confortable qui pourra être adaptée selon les difficultés physiques et qui permettra d'oublier le corps. Le point essentiel sera la rectitude du dos afin de se sentir ferme et à l'aise à la fois.

Les premiers exercices consisteront à observer la respiration, l'entrée et la sortie du souffle, le mouvement de la cage thoracique et du ventre. Ainsi s'effectuera progressivement la prise de conscience, permettant en particulier la découverte de nos problèmes respiratoires, difficultés à inspirer ou à expirer, à retenir l'air ou à rester quelques secondes cage vide.

On propose par exemple de commencer par :

— 4 d'inspir, 2 d'arrêt poumons pleins
— 4 d'expir, 2 d'arrêt poumons vides

On observe, on répète plusieurs fois.

Des exercices plus complexes seront alors proposés : l'allongement de l'inspir ou de l'expir, l'arrêt poumons pleins ou poumons vides, la variation des rythmes, le freinage par pression des doigts sur les narines, l'une devant se trouver fermée et l'autre à demi. Les visualisations des courants d'énergie pendant l'inspir et l'expir relèveront d'une longue pratique.

Tendre vers la respiration en carré, par exemple :
8 - 8 - 8 - 8.

Cela nécessitera de passer par des exercices intermédiaires d'approche :
8 - 2 - 8 - 2 puis **8 - 4 - 8 - 4.**

Les exercices sont toujours proposés de façon progressive car ils agissent profondément sur l'organisme et sur le psychisme. Une respiration accélérée par exemple peut provoquer des étourdissements : elle agit sur le rythme cardiaque.

Pendant le *Pranayama* le corps est calme, les sensations fondues : tout le ressenti est attaché au souffle et à son impact sur l'atmosphère intérieure. Le contrôle du petit son qui se forme au niveau de la glotte, par l'effet du frottement sur les cordes vocales de l'air qui entre et sort, est constamment présent et la concentration accrue. Lorsqu'une narine est bouchée et l'autre à demi, le son de l'air est entendu dans le nez. Dans les deux cas on tente de conserver un son d'une intensité uniforme. Cette écoute permet de rester en contact avec le corps devenu dispos mais laissé en retrait.

La grande variété d'approche des rythmes respiratoires développe la qualité d'attention et affine la conscience. En effet, la variété des rythmes n'est pas un but en soi, pas plus que l'extrême allongement de la respiration. Ce sont là des moyens. Nous serons invités à lâcher les supports afin de devenir un témoin dynamique de notre souffle. Alors l'esprit cesse de se disperser ; il est prêt à se diriger dans une seule direction. Les perturbations et les doutes s'évanouissent et la Lumière se manifeste, éclairant les actions de notre vie. Si l'esprit est clair, l'énergie agira plus librement, l'action sera plus juste. Le *Pranayama* agit comme un feu qui brûle toute souillure.

C'est à ce moment que pourront survenir spontanément des états de conscience modifiés : nous nous serons préparés pour leur venue. L'esprit totalement impliqué dans le souffle, le lien avec les sens tranché, nous vivons le détachement. L'esprit s'oriente dans une direction particulière, et la communication s'établit jusqu'à la fusion. On est là, dans l'instant, pour vivre l'union et le bonheur.

VÉHICULER L'ÉNERGIE

DE la sensibilité à la présence de *Prana* découle la possibilité de l'appeler là où l'énergie fait défaut.

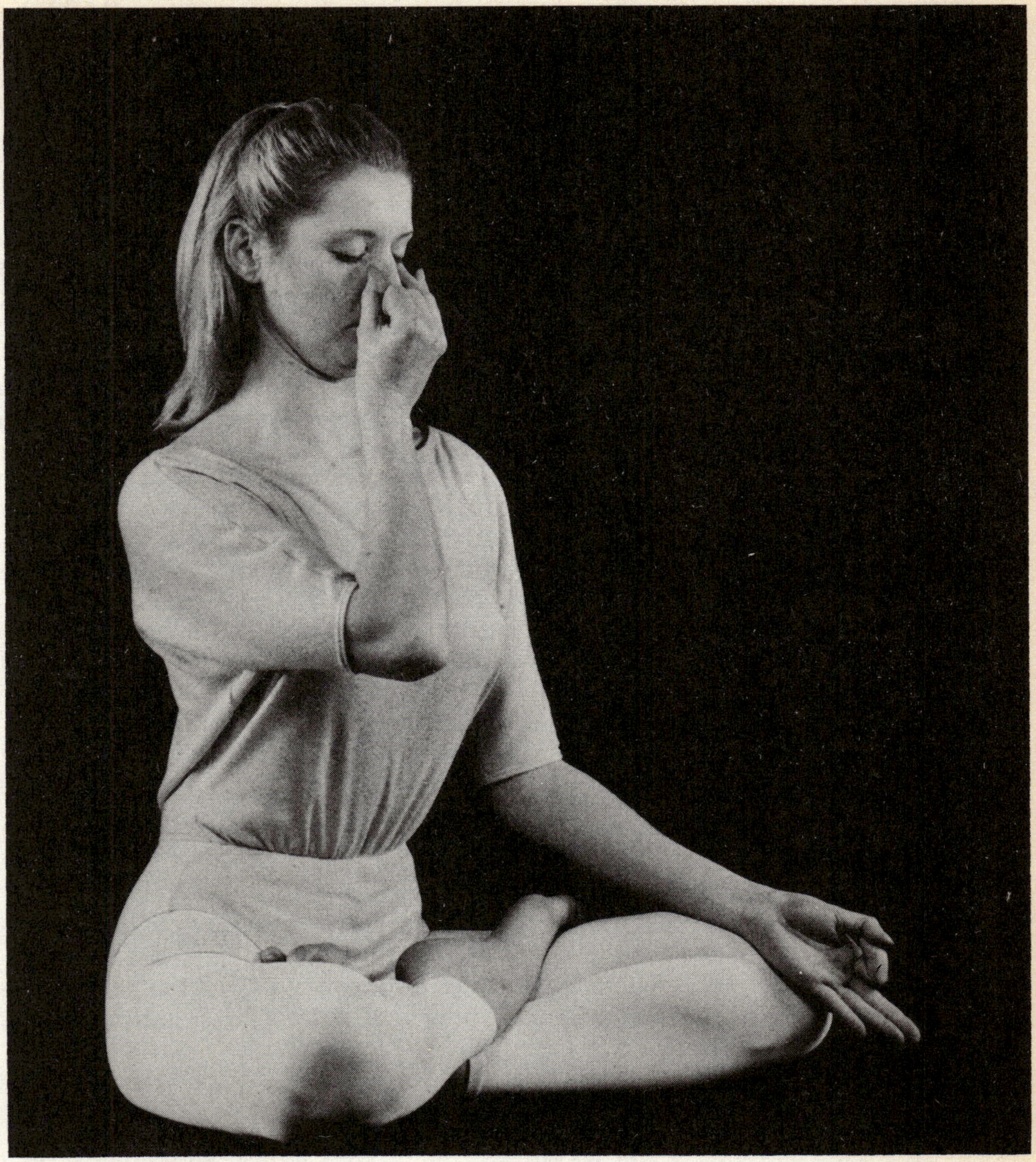

Fig. 113
Pranayama.
Respirer n'est plus seulement une question de survie, c'est une façon de se dépasser, de percevoir la signification profonde du mot : souffle.

Nous avons évoqué précédemment le rôle des *chakra*, ces plaques tournantes en rapport avec l'activité des plexus nerveux et des glandes endocrines, à partir desquelles les flux vitaux transitent.

Ils agissent en fait comme des récepteurs-accumulateurs d'énergie, et des émetteurs-distributeurs de cette énergie qui circule d'autant mieux que la conscience stimule cette rotation et y participe.

Le souffle et la conscience véhiculent ainsi *Prana* à travers ces relais, et à partir de ceux-ci vers les parties du corps qui sont dans leur zone d'influence.

Il faut l'essayer pour y croire. C'est simple, mais ce n'est pas forcément facile. Nous sommes tellement encombrée de réticences, ou au contraire, de besoins d'être satisfaite sans délai, que le scepticisme nous guette, et avec lui, l'échec.

En avons-nous vues, des personnes qui, faute de résultats « tangibles » immédiats étaient prêtes à abandonner ! Là encore l'enseignement du Yoga montre qu'il est une discipline complète : en amont de toutes les étapes de la pratique, nous trouvons les préceptes qui nous aideront à améliorer notre état d'esprit et donc à ne pas créer nous-mêmes des entraves à notre intelligence des choses.

Il nous faut alors tout autant désencombrer notre esprit qu'assouplir notre corps avant de les fortifier l'un et l'autre.

La pratique du Yoga fait bouger notre corps, elle fait aussi bouger la pensée. L'un et l'autre se transforment au cours d'exercices parallèles et convergents.

Parallèles car il y a des exercices séparés, convergents car la pratique posturale s'enrichit d'une perception plus subtile.

LA GYMNASTIQUE DE LA PENSÉE

IL n'est pas question ici d'inventorier les différents exercices, nous chercherons seulement à évoquer les différentes attitudes qu'ils souhaitent développer. Le but est de libérer l'esprit des a priori pour rendre la pensée plus réceptive à la nouveauté, mais aussi pour apprendre à éviter la rêverie et les divagations sans fin.

▪ S'OBSERVER EN TRAIN D'OBSERVER

C'est s'entraîner à voir les choses comme elles sont, et non comme on a envie qu'elles soient. Autrement dit, comprendre comment les informations parviennent à nos sens, et comment on a tendance à réagir en les interprétant.

Par exemple, quand nous sentons la fatigue ou la douleur, comment réagissons-nous ? En essayant de passer outre et de continuer, en prenant prétexte pour interrompre l'action en cours, en essayant de trouver ce qui pourrait être modifié pour continuer au mieux ? Que ressentons-nous alors : orgueil blessé, découragement, bonne volonté ?

▪ METTRE UNE SOURDINE

Mettre une sourdine, c'était le premier pas vers la concentration : ne pas écouter le chien qui aboie, le téléphone du voisin ou les bruits de la rue, c'est la condition préalable pour ne pas se laisser distraire de ce que l'on s'est proposé de faire.

Mais il n'y a pas que les rumeurs extérieures, il y a aussi les rumeurs intérieures : il faut savoir aussi écarter les idées préconçues, ou celles qui n'ont rien à voir avec l'instant présent et qui, sournoisement, nous font penser à autre chose.

En apprenant ainsi à écarter momentanément ce qui nous détourne de notre chemin, nous nous donnons la possibilité de choisir, mais aussi de mieux entendre ce que nous avons décidé d'écouter.

▪ JOUER AVEC LA MÉMOIRE ET L'IMAGINATION

Choisir de réveiller un souvenir ou se donner un sujet de réflexion devient un moyen de renforcer la pensée.

Nous pouvons par exemple essayer de reconstituer mentalement une posture, en revoir les étapes, évoquer les sensations correspondantes. Nous pouvons encore reconstituer un itinéraire, ou évoquer une fleur et retrouver sa couleur, son odeur, sa consistance.

La pensée suit alors un parcours déterminé ; elle ne vagabonde pas, elle aboutit, et prend l'habitude d'éviter les sentiers qui ne la mènent nulle part, qui la font « tourner en rond ».

Le travail de concentration peut revêtir différents aspects. Là aussi, la variété des tempéraments amène à utiliser comme support celui qui est le plus perceptible à l'élève pour démarrer et progresser sur le chemin du lâcher prise mental.

Car nous donnons ici au verbe jouer non pas le sens de l'amusement ou de l'excitation du mental, mais celui que lui donne l'artiste quand il cherche à tirer des sons d'un instrument de musique : exercer et traduire à travers un support son génie créateur ; l'instrument s'efface alors devant la musique ; le mental s'efface devant la pensée.

L'enseignant saura programmer des exercices de difficultés progressives (par exemple, de la visualisation d'objets courants on passera à la visualisation de symboles) pour développer la virtuosité de l'élève, comme le musicien fait des gammes avant de laisser s'exprimer son talent.

On voit que, programmer son mental, ce n'est pas pour l'exacerber, mais pour lui donner plus de souplesse, lui faire connaître l'effort intense, mais aussi, la détente. Le faire travailler, mais aussi obtenir qu'il s'efface pour laisser passer l'intuition. Il faudra donc savoir arrêter le jeu et ne pas risquer, comme le flambeur au poker ou à la roulette, de dépasser ses possibilités.

Encore et toujours, c'est le discernement qui permettra à l'élève et à son enseignant de doser les niveaux de difficulté des exercices, leur durée, leur opportunité.

Discipliner la pensée ne la conduit pas à d'épuisantes performances, ni à l'excitation du jeu : ce serait simplement la soustraire à la tyrannie des a priori pour l'abondonner à l'angoisse de l'insatisfaction.

Quand l'esprit est libre, ni tiré en arrière par les diktats du passé, ni bousculé vers les promesses de l'avenir, tout peut arriver, il n'y a qu'à laisser faire.

▪ LAISSER FAIRE

C'est là où la hiérarchie des ondes émises par le cerveau nous fait accéder à des degrés de plus en plus élevés de réceptivité.

De la détente simple à l'état de paix du sommeil profond, chacun peut recevoir et capter des forces qui deviennent de plus en plus accessibles, de plus en plus opérantes.

C'est ici que le mot : méditation, prend toute sa signification.

On s'achemine ainsi vers un état d'Être particulier, pendant lequel s'installe en nous, sans effort et sans choix, la conscience de ce qu'est la vie, en nous et autour de nous.

La femme porte instinctivement en elle la notion de fertilité, de lieu où l'existence se révèle et se renouvèle.

C'est ce qui se produit au cours de « séances » de méditation, et qui se prolonge et s'active dans la totalité de la vie : celle-ci devient l'occasion sans cesse renouvelée d'inventer des comportements et des actes. Chaque événement a des résonances propres à chacune de nous. Être féconde, c'est montrer notre aptitude à en faire une source de richesse.

Nous verrons que toutes les approches du Yoga visent à conduire vers l'état de méditation. Bien que l'on parle de différentes voies du Yoga, il serait plus juste de dire que le Yoga est un chemin, et qu'il y a différentes façons de progresser sur ce chemin. D'ailleurs, les pratiques s'interpénètrent, et bien qu'elles aient une identité séparée, elles ont toutes quelque chose en commun : faire évoluer l'être humain.

LA FÉCONDITÉ

NOTRE réflexion relative au développement de notre potentiel nous a permis de saisir la nécessité de libérer nos forces créatrices afin de nous trouver à même de répondre à notre aspiration profonde : créer, recréer le monde.

La notion de fécondité nous apparaît compter une dimension plus large encore. Nous disons couramment : la femme est féconde, l'homme féconde la femme, la pluie féconde la terre. Être fécond inclut de donner un fruit. Ces mots semblent affirmer qu'il n'y a pas de vie possible si nous ne donnons pas de fruits. Le sens de la vie de l'arbre, inséré dans le rythme de la nature, le conduit à fleurir au printemps, à fructifier l'été. Et plus tard le fruit donnera le pépin, le noyau qui seront rendus à la terre. L'homme n'échappe pas à cette loi de la nature.

Que fait le jardinier lorsqu'il puise l'eau pour la verser au pied de son arbre fruitier ? Il emprunte un élément de la nature pour le lui rendre. L'énergie circule entre tous les éléments de la nature. Nous ne pouvons nous en exclure sans être condamnée à mourir. La richesse est là, en potentiel, mais elle exige que le lien ne soit pas rompu, que la propulsion soit acceptée et manifestée.

LE CHAMP SPIRITUEL

LA première difficulté rencontrée est peut-être celle de croire en la richesse de notre champ et à la possibilité de cultiver nos graines. La terre de nos campagnes ne se pose pas de questions : elle laisse croître les graines.

Toutes les richesses sont là, présentes en chacune de nous, ne trouvant pas le plus souvent leur porte de sortie. Connaître et accepter ces présences doit éveiller notre conscience de trouver une ouverture pour mener au jour notre fécondité en graine.

Mais notre terrain est-il prêt pour la croissance des graines ? Chacune possède en son champ des trésors peut-être insoupçonnés et le Yoga, cet attelage, ce joug destiné à unir nos forces, nous est proposé pour retourner notre terre, l'alléger, faire émerger les trésors de notre être profond.

Notre terrain contient la force de vie et d'amour. La force de vie faite d'élan, de confiance, de capacité de prise de conscience, de réceptivité, d'intériorité, d'unité. La force d'amour faite de lumière, de tendresse, de sérénité, de paix, de joie, de communion, d'abandon à l'Esprit.

Notre terre est riche de tous ces courants qui la rendent fructueuse et nous pouvons en confiance y déposer les graines qui nous sont données : la jeunesse de cœur, la fraîcheur, la disponibilité, la conscience, la présence d'esprit, la maîtrise, l'autorité, l'audace, la précision, la force...

L'énergie révèle toutes ces richesses, mais notre énergie demande à être orientée. Un champ universel d'énergie peut bouillonner sans créer, sans fructifier : il peut alors nous destructurer en s'opposant à la vie de notre être profond. Une énergie non orientée va s'exprimer en colère, en agressivité, en possessivité, en mécontentement de soi et des autres... ou nous rendre malade.

Orienter son énergie ne serait-ce pas la diriger sur « le chemin qui a du cœur » ainsi que l'enseignait Don Juan, le maître Yaqui, à son élève Carlos Castaneda. Et ce chemin qui a du cœur ne serait-il pas celui qui nous conduit à notre essence ? Les énergies universelles baigneront dans l'essence lorsque nous les y conduirons : elles pourront alors contribuer à la création d'un monde nouveau.

Ainsi envisagé, notre Yoga ne pourra pas nous mener vers la solitude et la tour d'ivoire. La solitude nous enferme et s'oppose au partage des richesses. Mettre notre énergie en lien avec les énergies universelles exige de tendre les mains ouvertes à l'universel, à l'inconnu comme au connu, à l'invisible comme au visible (voir fig. 101 p. 176).

La puissance énergétique qui nous lie les uns aux autres, tant qu'elle restera niée, provoquera toutes sortes de systèmes compensatoires énergétiques au travers de chaque organisme. L'énergie circule en nous mais ne nous appartient pas : elle nous est donnée avec la vie. Nous recevons des énergies et nous en donnons. Certaines viennent d'en haut, d'autres d'en bas, et nous sommes comme un trait d'union entre le ciel et la terre en laquelle nous sommes enracinés. Développer des énergies qui nous font « décoller » est donc dangereux car elles nous mettent en déséquilibre si notre enracinement est insuffisant.

Le remède serait l'acceptation de la libre circulation de l'énergie qui se partage avec tous les éléments d'un monde minéral, végétal, animal, humain, la seule liberté qui nous soit donnée étant celle d'orienter cette énergie.

Chacune peut se dire : Je sais que je possède en moi cette énergie. J'ai des graines de violence et j'ai des graines d'amour. Mon énergie peut sortir en violence ou en amour. J'en ai conscience. Je dois canaliser mes énergies afin d'en devenir maître comme d'un capital à gérer, car je sais que je peux les utiliser dans des compensations ou en réalisation.

▪ TROUVER UNE VOIE

Et nous arrivons là au point crucial de notre quête. Comment dépasser les formes artificielles de notre « moi » ? Comment devenir libres des complexités du monde extérieur et de notre monde intérieur ? Comment acquérir une disposition nous permettant d'atteindre en nous ce qui est fécond ?

Il faut trouver une voie. Les processus sont mystérieux et ne pourront sans doute jamais relever de règles ou de techniques. Leur rythme nous échappe. Nous stagnons pour progresser à nouveau. Nous sentons bien qu'il s'avère nécessaire pour nous de créer une atmosphère extérieure, une ambiance intérieure, une confiance en nous, une spontanéité qui révélera qui nous sommes. Alors quelle voie nous permettra-t-elle de rejoindre notre source de lumière, de capter notre énergie à la source du jaillissement afin de la rendre féconde ?

▪ POUR REPARLER DE L'ARRÊT

La notion d'arrêt ne se conçoit pas sans celle de cycle. Le rythme de la femme est cyclique, comme celui de la nature, et cela fait d'elle un élément de transformation, de mutation.

La nécessité du temps d'arrêt revient comme un leitmotiv tout au long de ce livre. L'arrêt que nous propose le Yoga nous situe dans un nouvel espace-temps. Il nous paraîtra sans doute difficile au début car l'expérience est nouvelle et nous désoriente. L'espace intérieur nous paraît obstrué. Le temps après lequel nous courons sans cesse s'offre à nous et on nous propose de ne « presque » rien faire. Mais soyons sans crainte. S'il n'est pas nécessaire d'agir, il va se passer quelque chose que nous ne soupçonnions pas. Prenons nos lunettes de myopes et regardons loin à l'intérieur. Un espace va se créer et nos richesses intérieures pourront se mouvoir plus librement dans cet espace non conditionné par une activité le plus souvent bousculée et bousculante.

Apports du Yoga

Le Yoga permet d'arrêter le tourbillon des énergies qui n'ont comme seule issue que de tourner sur elles-mêmes faute d'ouverture vers l'extérieur. Dans n'importe quelle situation nous pouvons « voir » une issue et la pratique des visualisations peut être un support efficace. Même si nous ne constatons aucune créativité apparente, la visualisation va aider à la réalisation de la créativité, à la fécondité.

Faites un essai très simple. Choisissez une posture qui paraît bloquée pour vous. Le sentiment d'échec se tient peut-être à l'intérieur de votre esprit de compétitivité. Visualisez-vous dans la posture, puis prenez-la. Et s'il vous est possible de garder un temps, même relativement court cette posture les poumons vides, cela vous aidera car la structure déformante et enfermante des pensées s'estompe pendant la rétention à vide.

La pratique des respirations en posture va nous mettre en retrait par rapport à tout stimulus externe et interne. En diminuant l'agitation de nos pensées, le retrait nous permet de découvrir une qualité de silence qui nous relie à notre centre. Et notre centre c'est notre cœur, celui qui régit tous les autres centres. Conscientes de notre centre, du « centre de notre roue », notre esprit va se clarifier et ses fonctions se mettront d'elles-mêmes au service d'une décision claire, prise dans la paix et la confiance.

Les exercices de concentration sont une aide efficace pendant lesquels nos richesses se révèlent. Ce support nous guide vers une expérience intérieure personnelle, à travers une prise de conscience progressive, intuitive, parfois immédiate d'une unification de notre personne et de l'univers qui se situe à la source de notre fécondité.

Ignorer nos richesses, c'est refuser de vivre. Les enfermer dans des limites c'est refuser de voir ce que nous sommes profondément. Ce que nous avons à donner est illimité par rapport à la source.

Il est réel que la fécondité en cours peut être freinée par manque de support. Là encore le Yoga nous aidera en nous faisant naître à la relation à nous-même, indispensable pour créer une relation juste avec l'autre. Et si nos structures mentales nous gênent, tentons de vivre l'instant, unie à l'universel, pour retrouver la spontanéité qui nous révèle à nous-même. Être là, car c'est là que tout ce passe. Si notre mental nous enferme, lâchons-le ! Restons centrée sur les vibrations de notre cœur.

Regardons un arbre. Voyons le cœur de l'arbre et notre cœur. Vibrons cœur à cœur avec l'arbre !

Les plaintes courantes : « je suis vidée », « je suis incapable », « je n'y arriverai jamais » n'ont plus cours lorsque nous avons pris conscience que nous possédons des trésors, qu'une lumière commence à poindre lorsque nous soulevons le boisseau. Nous n'avons plus d'excuse. La pratique du Yoga, source d'enrichissement, n'est en fait qu'un moyen pour mieux découvrir et gérer ces richesses. Mais c'est seulement en les acceptant que nous leur permettrons d'accéder à leur puissance de rayonnement.

LES RICHESSES RÉVÈLENT LES FAILLES

IL n'y a pas de lumière sans ombre. Il n'y a pas de richesses sans failles. Le chemin de la lumière révèle les ombres et la recherche de nos richesses révèle nos failles

Si les élèves ne sont pas prévenues, la prise de conscience des zones d'ombre et des failles peut créer une réaction de refus qui se trouve à l'origine de l'abandon du Yoga par un certain nombre de femmes.

Plus ou moins consciemment, le malaise se manifeste par la sensation d'un grand vide. Au lieu de comprendre que « je suis pleine », je ressens « je suis vidée ». Alors je cherche à me remplir, ce qui me cause une grande insatisfaction. Se remplir conduit à la surcharge qui amène l'explosion. Comprenons que la boulimie n'est qu'une compensation et produit un dérèglement. Mais en même temps le signe de la boulimie s'est manifesté pour nous prévenir — encore un signe du corps — que c'est le moment de vivre ce temps d'arrêt proposé par le Yoga afin de laisser grandir ce qui est déjà là, afin de laisser s'écouler ce plein qui se cache en nous.

Il y a les richesses et il y a les failles. Les unes ne vont pas sans les autres et les unes servent les autres. En permettant à mes richesses de sortir je prends aussi conscience de ce qui les empêchait de naître. Pendant l'arrêt du Yoga je reste là en tant qu'observatrice. Je ne juge pas. J'en suis là. Je l'accepte. Des chemins nouveaux apparaîtront. J'accepte aujourd'hui de vivre cet inconnu en moi. Je sais que, le moment venu, je pourrai poser des actes. J'accepte mon hiver avec tranquillité d'esprit car l'hiver est la saison qui prépare le printemps et le printemps annonce la saison des fruits. Je protège mes bourgeons. Je les aime. Je vois venir les fruits. Je suis patiente. Je ne désire pas les cueillir avant qu'ils ne soient mûrs. Ils seront mûrs à leur heure...

▪ QUELQUES TÉMOIGNAGES

Écoutons les témoignages recueillis auprès de personnes très différentes, à la fois par leur tempérament, leurs fonctions, leur niveau de conscience et leur degré d'évolution. Il n'y a aucune hiérarchie dans ces expressions : elles sont livrées comme des manifestations de la pensée au moment où elle féconde l'existence de tel ou tel individu.

Nous laissons la parole à des femmes, puisque notre propos est d'explorer l'enseignement du Yoga à travers les péripéties de la vie de femme, mais elles expriment une façon d'être qui ne connaît pas les limites du sexe, pas plus que celles de la culture, de la religion, du niveau intellectuel, ou du rôle social. Ce sera l'occasion d'apercevoir les nuances d'un travail mental qui nous permettront de mieux comprendre les implications du mot concentration et du mot méditation.

Josette : **en 1975 : Le docteur m'a conseillé de faire du Yoga parce que c'est un exercice non brutal et calmant, mais je ne veux pas entendre parler de méditation et de trucs comme ça, ça ne m'intéresse pas.**

En 1981 : Je reste sur ma faim après la séance de postures, je sens que je pourrais faire quelque chose de plus. En fait, je me rends compte qu'avant d'être aussi costaud que maintenant, un travail mental me faisait peur et c'était plus simple de m'en moquer ; maintenant, je crois que je pourrais améliorer la situation en connaissant la suite du programme.

La concentration est un moyen ; elle peut détendre les nerfs, corriger l'agitation et la dispersion. Elle renforce la conscience personnelle de soi. Tant qu'il n'y a pas soif de découvrir ce qu'il y a au-delà de l'esprit, on n'est pas prêt à l'attitude méditative ; il n'y a pas de mal à cela, mais il faut savoir que dans ce cas, la concentration peut n'avoir qu'un impact réduit sur les rapports avec les autres êtres humains.

Valérie : **Avoir une heure bien à moi, c'était ma seule ambition en débutant. M'occuper de moi en oubliant travail, mari, enfants et chien, quel soulagement ! Ce que j'entrevoyais, en m'intéressant au travail mental (concentration et méditation) c'était la possibilité de me soustraire à ce pillage que je ressentais, j'avais envie de me replier sur moi-même, et j'en devenais hargneuse. Heureusement, j'en suis sortie : les choses glissent sur moi, et pourtant je suis moins indifférente ; je me sens moins « poreuse », et pourtant, je m'occupe de tous avec plus de tendresse.**

Un des bienfaits de la gymnastique de la pensée, est d'apprendre à régler ses sens pour percevoir juste ce qui est nécessaire. Éduquer l'esprit pour qu'il puisse regarder les choses objectivement, sans juger ni comparer, lui permet de devenir tranquille au milieu du mouvement physique et mental, pour se mettre en mouvement quand c'est nécessaire. Des exercices bien dosés peuvent conduire à une souplesse d'adaptation de l'esprit qui évite l'impression de se gaspiller. Progressivement, il n'y a plus besoin de se forcer à faire ou ne pas faire quelque chose : alors peut s'installer cette tendresse dont parle Valérie. Quand nous sentons que nous avons des forces en réserve, qu'elles n'ont pas fui inconsidérément, la gratitude que nous en éprouvons nous permet de partager.

On ne peut donner que ce que l'on a : être juste avec les autres suppose que l'on a été juste avec soi-même. Mais c'est une mise au point qui n'est pas facile : celui qui cherche a quelquefois envie de se replier sur lui-même ; de se surprotéger pour mieux comprendre comment il fonctionne. S'il y met trop de complaisance, il tombe dans le nombrilisme.

Intériorisation et extériorisation doivent s'équilibrer dans le mouvement de la vie comme inspir et expir dans le mouvement de la respiration.

> **_Anne :_ Je suis une femme d'affaires. Ma formation et mon dynamisme m'ont permis d'atteindre des sommets enviables. Ce que j'attendais du Yoga, c'était de me maintenir en bonne forme, mais aussi aller le plus loin possible, développer mes facultés intellectuelles. Je vois quotidiennement des gens écartés de la réussite qu'ils envisageaient parce qu'ils semblent avoir atteint les limites de leur compétence. C'est un peu ma hantise. Je suis sportive, je me veux « battante », la meilleure. Mais je passe quotidiennement par de terribles tensions nerveuses, et je n'arrive pas à les dériver totalement sur un match de tennis ou un jogging ; je garde l'obsession de ce « toujours plus » qui fait de moi une inassouvie.**

Quand elle vient au Yoga, elle pense moins à déposer les armes un moment que trouver un autre moyen de développer sa puissance. Elle a le goût des exercices de concentration compliqués et exigeants, et elle compte bien y exceller. Elle y met l'acharnement qu'elle met à régler ses problèmes professionnels... et elle s'y épuise.

Son enseignant aura beaucoup de mal à lui faire admettre qu'elle pourrait développer son potentiel, et dans une dimension qu'elle ne soupçonne pas, mais en changeant de mentalité.

Pourtant, elle acceptera progressivement l'idée que, tant que le travail cérébral est gouverné par l'attente d'un résultat précis, il provoque des tensions et celles-ci paralysent l'élan créateur. Jusqu'où peut aller cet élan ? Quand va-t-il se déclencher ? Nous ne pouvons à la fois poser la question et donner la réponse. L'état créateur ne peut donc s'installer que dans un état de détente.

Si nous enchaînons notre esprit à quelque chose d'attendu, nous l'empêchons d'aller éventuellement plus loin, nous le privons de tout ce que nous ne concevons pas encore et qui pourrait nous être révélé.

Les *yogin* nous ont bien prévenus en nous recommandant de ne pas cultiver l'avidité, mais le détachement.

Accumuler les biens, comme accumuler les connaissances, pour le seul plaisir de les accumuler porte en soi ses limites et une insatisfaction renouvelée : on ne se trouve ainsi jamais assez riche.

C'est normal qu'Anne se soit d'abord méfiée : elle sait que dans le monde des affaires, objectifs et développements vont de pair. Mais aussi que pour atteindre un but, il faut pouvoir dominer l'imprévu, retrouver un autre souffle devant le changement, garder suffisamment de recul pour que l'élan dynamique ne s'écrase pas sur l'obstacle.

La méditation nous aide à prendre ce recul en nous apprenant à vivre dans une totale liberté d'esprit. C'est elle qui nous ouvre les plus grandes perspectives.

La méditation est à la concentration ce que la détente est à la posture : elle nous fait accéder à un état de grâce où il n'y a plus d'effort à faire pour se sentir alerte et sensible.

Quand les fondements justes sont posés, quand on a assaini son organisme et son mental, l'énergie se manifeste sans entraves. De même que l'on doit se débarrasser des toxines contenues dans le flux sanguin, on doit aussi éliminer les toxines psychologiques venues de la fermentation des pensées et des émotions.

Bien des personnes veulent éveiller des pouvoirs sans avoir doté leur système nerveux et leur système musculaire de la force que donne un ordre intérieur. Aussi, quand elles abordent des exercices de méditation, quand ils se confrontent avec leur subconscient, leurs défaillances remontent à la surface et se traduisent par des gesticulations, de l'animosité ou de l'épuisement. Toutes ces choses sont provoquées par l'inaptitude du système nerveux à supporter l'affrontement...

C'est pourquoi les postures, les exercices de contrôle du souffle et de concentration sont nécessaires : ils maintiennent le corps et l'esprit dans un état de flexibilité, à la fois souplesse et résistance.

Sonia a disparu de son cours de Yoga depuis un certain temps. Licenciée économique, elle a accepté un travail très différent de ce qu'elle avait fait jusque là, et qui a bouleversé ses habitudes : **Je voulais vous donner de mes nouvelles. Il m'est arrivé des choses tout à fait inattendues. Je n'aurais pas pu les assumer il y a quelques années et je sais que c'est à ma pratique du Yoga que je le dois.**

Ce que j'ai appris ou compris me revient et, ce qui est fantastique, c'est que ça me revient au bon moment. J'ai l'impression à la fois d'avoir le courage de faire des choses, et de savoir comment m'y prendre. Je sens trop que c'est au Yoga que je le dois pour oublier de pratiquer quand je le peux, mais j'aimerais bien revenir bientôt.

Merci, Sonia, de faire le lien entre ce que vous avez compris et ce que vous devenez. Vous avez mis à jour votre capacité d'invention, la possibilité de trouver une réponse à chaque moment de la vie.

Les efforts que vous avez déployés pour assouplir votre corps et votre esprit vous ont purifiée. Purifiée au point que l'énergie circule mieux en vous. L'énergie est sensibilité, elle est intelligence. Non pas seulement sensibilité du cerveau, mais sensibilité de tout l'être, où les forces de la vie peuvent entrer pleinement en action.

Ce qui est bon aussi, c'est votre simplicité.

Vous ne criez pas victoire, vous ne tirez aucune gloire de votre réussite, vous ne la considérez pas non plus comme un dû. Vous la rattachez modestement à une recherche laborieuse, à un enseignement. Il n'y avait pas de convoitise en vous lorsque vous étiez en difficulté, il n'y a pas d'orgueil maintenant que tout va bien.

Votre humilité libère une nouvelle énergie. Votre humilité et aussi votre amitié. Vous vous sentez reliée à toute chose par la grâce de l'Énergie qui pénètre en vous et qui émane de vous. Vous êtes en Yoga.

Sylvie a souhaité établir un bilan :

Circulation : naissance d'un fourmillement dans tout le corps dont je suis consciente maintenant en permanence. Au début, ce fourmillement était si fort (ou si nouveau ?) qu'il en était presque désagréable.

Explication : prise de conscience de la circulation sanguine ainsi que son renforcement dans les mains et dans les pieds. Jusqu'en 1979 je me suis couchée tous les soirs en ayant froid aux pieds et ne pouvant m'endormir avant qu'ils ne soient réchauffés. Après 3 mois de Yoga environ, ce froid aux pieds s'est évanoui et n'est pas revenu.

Fatigue : Presque tous les jours j'avais une baisse de tonus, un passage à vide entre 18 heures et 20 heures.

Si je fais une séance de Yoga d' 1/2 heure, j'ai l'impression d'être une batterie déchargée que l'on rebranche sur le courant électrique. La fatigue disparaît et je suis en forme.

Explication : meilleure oxygénation du corps et mise en repos du mental pendant la séance.

Sport : je fais du golf depuis plus de 10 ans maintenant. Jusqu'en 1979 j'ai eu des résultats médiocres. A remarquer un manque de longueur frappant.

En jouant beaucoup moins, très nette amélioration du jeu et surtout gain spectaculaire de longueur...

Explication : meilleure conscience du corps dans l'espace, meilleur contrôle des mouvements, plus grande précision des gestes. Coordination plus fine. Détente énergétique faite exactement au moment nécessaire. Le mouvement est devenu moins fatigant, l'énergie ne se dissipant pas en pure perte sur toute la longueur du mouvement.

Meilleure concentration sur le petit jeu, amélioration spectaculaire du putting.

Unification : plus de bien-être en permanence, d'harmonie et de calme même quand les événements sont stressants. Parfois état d'euphorie et joie qui peut se poursuivre sur plusieurs heures.

Modification de la notion du temps (mais en éclairs, comme des flashes).

Religion : je suis catholique, croyante et moyennement pratiquante. Le Yoga m'a renvoyée à ma religion, en ayant un effet boomerang. Dès les premières séances, je me suis retrouvée en train de prier, à ma grande stupéfaction (tout au moins au début).

Conclusion : si je « fais du Yoga » avec postures et respiration en moyenne 2 à 3 fois par semaine, je peux dire que je « vis en Yoga » quelques heures par jour, par la conscience précise de ce que je vis ici et maintenant.

Je sens très bien quand je me laisse au contraire emporter, ce qui est souvent source d'inquiétude et de malaise. Quand j'arrive parfois à n'être que présence, le temps change de rythme et l'harmonie surgit.

France : en 1975, lors de mon premier contact avec le Yoga, les premières postures (je ne sais plus lesquelles) ne me semblent pas trop difficiles. A la fin du cours, la détente. Et là, l'angoisse. J'entends mon cœur battre très fort. J'ai la gorge sèche. Je respire mal. Le professeur continue à parler. Je n'entends plus ce qu'il dit. Ma seule pensée : terminer au plus vite, pouvoir m'agiter, parler... Il m'a fallu du temps pour que ce moment du cours soit réellement un temps de bien-être après le travail des postures.

1984. Mon rapport au Yoga a bien entendu évolué au cours de toutes ces années. Je me suis quelquefois éloignée du Yoga : j'y suis toujours revenue. Les raisons pour lesquelles j'ai à chaque fois repris sont assez complexes. Tout d'abord un besoin d'unicité : réconcilier ma tête et mon corps : mon corps qui réagit, qui marque son désaccord aux états de stress que ma tête (et ma vie bien sûr) lui fait subir. Le Yoga me permet de mieux vivre. Le travail sur le corps, la prise de conscience qui y est inhérente obligent à inverser certains processus, à ne plus subir certaines tensions. Après une séance de Yoga je me sens si riche que très vite j'ai envie d'être au mieux de ma forme physique et mentale... le plus souvent et le plus longtemps possible. Bien sûr, au début, si le cours est une oasis de calme, l'agitation règne encore avant et souvent trop vite après. Et puis, je me surprends à respirer : de longues respirations profondes quand l'énervement gagne. Je me surprends à « être en Yoga » dans des lieux qui semblent peu propices a priori.

Je crois que chacune a son approche personnelle du Yoga. Pour moi, maintenant, je découvre de mieux en mieux une façon de vivre en dehors du cours. Je crois aussi que je ne suis plus la même pendant les cours. J'ai appris à reconnaître les postures que je n'aimais pas parce qu'elles faisaient travailler des points de blocage et en particulier mes épaules. Au début, toutes les postures qui sollicitaient les épaules m'étaient désagréables, voire douloureuses. Plutôt que de passer outre à cette douleur, de la nier, j'ai essayé de m'habituer à la sensation. Et des semaines, des mois ont passé ainsi pendant lesquels je retrouvais à chaque séance cette sensation désagréable mais familière. Et puis, à un moment précis, alors que je m'apprêtais à m'installer dans ma sensation, j'ai constaté, surprise ! qu'elle avait disparu, que le point de blocage avait sauté. Je peux même affirmer que ces mêmes postures me sont devenues agréables.

Je ne sais pas ce que le Yoga m'apportera demain. Je laisse les choses se faire. A chaque séance je pars de ce que je suis « ici et maintenant ». J'adapte la posture à ma tête et à mon corps. J'essaye d'être réellement et totalement à ce que je vis. Parfois mon esprit s'échappe mais je l'accepte beaucoup mieux qu'il y a quelques années. Je ne m'énerve plus. Je respecte mon rythme d'évolution.

Julie : Avant de commencer le Yoga je faisais beaucoup de sport et ma pratique du Yoga m'amena brusquement à cesser la compétition de tennis. Au début, je ne compris pas pourquoi la compétition ne m'intéressait plus : gagner pour gagner me semblait dépourvu de sens. Le Yoga me permit de découvrir que je cherchais à gagner pour me donner confiance en moi : c'était un défi envers la vie que je me posais. La connaissance et l'affirmation de moi-même acquise par le Yoga m'amena à lâcher le défi... et la compétition.

Je continue aujourd'hui à pratiquer ce sport et j'ai beaucoup progressé en maîtrise, en détente, en précision du geste, en régularité respiratoire... ainsi que dans le plaisir de jouer et de se sentir vivre sur le court.

▪ POUR ALLER PLUS LOIN...

Josette, Valérie, Anne, Sonia, Sylvie, Julie... et les autres sont l'expression d'une forme de recherche, d'une forme d'intégration à l'harmonie universelle.

Il y en a d'autres, et le Yoga montre des perspectives de plus en plus variées, de plus en plus ouvertes à chaque sensibilité.

Quel Yoga ? nous interrogions-nous pour aborder la pratique. Quelle approche du Yoga pouvons-nous envisager pour aller plus loin, si nous sommes prêtes ?

Voici quelques voies, rapidement évoquées dans l'encadré ci-dessous.

DIFFÉRENTES APPROCHES DU YOGA

- **Hatha-Yoga** : Exercices corporels et respiratoires.
  Il vise à discipliner le corps et calmer le mental, en réalisant l'équilibre nerveux entre le sympathique (excitant de type solaire : ha) et le parasympathique (calmant, de type lunaire : tha).
- **Raja Yoga** : Exercices psychologiques.
  Les états de méditation sont atteints en disciplinant les sens dont le mental est le maître (Raja).
- **Kriya Yoga** : Exercices d'énergie nerveuse.
  Cherche à faire évoluer la conscience humaine par la perception de l'énergie (conduite de la conscience du son, du souffle, de la force-pensée...).
- **Jnana Yoga** : Yoga de la Connaisance.
  L'étude des textes, et aussi celle des découvertes dans tous les domaines, permet de distinguer la vérité du moment, passible de changement, et la vérité éternelle, valable dans toutes les circonstances.
- **Bakti Yoga** : Yoga de l'Amour.
  Invite à se réaliser en offrant ce que l'on est sans rien attendre en retour.
- **Karma Yoga** : Yoga de l'Action.
  C'est pendant l'action que l'on met les conflits en lumière et qu'on cherche à les éliminer. L'individu cherche à devenir l'instrument de la conscience suprême dans l'univers ; le travail devient alors lui-même une forme de méditation.
- **Yantra Yoga** : Lignes et formes chroniques.
  La concentration sur des formes et des couleurs combinées en diagrammes neutralise l'agitation mentale, et permet d'apercevoir la Réalité Suprême.
- **Mantra Yoga** : Vibrations sonores
  Se pratique généralement sous forme de récitations rythmées associées à différents buts.
- **Laya Yoga** : Yoga de la Fusion.
  Selon le principe d'identité de l'être individuel à l'être universel, le chercheur dissout son esprit dans la contemplation.

5.
CONCLUSION

La femme comme énergie créatrice, révélatrice et transformatrice

Éternel féminin et féminin éternel

L'ÉTERNEL féminin, voilà une expression qui a fait carrière et s'est dévaluée en laissant dans les esprits un petit goût de condescendance : c'est l'indulgence pour le léger, l'imprévisible, voire le futile, avec toutefois une pointe de lassitude. L'éternel est ici ce qui se répète continuellement, et on s'y laisse prendre chaque fois, parce que, somme toute, cela donne un peu de sel à la vie.

Nous préférerons donc parler du féminin éternel, car nous y entendons quelque chose de sacré : ce qui n'a pas de fin, c'est ce qui contient en germe le futur, et non la réédition du passé.

La femme ne devrait pas avoir besoin de faire du virilisme, ou du pseudoféminisme pour se faire entendre. Les vrais féministes sont ceux qui prennent parti pour le féminin dans l'humanité, qui veillent à ne pas le dévaluer ni à mettre en vedette ses faiblesses, afin de lui donner sa vraie place en face de l'univers.

Non, l'esprit féminin n'est pas un simple montage social ! Nous croyons, comme le philosophe Raymond Ruyer, que c'est une sorte de compétence biologique pour des types d'attitudes qui ont autant de valeur que les types virils correspondants. Que le refus de la violence, de l'obscénité, le goût du raffinement s'organisent autour d'un centre organique qui régule la force et ses manifestations. « Ce que femme veut... »

Les grandes civilisations orientales avaient de hautes valeurs familiales et féminines, et sans doute l'attirance des femmes occidentales pour le Yoga tient-il plus à un besoin de réévaluation qu'à un phénomène de mode.

Lao Tseu, philosophe du taoïsme donne une forme mystique à la participation de la femme dans l'ordre universel : « Le plus doux l'emporte sur le plus dur : l'eau sur le rocher, le Féminin sur le Masculin. »

Pour la tradition indienne, la femme joue le rôle de force révélatrice : la *Shakti*, c'est ce qui permet à l'homme de concrétiser son génie créateur. La femme doit amener l'homme à recevoir les leçons de la réalité qui lui sont souvent plus perceptibles qu'à lui.

L'homme a besoin « d'épouser » les idées de la femme, son intuition, sa force d'adaptation. Notre monde actuel est trop masculin, trop dur devant les réalités. C'est à la femme de faire bouger les choses et, si elle a eu à se libérer, que ce soit pour trouver sa place aujourd'hui.

Regardez ! Énergie, mais aussi Sagesse, sont du genre féminin.

OUVRIR LA PORTE

BIEN des questions se posent à toutes celles qui pratiquent le Yoga et désirent chaque jour le vivre.

Ce livre ne peut donner des réponses mais seulement ouvrir des portes. Il n'est pas terminé. Il ne représente même peut-être qu'une introduction à un avenir tout proche qui se vit à chaque instant.

L'ère qui approche sera reliée. Les hommes seront reliés entre eux, en union avec ceux qui les ont précédés, et pourquoi pas ceux qui vivent dans des mondes encore inconnus...

Le Yoga, le joug, relie. Et la technique, support nécessaire, nous mène au cœur même d'un univers assez inconnu. Si le Yoga est conçu autrement que comme un organe de liaison, bientôt il sera périmé.

Le Yoga, attelage, est mouvement. Depuis la conscience personnelle il nous dirige vers la conscience universelle.

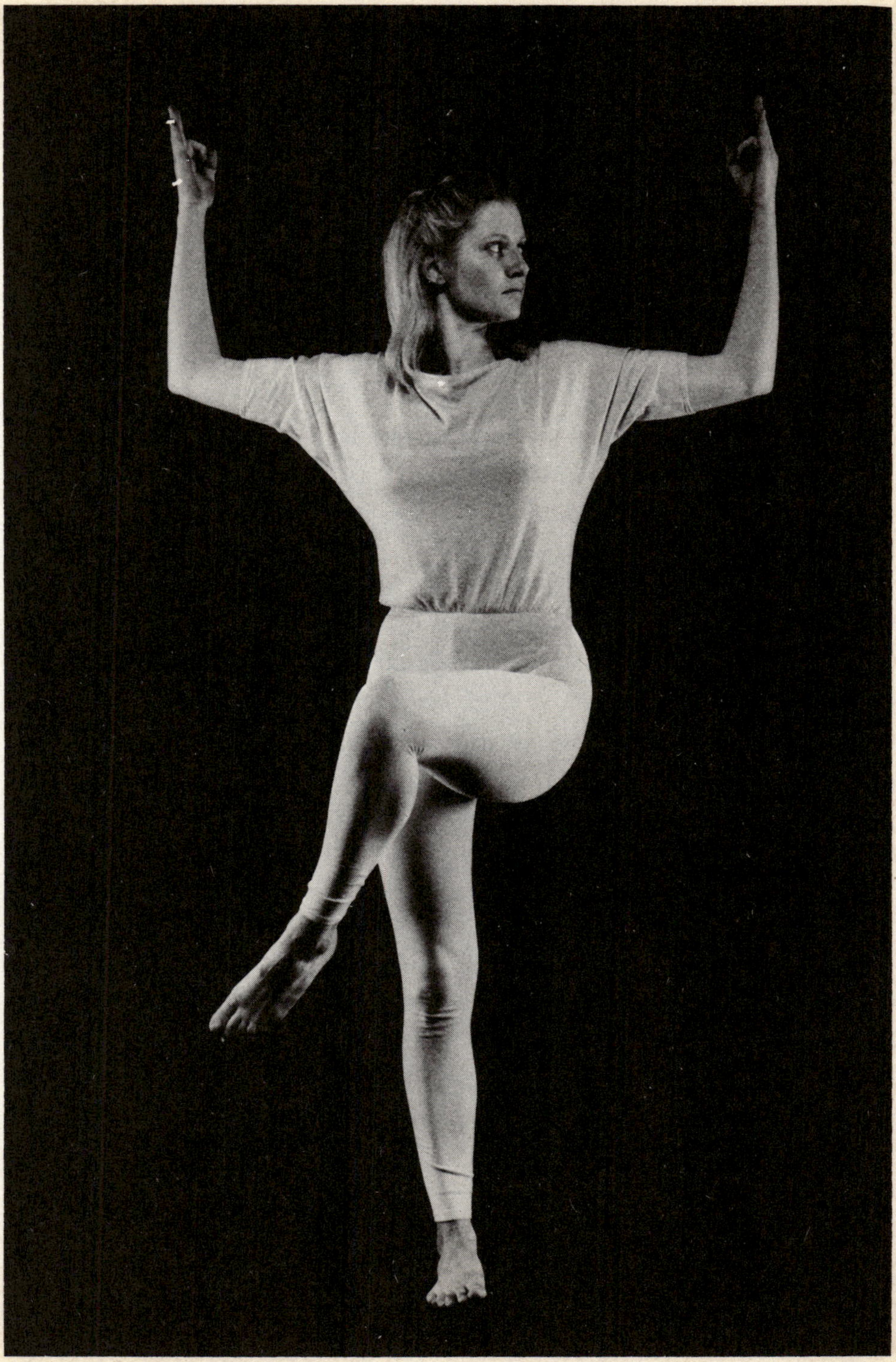

Fig. 114
« Je ne pourrais croire qu'en un dieu qui saurait danser » (Nietzsche. *Ainsi parlait Zarathoustra*).

BIBLIOGRAPHIE

Beau Georges, *La Médecine chinoise*, éd. du Seuil, 1965.

Bulletin du Centre d'études des médecines de demain, 48, rue de Richelieu, Paris 1er.

Bernis Jeanne, *L'Imagination*, P.U.F., 1969.

Bourret Jean-Claude, *Les Fantastiques Secrets de la médecine chinoise*, France-Empire, Paris, 1983.

Cajzoran Ali, *Les Postures divines*, Prades, 1982.

Cheno Claire, *Je Veux Un Bel Enfant*, M.A. Éditions, 1983.

Clerc Roger, *Manuel de Yoga*, Courrier du Livre.

Cocagnac Maurice, *Aujourd'hui, l'Inde spirituelle*, éd. Retz, 1976.

Cocagnac Maurice, *Ces Pierres qui attendent...*, éd. Desclée, 1979.

Cocagnac Maurice, *Les Racines de l'âme indienne*, Armand Colin, 1984.

Darlas Françoise, *Les Asthmatiques*, Revue de médecine psychosomatique et de psychologie médicale, éd. Privet, Toulouse.

Desikachar T.K.V., « *Yoga* », Union Press of America, Washington, 1980, éd. franç. UEFNY, Paris.

Esnoul Anne-Marie, *L'Hindouisme*, éd. Fayard.

Eliade Mircea, *Patanjali et le Yoga*, éd. du Seuil, 1962.

Eliade Mircea, *Le Yoga*, petite biblio. Payot, Paris, 1954.

Ferrer Lucien, *Étude et pratique du Hatha Yoga*, Le Courrier du Livre.

Hahoutoff Nil, *Gymnastique évolutive pour tous*, 116, Le Courrier du Livre, rééd., 1979.

Leboyer Frédéric, *Cette Lumière d'où vient l'enfant*, éd. du Seuil, 1980.

Leboyer Frédéric, *Pour une Naissance sans violence*, éd. du Seuil, 1974.

Mazdelnikoff Mitsou, *Les Chemins de l'extase*, Albin Michel.

Millerand Yvonne, *Guide pratique du Hatha Yoga*, Calmann-Lévy, 1979.

Monod-Herzen Gabriel, *Le Yoga et les Yogas*, éd. du Rocher, 1978.

Krishnamurti, *De l'Éducation*, Stock.

Padoux André, *L'Énergie de la parole*, Le Soleil Noir, Paris, 1980.

Selye Hans, *Stress sans détresse*, éd. La Presse, Montréal.

Rouquette Michel-Louis, *La Créativité*, P.U.F., 1973.

Ruyer Raymond, *La Gnose de Princeton*, Fayard, 1974.

Tomatis Alfred, *L'Oreille et le langage*, éd. du Seuil, 1963.
Le Livre des pouvoirs de l'esprit, éd. Retz, 1976.

Van Lysebeth André, *Pranayama*, Flammarion, 1971.

Varenne Jean, *Le Yoga et la tradition hindoue*, Denoël, 1973.

Watts Alan, *Amour et connaissance*, Pantheon Books inc., New York, 1958.

Hatha Yoga Pradipika, Trad. et com. Tara Michaël, Fayard, 1974.

Upanishad du Yoga, Trad. Jean Varenne, Gallimard, Paris, 1971.

Kausttaki Upanishad, Adrien Maisonneuve, Paris.

Brihad Aranyaka Upanishad, éd. Les Belles Lettres, 1967.

Chandogya Upanishad, éd. Les Belles Lettres, 1971.

Les Strophes du samkhya, éd. Les Belles Lettres, 1964.

La Métamorphose explosive de l'humanité, encyclopédie Planète.

Le Yoga et la femme, Cahier de Zinal, 1983 (Union Européenne de Yoga).

Les carnets du Yoga :
N° 37, « la spasmophilie », art. du Dr Andrée Maman.
N° 47, « Yoga et maladies cardio-vasculaires », art. du Dr Christiane Daussy.
N° 51, « le Yoga, l'homme et l'Univers ».

Revue 3e Millénaire
Revue française de Yoga.
Yoga et vie.

Mémoires de l'École française de Yoga :
— J. Auriol, « Avoir ou Être », 1980.
— M. Gouin, « Yoga et découverte du dos », 1981.
— P. Hurpet, « le Yoga et la femme de cinquante ans », 1980.
— P. Lebailly, « Les glandes endocrines et leur hygiène par le Yoga », 1976.
— Y. Moninot, « Essai sur les émotions », 1980.
— A. Roger, « Le Yoga et le monde ouvrier », 1976.
— M. Sansoulet, « La respiration », 1977.
— M.-P. Sainte-Beuve, « La pensée réalisatrice ou la vie commence aujourd'hui », 1984.

TABLE DES MATIÈRES

L'impression de ce livre
a été réalisée sur les presses
des Imprimeries Aubin
à Poitiers/Ligugé

pour M.A. Éditions

Achevé d'imprimer en mars 1985
N° d'impression, L 19776
Dépôt légal, mars 1985

Imprimé en France

Illustrations : FRÉDÉRIC MARTIN
Photos (intérieur et couverture) :
LARIU ET DELLA TORRE
(sauf pages 45 : Dorothée Crespel ;
100, 102 et 190 : Campion-Gamma ;
157 et 205 : Alice Collet)

Conception graphique et maquette :
PICAR-MONTAGARD
Couverture : TRACT
Composition : CMD